Dietética, Nutrición, Metabolismo y Diabetes mellitus

Endocrinología 360

Volumen I

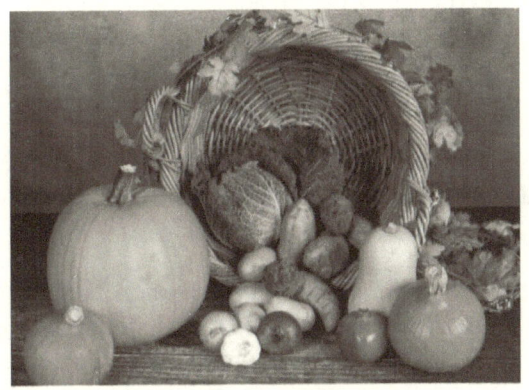

Dr. Mario Vega Carbó

Endocrinólogo

Edición, 2021

A mis padres, Lucía y Nicolás, a mis hermanos Angela, Nicolás y Manuel, a mis hijos Luiba, Fidel, Mario y Rocío, a mis nietos Richard y Andy.

A mis dos grandes amigos del **Instituto Preuniversitario de Ciencias Exactas "Vladimir I. Lenin"** de La Habana, ellos influyeron tanto como mis padres, en mi formación ética y humanista: José Raúl Lorenzo Sánchez, hoy gran filatelista, profesor y cibernético, y Benito Andrés Saínz González eminente profesor y cardiólogo.

A los doctores José Fernández Sotolongo, gastroenterólogo, y Carlos Valmaña Sánchez, microbiólogo, ambos excelentes especialistas e investigadores, con los cuales compartí toda la formación médica en el **Hospital "Salvador Allende" de La Habana**.

A mi tutora formal Silvia Marín, pediatra experta en nutrición, y mi tutora informal Maite Cabrera, endocrinóloga y experta en biología de la reproducción, que en su consulta me regalaron todas sus experiencias, en mi paso por la residencia en el **"Instituto de Endocrinología"**.

Mi mayor gratitud, a cada profesional que se sienta servido con este texto.

Contenido

Presentación 9
Introducción 13
Parte I. Dietética 16
    Capítulo 1. Macronutrientes 17
    Capítulo 2. Alimentos ricos en vitaminas 24
    Capítulo 3. Alimentos ricos en minerales 32
    Capítulo 4. Lectura de etiquetas 38
    Capítulo 5. Dieta del plato saludable 42
    Capítulo 6. Dieta mediterránea 48
    Capítulo 7. Dieta Vegetariana y variantes 52
    Capítulo 8. Dieta vegana y variantes 57
    Capítulo 9. Dietas hipocalóricas de la obesidad 62
    Capítulo 10. Dieta en la obesidad mórbida 68
    Capítulo 11. Dieta en la cirugía bariátrica 72
    Capítulo 12. Dieta cetogénica 76
    Capítulo 13. Dieta DASH 80
    Capítulo 14. Conteo de carbohidratos 84
    Capítulo 15. Dieta de índice glucémico bajo 90
    Capítulo 16. Dieta en la diabetes tipo 1 94
    Capítulo 17. Dieta en la diabetes tipo 2 99
    Capítulo 18. Dieta en la diabetes gestacional 104
    Capítulo 19. Dieta en las dislipidemias 109
    Capítulo 20. Dieta para la homocisteína elevada .. 113

Capítulo 21. Dieta en las nefrolitiasis 117
Capítulo 22. Dieta en enfermedad renal diabética 123
Capítulo 23. Dieta de protección gástrica 129
Capítulo 24. Dieta de protección biliar 133
Capítulo 25. Dieta para el control del colon irritable 138
Capítulo 26. Dieta en esteatosis y cirrosis hepática 143
Capítulo 27. Dieta en las enfermedades tiroideas 147
Capítulo 28. Dieta baja en calcio y fosforo 152
Capítulo 29. Dieta en la osteopenia y la osteoporosis 157
Capítulo 30. Dietas y síndrome de ovarios poliquísticos 161
Capítulo 31. Dieta apropiada para la pareja infértil 166
Capítulo 32. Dieta prevenir y enlentecer la sarcopenia 171
Capítulo 33. Dietas hipercalóricas en la delgadez 176
Capítulo 34. Dieta en la enfermedad celiaca 180
Capítulo 35. Dieta de intolerancia a la lactosa 184
Capítulo 36. Dieta antinflamatoria 188
Capítulo 37. Dieta y fenilcetonuria 192
Parte II. Nutrición y Metabolismo 196
Capítulo 38. Disruptores endocrinos 197
Capítulo 39. Hormonas, ejercicios y atletas 203
Capítulo 40. Nutrición preconcepcional y gestacional 212
Capítulo 41. Niño con delgadez 218
Capítulo 42. Delgadez extrema 226
Capítulo 43. Anorexia nerviosa 230
Capítulo 44. Bulimia 235
Capítulo 45. Enfermedad celiaca 239
Capítulo 46. Sarcopenia 246
Capítulo 47. Lipodistrofia y endocrinopatías por HIV 252

Capítulo 48. Riesgo cardiovascular 259
Capítulo 49. Obesidad del adulto 264
Capítulo 50. Dislipidemia primaria 271
Capítulo 51. Dislipidemias secundarias 276
Capítulo 52. Dislipidemia aterogénica 282
Capítulo 53. Hipercolesterolemia 287
Capítulo 54. Hipertrigliceridemia 291
Capítulo 55. Colesterol HDL bajo 297
Capítulo 56. Transaminasas elevadas 302
Capítulo 57. Hígado graso no alcohólico 308
Capítulo 58. Adipomastia, colgajos y anillos adiposos 314
Capítulo 59. Niño con obesidad 318
Capítulo 60. Obesidad y embarazo 323
Capítulo 61. Obesidad en adultos mayores 329
Capítulo 62. Obesidad mórbida 335
Capítulo 63. Obesidad endocrina 340
Capítulo 64. Cirugía bariátrica 348
Capítulo 65. Cirugía metabólica 353
Capítulo 66. Medicación anti-obesidad 357
Capítulo 67. Síndrome metabólico 362
Capítulo 68. Resistencia a la insulina en pediatría 367
Capítulo 69. Acantosis nigricans 371
Capítulo 70. Acrocordones 375
Capítulo 71. Hipoglucemias de ayuno 379
Capítulo 72. Hipoglucemias reactivas 385
Capítulo 73. Hiperinsulinemia 390
Capítulo 74. Hiperinsulinismo congénito 394
Capítulo 76. Péptido C 400

Capítulo 76. Gota e hiperuricemia 403
Capítulo 77. Enfermedad de Wilson 409
Capítulo 78. Hemocromatosis 413
Capítulo 79. Fenilcetonuria 418
Parte III. Diabetes mellitus 422
Capítulo 80. Páncreas endocrino 423
Capítulo 81. Control de la glucosa en sangre 430
Capítulo 83. Concepto y clasificación de la diabetes mellitus 434
Capítulo 83. Fisiopatología de la diabetes 438
Capítulo 84. Pesquisa en personas sin síntomas 448
Capítulo 85. Prediabetes 452
Capítulo 86. Diabetes mellitus tipo 1 457
Capítulo 87. Diabetes mellitus tipo 2 463
Capítulo 88. Diabetes gestacional 471
Capítulo 89. Diabetes monogénica 477
Capítulo 90. Diabetes LADA 483
Capítulo 91. Diabetes secundaria 487
Capítulo 92. Diabetes y alcohol 493
Capítulo 93. Diabetes y glucocorticoides 497
Capítulo 94. Prediabetes pregestacional 500
Capítulo 95. Diabetes neonatal 503
Capítulo 97. Hijo de madre diabética 509
Capítulo 97. Hiperinsulinemia y resistencia a la insulina 517
Capítulo 98. Obesidad y diabetes 522
Capítulo 99. Diabetes en adultos mayores 527
Capítulo 101. Diabetes tipo 2 en pediatría 534
Capítulo 101. Hipoglucemia diabética 539

Capítulo 102. Estado hiperglucémico hiperosmolar 546

Capítulo 103. Cetoacidosis diabética 554

Capítulo 104. Cetoacidosis diabética 560

Capítulo 105. Diabetes y salud cardiovascular 566

Capítulo 106. Pie diabético 573

Capítulo 107. Neuropatía periférica diabética 581

Capítulo 108. Neuropatía autonómica diabética 587

Capítulo 109. Enfermedad renal diabética 593

Capítulo 110. Retinopatía diabética 599

Capítulo 112. Edulcorantes y diabetes 605

Capítulo 112. Control del paciente diabético 609

Capítulo 113. Automonitoreo de la glucosa 614

Capítulo 114. Hemoglobina A1C 621

Capítulo 115. Monitoreo continuo de la glucosa 625

Capítulo 116. Anti hiperglucemiantes 629

Capítulo 117. Tratamiento con insulina 635

Capítulo 118. Análogos de la insulina 641

Capítulo 119. Insulinas inhaladas 646

Capítulo 120. Bombas de insulina 650

Capítulo 121. Páncreas de reemplazo 655

Capítulo 122. Células madres y diabetes 658

Capítulo 123. Cirugías en la persona con diabetes 661

Capítulo 124. Remisión de la diabetes 665

Tópicos Claves en la Endocrinología 669

I. Síntomas y signos clínicos sospechosos de enfermedad endocrina 670

II. Rol de las pruebas dinámicas en el diagnóstico de las endocrinopatías 680

III. Interacción y derivación del endocrinólogo con otros especialistas.. 689

IV. Epidemiología de las enfermedades endocrinas según las etapas de la vida... 699

V. Endocrino: Especialista en nutrición, metabolismo, hormonas y reproducción.. 706

Consideraciones finales... 714

Índice General 716

Epílogo 728

Sobre el autor 732

Endocrinologia 360

Una triología para el estudio médico

Presentación

La endocrinología es una de las áreas médicas que más avances experimentado en los últimos años. Gracias a los avances tecnológicos y a los descubrimientos científicos, podemos reconocer que el delicado equilibrio que mantiene de manera eficiente las funciones en el organismo depende, en gran parte, de comunicaciones químicas entre las células, que se producen por interacciones hormona/susbstancia química con receptores celulares.

De esta manera, es mandatorio que los médicos de cualquier área, especialmente los de subespecialidades clínicas, conozcan las nociones básicas y principales de los mecanismos endocrinos y sus alteraciones, dado que las consecuencias de éstas están relacionadas con diversas enfermedades, desde afecciones cardiovasculares hasta síndromes neurológicos.

Idealmente, todo profesional de salud debería estar familiarizado con los principios de a endocrinología para ofrecer una mejor atención a los pacientes.

A continuación se presenta una trilogía para el estudio de esta subespecialidad médica, *Endocrinología 360*, es una colección de tres textos que invitan a un viaje a través de las principales subdivisiones de la endocrinología, partiendo del entendimiento fisiológico de los sistemas del organismo, para poder reconocer sus altereaciones patológicas, las enfermedades endocrinas y sus consecuencias, hasta llegar a las medidas terapéuticas, considerando tanto las medicaciones como las modificaciones en el estilo de vida y las nuevas opciones de tratamientos innovadores.

Para estudiar la endocrinología, se divide esta especialidad en tres grandes áreas, que a su vez agrupan ocho secciones correspondientes a los órganos del sistema endocrino, sus funciones, sus alteraciones, las opciones de tratamiento; además de presentar una nueva visión del ejercicio médico, con capítulos que hablan sobre la importancia de la nutrición y dietética para abordar diferentes condiciones de salud y potenciar los beneficios del tratamiento.

Este viaje académico comienza abordando *Dietética, Nutrición, Metabolismo y Diabetes mellitus*; las tres primeras son ciencias auxiliares de la endocrinología que ayudan a comprender cómo funcionan en condiciones fisiológicas los procesos que mantienen la homeostasis del organismo, las funciones celulares (respiración, producción de ATP y calor), y cómo se mantienen los sistemas reguladores que coordinan estos procesos.

Este primer volumen resalta la importancia de las medidas no farmacológicas para el éxito de la terapéutica, principalmente aquellas que involucran cambios positivos en los hábitos de vida relacionados a la alimentación, nutrición y dietética. Conoceremos la composición de los nutrientes presentes en los alimentos y cómo lo que ingerimos modifica el curso de las enfermedades; al igual que las recomendaciones dietéticas específicas para cada patología.

La primera parte de esta trilogía expone las más recientes evidencias sobre la diabetes mellitus, nuevas nomenclaturas y clasificaciones, mecanismos fisiopatológicos, y revisa las opciones terapéuticas tradicionales, presentando también las alternativas modernas.

Seguidamente se discuten los temas relacionados al eje metabólico y al equilibrio hidroelectrolíco en el segundo volumen: *Tiroides, Paratiroides y Suprarrenales.* La función de estas glándulas es crucial para activar las reacciones bioquímicas en todas las células del cuerpo, y mantener el equilibrio del medio interno con una composición estable de iones que actúan como cofactores en muchas reacciones celulares y que mantienen los potenciales de membrana en las células a través del flujo equilibrado y constante por las bombas iónicas.

Las patologías que afectan estas glándulas, tanto por deficiencia como por exceso en la producción de sus respectivas hormonas, se manifiestan con un conjunto de signos y síntomas sistémicos que a su vez comprometen la función de otros aparatos y sistemas del organismo. Estas enfermedades constituyen síndromes cuyas causas pueden ser alteraciones fisiopatológicas propias de las glándulas, u otras (intoxicaciones, factores ambientales, otras enfermedades) que repercuten en su función.

La última vuelta del viaje por la endocrinología invita a conocer el eje *Hipotálamo-Hipófisis-Gonadal* (ovarios y testículos); se trata de un volumen dedicado al estudio de la endocrinología de los órganos reproductivos, sus funciones, partiendo desde el inicio de las señales hormonales que llevan a la aparición de caracteres femeninos y masculinos y la sexualidad somática, hasta las condiciones que modifican y alteran la regulación de estos sistemas, desencadenando disturbios del ciclo menstrual y problemas de fertilidad, entre otros.

Endocrinología 360 es una colección integral que agrupa las subáreas de estudio de la endocrinología de acuerdo a sus interacciones y funciones en común, presentando una revisión de los conceptos y definiciones ya conocidos en conjunto con las nuevas actualizaciones que han resultado de las últimas investigaciones en esta área, para favorecer la práctica de la medicina basada en las mejores evidencias.

A continuación… comencemos el estudio de la Endocrinología.

Introducción

Volumen I- Dietética, Nutrición, Metabolismo y Diabetes mellitus

Iniciamos el estudio de la endocrinología con la comprensión de tres grandes áreas básicas para el estudio y manejo de los fundamentos de la endocrinología; *Dietética*, para conocer los planes de alimentación específicos para cada necesidad en salud; *Nutrición*, para entender la composición calórica, de minerales y macronutrientes de cada grupo de alimentos; y *Metabolismo*, para analizar el equilibrio entre los sistemas generadores y consumidores de energía en el organismo, así como el papel de las hormonas en todos estos procesos.

Se presenta una cuarta sección especial sobre una de las condiciones que más auge le ha otorgado a esta disciplina, estamos hablando de la *Diabetes mellitus*, una condición crónica cuya prevalencia se ha duplicado en las últimas décadas, y que es responsable por más de 1,6 millones de muertes cada año[1].

La primera parte, *Dietética*, nos presenta una síntesis que reconoce la importancia de la alimentación correcta para el tratamiento de diversas condiciones de salud, especialmente en el área de la endocrinología. En esta sección se exponen los tipos de alimentos y sus nutrientes; planes de

---

[1] Diabetes. WHO. Artículo publicado 08/06/2020. Disponible en: https://www.who.int/es/news-room/fact-sheets/detail/diabetes#:~:text=En%202014%2C%20un%208%2C5,la%20mortalidad%20prematura%20por%20diabetes.

alimentación específicos para tratar enfermedades como hipertensión, diabetes, nefrolitiasis, la enfermedad celíaca; y también se abordan dietas más comunes empleadas en la pérdida de peso como la dieta cetogénica, la dieta vegetariana, y técnicas de contaje de carbohidratos, entre otras.

La segunda parte, *Nutrición y Metabolismo*, presenta las alteraciones que sufre el metabolismo ante enfermedades y condiciones comunes, como las dislipidemias, la obesidad, las enfermedades cardiovasculares, y los trastornos de alimentación como la bulimia, la anorexia nerviosa, así como el abordaje específico de estos problemas en la niñez, en adultos y en la tercera edad.

La tercera parte, *Diabetes mellitus*, resume todo lo relacionado a esta condición metabólica, desde el mecanismo fisiológico de regulación de los carbohidratos en sangre, hasta el diagnóstico y abordaje de la diabetes, dedicando capítulos específicos para cada uno de los tipos de diabetes, sus complicaciones agudas y crónicas, y las opciones terapéuticas como la insulina, los antidiabéticos orales, hasta las modernas alternativas de cirugía de páncreas y terapia con células madre.

De esta manera, *Endocrinología 360. Volumen I*, representa la puerta de entrada al mundo de esta subespecialidad médica, permitiendo conocer cómo funciona el metabolismo en condiciones fisiológicas y en momentos de enfermedad; cuáles son los consejos dietéticos apropiados para cada situación; y sintetizando las mejores evidencias para el estudio y manejo de la diabetes mellitus en sus distintas formas de presentación.

Dr. Mario Vega Carbó

Endocrinólogo

Parte I. Dietética

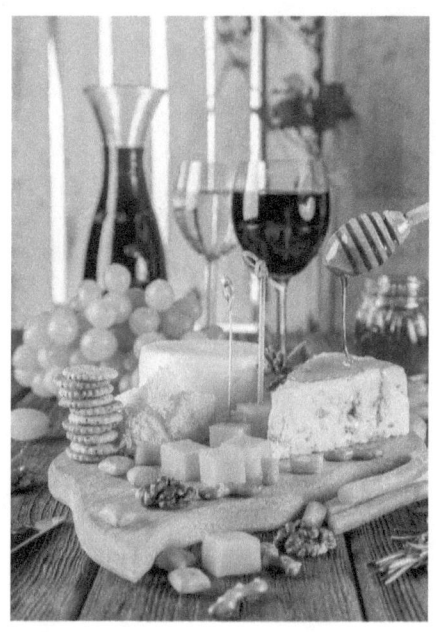

Capítulo 1. Macronutrientes

Los alimentos están constituidos por macronutrientes, los cuales representan fuentes de energía que puede ser utilizada de forma intercambiable por el organismo. Los macronutrientes pueden dividirse en tres grandes grupos: hidratos de carbono, grasas y proteínas.

AMDR- Rango de distribución de macronutrientes aceptables

El rango de distribución de macronutrientes aceptables o AMDR (por sus siglas en inglés), estima los rangos aceptables de consumo de macronutrientes para reducir riesgo de desarrollar enfermedades crónicas o enfermedad por riesgo nutricional.

Hidratos de carbono: ocupan entre el 35 al 70% del consumo.

Grasas: ocupa alrededor del 20 al 45% del consumo.

Proteínas: ocupa la proporción del consumo más pequeña y menos variable, oscilando entre el 15 a 23%.

Tabla 1. Proporción de consumo energético de macronutrientes

Macronutrientes	Rangos de distribución aceptables			
	Niños 1-3 años	Niños 4-18 años	Adultos	Objetivos nutricionales FAO/OMS
Grasas **Omega-6** **Omega-3** **Ácidos grasos** *trans*	30-40 5-10 0,6-1,2	25-35 5-10 0,6-1,2	20-35 5-10 0,6-1,2	20-30[b] 5-8 1-2 <1
Colesterol (mg/1000 Kcal) **Ácidos grasos saturados**	Tan bajo como sea posible siempre que se consuma adecuadamente			<100 <10
Hidratos de carbono	45-65	45-65	45-65	50
Azúcares simples	Ingesta máxima limitada a <25% VTC			<10
Proteínas	5-20	10-30	10-35	12-15

Fuente: Dietary Reference Intakes for energy, carbohydrate, fiber, fat, fatty acids, cholesterol, protein, and amino acids (2002/2005). p. 1325; WHO/FAO expert panel. Diet, nutrition and the prevention of chronic diseases. WHO technical report s eries 916. Ginebra: WHO, 2003.

Hidratos de carbono

Índice glucémico (IG): indicador del comportamiento y la calidad de los carbohidratos de los alimentos y su capacidad para generar una demanda de insulina y elevar la glicemia postprandial, asociado a la velocidad de absorción de los hidratos de carbono.

Carga glucémica (CG): indicador de la calidad y la cantidad de carbohidratos que contienen los alimentos.

Efecto de hidratos de carbono sobre salud y metabolismo

Efecto sobre la Enfermedad Cardiovascular (EC)

- ✓ Consumo elevado afecta negativamente el metabolismo lipídico y glucémico.
- ✓ Ocasiona el aumento de los niveles plasmáticos de TG (triglicéridos).
- ✓ Reduce el colesterol HDL.
- ✓ Aumenta la presión arterial y proteína C reactiva.
- ✓ La ingesta total de carbohidratos parece no estar asociada a EC. Por el contrario, el IG como la CG, se asocian a mayor riesgo de EC.
- ✓ Efectos metabólicos negativos de la CG sobre la EC, son potenciados en presencia de resistencia insulínica. Aumenta el riesgo de EC.

Efecto sobre la Diabetes mellitus (DM)

- ✓ Mayor consumo de alimentos con alto IG y CG, está asociado a mayor riesgo de desarrollar DM.
- ✓ Alimentos con alto IG, aumentan demanda de insulina que conducirían a intolerancia a la glucosa y resistencia a la insulina.
- ✓ Alimentos con elevada CG reducen niveles de adiponectina, reduciendo sensibilidad a la insulina.

Efecto sobre el Cáncer

- ✓ Dietas ricas en alimentos con alto IG o CG, aumentan el riesgo de cánceres estrogénicos (ovario, endometrio, mama) y cáncer colorrectal, mediante la modulación de niveles plasmáticos de insulina.
- ✓ Adiposidad visceral y DM tipo 2, constituyen factores de riesgo para cáncer de colon.
- ✓ La hiperinsulinemia, hiperglucemia y proteína C reactiva, incrementa 2 o 3 veces el riesgo de cáncer.

Fibra dietética

Se trata de un polisacárido compuesto de larga hileras de glucosa estrechamente unidas entre sí, está constituido por moléculas complejas no digeribles.

Efecto de la fibra sobre enfermedad cardiovascular

- ✓ Mayor consumo disminuye colesterol LDL, no modifica niveles plasmáticos de HDL.
- ✓ Promueve reducción de niveles de TG.
- ✓ Mejora sensibilidad a la insulina.
- ✓ Ocasiona efectos favorables sobre actividad del factor VII y el activador del plasminógeno 1.
- ✓ Aumento del consumo de fibra soluble reduce riesgo de enfermedad coronaria en un 30%.
- ✓ Menor proporción de cardiopatías isquémicas a mayor consumo de fibra.

Efecto de la fibra sobre la Diabetes mellitus

- ✓ Reduce resistencia a la insulina.

- ✓ Ejerce un efecto protector contra el desarrollo de la diabetes mellitus.

Efecto de la fibra sobre el Cáncer

- ✓ El consumo de 20g/día de fibra reduce el riesgo de cáncer colorrectal y cáncer de próstata.
- ✓ Aumentar el consumo de frutas, reduce el riesgo de cáncer de mamá en 6%. Por cada 100 gramos de fruta al día, el riesgo se reduce en 8%. El consumo de verduras reduce en 25% el riesgo de cáncer de mama.

Grasas o lípidos

Pueden dividirse en ácidos grasos saturados (AGS), ácidos grasos monoinsaturados (AGMI), ácidos grasos poliinsaturados (AGPI) y colesterol.

Permitan la absorción de vitaminas liposolubles, síntesis de hormonas, ejerce función aislante y constitucional celular.

Efecto de los lípidos sobre EC.

- ✓ Consumo de AGS altera el colesterol sérico y aumenta el riesgo de EC.
- ✓ Aumento de colesterol LDL eleva el riesgo de EC, por el contrario, HDL ejerce efecto protector.
- ✓ AGPI como el omega-3, ejerce efecto cardio-protector, mejoran PA, sensibilidad insulínica, mejora metabolismo lipídico, y ejerce acción antiplaquetaria y antiinflamatoria.
- ✓ AGPI como omega-6, reduce colesterol sérico.

Efecto de los lípidos sobre la DM

- ✓ Aumento de AGMI dietarios, mejora perfil lipoproteíco y glucémico en diabéticos. Efecto beneficioso sobre glicemia e insulinemia.
- ✓ Incremento de ácidos grasos tipo trans, aumentan la resistencia a la insulina en diabéticos.

Efecto de los lípidos sobre el cáncer

- ✓ Consumo elevado de grasas totales y AGS, aumenta riesgo de cáncer. Por el contrario, los AGMI y AGPI omega-3, son protectores.
- ✓ Las grasas dietarías ejercen efecto perjudicial en personas con cáncer de colon debido al aumento de la secreción biliar.

Efecto de los lípidos sobre enfermedades neurológicas

Los AGPI omega-3, inhiben la síntesis de mediadores proinflamatorios como citocinas, FNT-alfa, IL y prostaglandina E2. Ocasionando aumento del factor neurotrófico cerebral, por lo que mejora la neurotransmisión y plasticidad sináptica.

Proteínas

Son moléculas formadas por cadenas largas de aminoácidos. Desempeñan funciones estructurales, metabólicas y reguladoras celulares.

- ✓ Ejerce efectos beneficiosos en la regulación de grasa corporal.
- ✓ Mejora gasto de energía y saciedad.

- ✓ El aumento de consumo de proteínas reduce el riesgo de DM.

Referencias bibliográficas

1. Jordi Salas-Salvadó, et al. Nutrición y Dietética Clínica. 2da. Edición. Elsevier.
2. Krause. Dietoterapia. 14.ª Edición
3. Ortega, Requejo. Nutriguía, Manual de nutrición clínica. 2da. Edición. Editorial Médica Panamericana.

Capítulo 2. Alimentos ricos en vitaminas

Las vitaminas son sustancias orgánicas encontradas en los alimentos, bien sea de origen vegetal y animal. Se trata de moléculas complejas y biológicamente activas, de distintas estructuras químicas que son vitales para cumplir con funciones orgánicas en el ser humano. A excepción de la vitamina D, y pequeñas cantidades de vitamina K, el resto no son formadas en el organismo y deben ser incluidas en la alimentación.

Son componentes químicos esenciales para procesos fisiológicos, los cuales se encuentran contenidos en pequeñas cantidades en los alimentos. Se clasifican en:

- ✓ Vitaminas liposolubles: vitamina A, vitamina D, vitamina E, vitamina K.
- ✓ Vitaminas hidrosolubles: vitaminas del grupo B, vitamina C, Ácido fólico.

Vitamina A (Retinol)

Influye en la visión, piel, ADN, sistema inmunológico y crecimiento. Beneficio en el desarrollo embrionario.

Formas activas: retinol, retinal, ácido retinoico.

Signos de deficiencia: ceguera nocturna, manchas de Bitot, xeroftalmia, queratomalacia.

Cantidad de ingesta recomendada de vitamina A

0 -12 meses   400-500 mcg

1-18 años: 300- 900 mcg

>19 años: 700- 900 mcg

Embarazo: 750 -770 mcg

Lactancia: 1200- 1300 mcg

Fuentes alimenticias ricas en vitamina A

Alimento	Microgramos (mcg) por ración	Porcentaje Valor Diario (VD)
Hígado de res frito, 3 onzas	6.582	73,1
Batata horneada con piel, 1 entera	1.403	15,6
Espinacas (congelada, hervidas) ½ taza	573	64
Pastel de calabaza, 1 pieza	488	54
Zanahorias crudas, 1/ taza	459	51
Queso, ricota, descremado, 1 taza	263	29
Arenque atlántico en escabeche, 3 onzas	219	24
Melón crudo, ½ taza	135	15
Pimientos dulces, rojos, crudos ½ taza	117	13
Huevo duro, 1 grande	75	8
Frijoles 1 taza	13	1

VD: Valor diario. **Fuente**: Departamento de Agricultura de los Estados Unidos (USDA).

Vitamina D (Calciferol)

Involucrado en la absorción de calcio y fósforo. Promueve la absorción ósea de calcio y fósforo.

Principal fuente: exposición a la luz solar.

Signos de deficiencia: deformidad esquelética, tetania, dolor óseo.

Cantidad de ingesta recomendada de vitamina D

0-12 meses: 10 mcg

1-69 años: 15 mcg

>70 años: 20 mcg

Embarazo: 15 mcg

Lactancia: 15 mcg

Fuentes alimenticias ricas en vitamina D

Comida	Microgramos (mcg) por porción	Porcentaje Valor Diario (VD)
Aceite de hígado de bacalao, 1 cucharada	170	34
Trucha (arcoíris), cultivada, cocida, 3 onzas	81	16,2
Salmón (salmón rojo), cocinado, 3 onzas	71	14,2

Champiñones blancos, crudos, expuestos a la luz UV	46	9,2
Leche 2% de grasa, fortificada con Vitamina D, 1 taza	15	2,9
Cereal fortificado con 10% de VD para vitamina D, 1 porción	10	2,0
Huevo, 1 grande, revuelto con yema	6,6	1,1

*VD: valor diario. **Fuente**: Departamento de Agricultura de los Estados Unidos (USDA).

Vitamina E (α-tocoferol)

Forma activa α-tocoferol, actúa como antioxidante. Protege membranas celulares, proteínas y al ADN de la oxidación. Conserva trofismo celular.

Signo de deficiencia: hiporreflexia, edemas, lesiones cutáneas, ataxia cerebelar.

Cantidad de ingesta recomendada de vitamina E

        0-8 años: 4 a 7 mcg

        9-14 años: 11 mcg

        >14 años: 15 mcg

        Embarazo: 15 mcg

        Lactancia: 19 mcg

Fuentes alimenticias ricas en vitamina E

Alimento	Microgramos	Porcentaje de Valor diario (VD)
Aceite de germen de trigo, 1 cucharada	135	20,3
Semillas de girasol, tostadas en seco, 1 onza	49	7,4
Almendras tostadas en seco, 1 onza	45	6,8
Aceita de girasol, 1 cucharada	37	5,6
Aceite de cártamo, 1 cucharada	31	4,6
Avellanas tostadas, 1 onza	29	4,3
Mantequilla de maní, 2 cucharadas	19	2,9
Espinacas hervidas, ½ taza	13	1,9
Brócoli picado hervido	8	1,2

Fuente: Departamento de Agricultura de los Estados Unidos (USDA).

Vitamina K (filoquinona/menaquinonas)

Interviene en la coagulación de la sangre. Esencial para la activación de proteínas. Algunas cantidades son sintetizadas en el intestino a partir de las bacterias de la microbiota.

Signos de deficiencia: prolongación de tiempo de coagulación, hemorragias.

Cantidad de ingesta recomendada

<18 años: 2 mcg a 75 mcg.

>19 años: 90 a 120 mcg.

Embarazadas: 75 mcg a 90 mcg

Lactancia: 75 a 90 mcg

Fuentes alimenticias ricas en vitamina K

Alimento	Microgramos	Porcentaje de Valor diario (VD)
Acelgas congeladas o hervidas ½ taza	530	44,2
Hojas de nabo, congeladas, hervidas	426	35,5
Espinacas crudas, 1 taza	145	12,1
Brócoli picado, hervido, ½ taza	110	9,2
Soja asada, ½ taza	43	3,6
Jugo de zanahoria	28	2,3
Aceite de soja, 1 cucharada.	25	2,1
Calabaza, ½ taza	20	1,7

Fuente: Departamento de Agricultura de los Estados Unidos (USDA).

Vitaminas Hidrosolubles

Vitamina C (Ácido ascórbico)

Función	Recomendación Dietética	Signos de deficiencia	Fuentes nutricionales
Acción antioxidante. Función en la síntesis de colágeno, eliminación de radicales libres, inmunoprotector, absorción de hierro.	40 – 115 mg	Equimosis en extremidades, trastorno de cicatrización, dolor óseo y muscular, fatiga, sensibilidad en la piel.	Pimiento rojo, jugo de naranja, jugo de toronja, kiwi, brócoli, fresas, coles de Brúcelas.

Vitaminas del grupo B

Vitamina	Función	Recomendación dietética	Signos de deficiencia	Fuentes alimenticias
B1 Tiamina	Metabolismo energético. Actividad nerviosa y muscular	0,2- 1,4 mg	IC Déficits neurológicos Alteraciones sensoriales	Pescado, carne, frutas, cereales (arroz), nueces.
B2 Riboflavina	Reacción óxido - reducción. Estimula reproducción y crecimiento.	0,3 – 1,6 mg	Trastornos en la piel, hiperemia, edema en boca y garganta, estomatitis angular, queilosis, alopecia.	Hígado de res, cereales, avena, lácteos, carne de res, almejas.
B3 Niacina	Reacciones de transferencia de energía del metabolismo. Protección neurológica.	2 – 18 mg	Pelagra. Cambios gastrointestinales.	Hígado de res, salsa marinara, pollo, pavo, atún, salmón, arroz, cereales.
B5 Ácido pantoténico	Síntesis de lípidos, neurotransmisores, hormonas. Reparación y mantenimiento de tejidos.	1,7 – 7 mg	Entumecimiento, ardor en extremidades, trastornos gastrointestinales, trastornos del sueño.	Hígado de res, cereales, champiñones, semillas de girasol, pollo, atún.
B6 Piridoxina	Reacciones biológicas del metabolismo.	0,1 – 2 mg	Anemia microcítica, anormalidades electroencefalográficas, dermatitis y queilosis, glositis, inmunodeficiencia.	Garbanzos, hígado de res atún, salmón, pollo, cereales, patatas, plátano.
B7 Biotina	Interviene en metabolismo de grasas y proteínas.	5 – 35 mcg	Adelgazamiento y caída del pelo, conjuntivitis, acidosis cetoácida, aciduria, trastornos neurológicos	Hígado de res, huevo entero, salmón, chuleta de cerdo, semillas de girasol.
B9 Folato	Coenzima tetrahidrofolato, que transfiere compuestos de carbono al ADN. Desarrollo y función cerebral.	65 a 600 mcg	Debilidad, irritabilidad, anemia megaloblástica, trastornos cognitivos.	Hígado de res, espinacas, guisantes, cereales, arroz, espárragos, coles de Bruselas.
B12 Cobalamina	Conversión de hemocisteína en metionina. Metabolismo d lípidos y aminoácidos. Producción de neurotransmisores.	0,4 – 2,8 mcg	Anemia megaloblástica, trastornos neurológicos (entumecimiento y hormigueo en extremidades), confusión, depresión.	Almejas, Hígado de res, trucha, salmón, atún, levaduras nutricionales, lácteos.

Referencia bibliográfica

1. Ortega, Requejo. Nutriguía, Manual de nutrición clínica. 2da. Edición. Editorial Médica Panamericana.
2. Krause. Dietoterapia. 14. a Edición.
3. Jordi Salas-Salvadó, et al. Nutrición y Dietética Clínica. 2da. Edición. Elsevier

Capítulo 3. Alimentos ricos en minerales

Los minerales, son micronutrientes esenciales, los cuales poseen propiedades reguladoras y estructurales. No pueden ser sintetizados por el cuerpo humano, sino por el contrario, deben incluirse en la dieta.

Cada uno de estos minerales ejerce funciones importantes en el organismo, no obstante, cuando estos se encuentran en niveles inadecuados, pueden ocasionar alteraciones de salud de acuerdo a su función fisiológica.

Minerales esenciales y su función biológica en el hombre

Mineral	Función	Requerimiento Dietario	Signos de deficiencia
Calcio (Ca)	Dientes y huesos	200 a 1200 mg	Hipokalemia (calambres musculares, hormigueo en extremidades, letargo, arritmia).
Magnesio (Mg)	Metabolismo energético y huesos	30 a 400 mg	Náuseas, pérdida de apetito, fatiga, debilidad, entumecimiento, contracciones musculares, calambres, cambios de personalidad.
Fósforo	Metabolismo	100 a 1250 mg	Anemia, anorexia,

(P)	energético, ADN y ARN, huesos y dientes.		debilidad muscular dolor óseo raquitismo, osteomalacia, parestesias, infecciones recurrentes.
Potasio (K)	Presión arterial, actividad neuromuscular.	400 a 3400 mg	Estreñimiento, alteraciones de electrocardiograma, dolor muscular, debilidad.
Cromo (Cr)	Actividad insulínica, metabolismo almidones y grasa.	0,2 a 44 mcg	Neuropatías, resistencia insulínica, intolerancia a la glucosa.
Cobre (Cu)	Formación de sangre, metabolismo.	200 a 1300 mcg	Leucopenia, anemia.
Fluoruro (Flúor, F)	Dientes y huesos	0,01 a 4 mg	Caries, debilidad ósea.
Hierro (Fe)	Formación del grupo hemo	0,27 a 27 mg	Letargo, disfagia, glositis, queilosis, anemia microcítica hipocrómica.
Selenio (Se)	Antioxidante	15 a 70 mcg	Infertilidad masculina, miocardiopatía, osteoartritis.
Yodo	Función tiroidea	110 a 290 mcg	Hipotiroidismo, cretinismo, retraso del crecimiento fetal, déficit de desarrollo neurológico, aborto espontáneo.
Zinc (Zn)	Función inmunológica,	2 a 12 mg	Alopecia, ceguera nocturna, retraso de

			cicatrización de heridas, dermatitis, alteración del gusto.
	expresión génica.		

Principales alimentos con alto contenido de minerales.

Mineral	Alimentos ricos en minerales	Miligramos (mg) por porción.
Calcio (Ca)	Yogurt, natural, bajo en grasa (8 onzas) Jugo de naranja, fortificado con calcio (1 taza) Queso Mozzarella, parcialmente desnatado (1,5 onzas) Sardinas (3 onzas) Leche sin grasa (1 taza)	415 349 333 325 299
Magnesio (Mg)	Almendras, tostadas, (1 onza) Espinacas, hervidas, (½ taza) Anacardos, tostados en seco, (1 onza) Cacahuetes, aceite tostado, (¼ de taza) Cereal, trigo rallado, 2 galletas grandes Leche de soya, (1 taza)	80 78 74 63 61 61
Fósforo (P)	Envase de yogur natural, bajo en grasa, (6 onzas) Leche, 2% de grasa de leche, (1 taza) Salmón, Atlántico, cultivado, cocinado (3 onzas) Vieiras, empanadas y fritas (3 onzas) Queso, mozzarella, (1.5 onzas)	245 226 214 201 197 182 178.

	Pollo, pechuga, asado (3 onzas) Lentejas, hervidas (½ taza)	
Potasio (K)	Albaricoques secos, (½ taza) Lentejas, cocidas, (1 taza) Ciruelas pasas, secas, (½ taza) Calabaza, bellota, puré, (1 taza) Pasas de uva, (½ taza) Papa, al horno, solo carne, (1 mediana)	.1101 731 699 644 618 610
Cromo (Cr)	Brócoli, (½ taza) Jugo de uva, (1 taza) Muffin inglés, trigo integral, (1 Unidad) Papas, puré, (1 taza) Ajo, seco, (1 cucharadita) Albahaca, seca, (1 cucharadita)	0,011 0,008 0,004 0,003 0,003 0,002
Cobre (Cu)	Carne de res, hígado, pan frito (3 onzas) Ostras, silvestres, cocidas, (3 onzas) Chocolate para hornear, sin endulzar, (1 onza) Patatas cocidas, carne y piel (1 papa mediana) Champiñones, shiitake, cocidos, (½ taza) Anacardos, tostados secos, (1 onza) Cangrejo, cocinado, (3 onzas)	12,4 4,85 0,93 0,67 0,65 0,62 0,62
Hierro (Fe)	Cereales para el desayuno, fortificados con 100% de DV para hierro, (1 porción) Ostras cocinadas con calor húmedo, (3 onzas) Frijoles blancos, enlatados, (1 taza) Chocolate negro, 45% –69% de	18 8 8 7 5 3

	cacao, (3 onzas)	
	Hígado de res, frito, (3 onzas)	
	Lentejas, hervidas y escurridas, (½ taza)	
Selenio (Se)	Nueces de Brasil, 1 onza (6–8 nueces)	0,54
	Atún, aleta amarilla, cocido, calor seco, (3 onzas)	0,092
	Fletán, cocido, (3 onzas)	0,047
	Sardinas, (3 onzas)	0,045
	Jamón, asado, (3 onzas)	0,042
	Camarones, enlatados, (3 onzas)	0,040
Yodo	Algas, enteras u hojas, 1 g	0,016 a 2,98
	Bacalao al horno (3 onzas)	0,099
	Yogur natural, bajo en grasa, (1 taza)	0,075
	Sal yodada, 1.5 g (aprox. ¼ cucharadita)	0,071
	Leche, baja en grasa, (1 taza)	0,056
	Palitos de pescado, (3 onzas)	0,054
Zinc (Zn)	Ostras, cocidas, empanadas y fritas, (3 onzas)	74,0
	Chuck de carne asado, estofado, (3 onzas)	7,0
	Cangrejo, rey de Alaska, cocido, (3 onzas)	6,5
	Empanada de carne a la parrilla, (3 onzas)	5,3
	Langosta, cocinada, (3 onzas)	3,4
	Chuleta de cerdo, lomo, cocido, (3 onzas)	2,9
	Frijoles horneados, simples o vegetarianos, (½ taza)	2,9

Fuente: Departamento de Agricultura de los Estados Unidos (USDA).

Referencias bibliográficas

1. Fairweather-Tait, Susan & Cashman, Kevin. (2015). Minerals and Trace Elements. World review of nutrition and dietetics. 111. 45-52. 10.1159/000362296.
2. Krause. Dietoterapia. 14. a Edición.
3. Jordi Salas-Salvadó, et al. Nutrición y Dietética Clínica. 2da. Edición. Elsevier.
4. Ortega, Requejo. Nutriguía, Manual de nutrición clínica. 2da. Edición. Editorial Médica Panamericana.

Capítulo 4. Lectura de etiquetas

Las lecturas de las etiquetas en los alimentos representan una importante recopilación de información nutricional para orientar a los consumidores acerca del contenido de los alimentos envasados. Esta estrategia es especialmente útil en el contexto del tratamiento nutricional médico debido a que permite la apropiada orientación al médico y al paciente acerca de los alimentos saludables o potencialmente riesgosos en función a las condiciones subyacentes del paciente o sus requerimientos nutricionales.

El médico debe estar familiarizado con la lectura de etiquetas e instruir a sus pacientes con terapias médicas nutricionales específicas, para leerlas apropiadamente.

Tamaño de la porción

Muestra el número de porciones disponibles en el paquete y el tamaño de cada porción. Las porciones suelen presentarse en medidas utilizadas por las familias como "pedazos" o "tazas".

Las medidas indicadas en esta área muestran una sola porción del alimento, aunque el empaque pueda contener más de una porción.

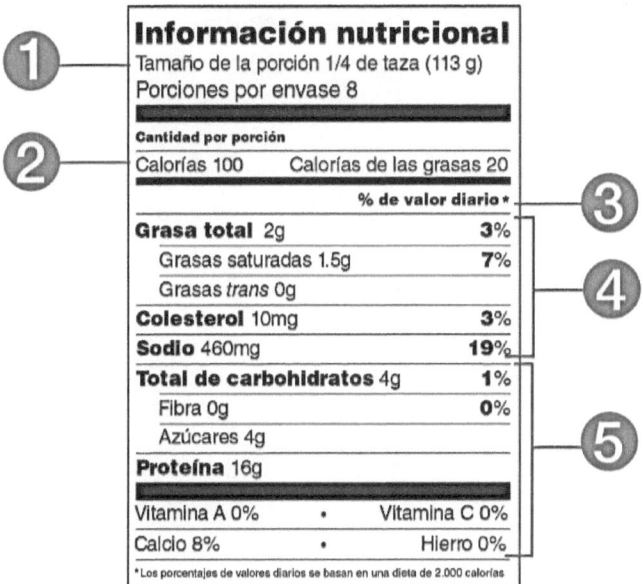

Cantidad de calorías

En esta sección, se encuentran indicadas el número de calorías equivalentes a una porción del alimento. Puede registrarse de forma "calorías de las grasas", las cuales indican la cantidad de calorías provenientes de las grasas encontradas en una sola porción. Un alimento libre de grasas puede registrar calorías provenientes de otras fuentes. Siempre revise esta sección, especialmente en tratamiento nutricional médico enfocado en el conteo de calorías.

Porcentaje (%) del valor diario (VD)

En este segmento, se muestra cómo los nutrientes en una porción de alimento contribuyen en la dieta diaria total. Es utilizado para elegir alimentos con el porcentaje más elevado en los nutrientes que se requiere o, por el contrario, evitar aquellos nutrientes que deben ser consumidos en menor proporción.

Estos valores diarios se realizan en función de una dieta de 2.000 calorías.

Menos de 5% en VD, indica cantidad baja del nutriente.

Entre el 6 al 20% VD, se estima que la cantidad del nutriente es moderada.

Superior a 20% es alto en ese nutriente.

Nutrientes

Limitar estos nutrientes: Corresponde a grupos de nutrientes esenciales para el organismo, pero los cuales deben ser consumidos de manera adecuada. Estos incluyen las grasas totales incluyendo tanto las monoinsaturadas como las poliinsaturadas y las grasas *trans*, también comprende la cantidad de sodio encontrado en cada porción.

Nutrientes que deben ser consumidos en mayor proporción: En esta sección se registran los nutrientes esenciales más recomendados para el consumo de la población general, en ella se registra el calcio, fibra, potasio, vitamina A, C, entre otros.

Este apartado debe ser revisados especialmente en cierto tipo de terapias nutricionales donde exista alguna restricción o, por el contrario, donde se haya indicado el incremento de ciertos nutrientes.

Un producto con alto contenido de azúcar contiene más de 5 gr por porción.

Menos de 1 gr de azúcar por porción se considera "bajo en azúcar".

Examine los productos que contengan distintos tipos de carbohidratos o términos que equivalen al aporte de azúcar (dextrosa, néctar de agave, sacarosa).

Referencias bibliográficas

1. Goyal, R., & Deshmukh, N. (2018). Food label reading: Read before you eat. Journal of education and health promotion, 7, 56. https://doi.org/10.4103/jehp.jehp_35_17
2. Angélica Martínez, Ramos-Méndez. La lectura de etiquetas de información nutrimental. Revista Mexicana de Pediatría. Vol. 85, No. 5 Septiembre-Octubre 2018, pp 157-16.

Capítulo 5. Dieta del plato saludable

La dieta del plato saludable es una estratégica visual, empleada con la finalidad de orientar a la población acerca del balance ideal acerca de la cantidad por grupo alimentario, para asegurar aporte adecuado de nutrientes. Es un método práctico y visual para implementar una alimentación saludable. Dirigida a población sana sin comorbilidades asociadas que requieran dietas restrictivas.

Objetivos generales
- Abarcar completamente necesidades reguladoras, plásticas y energéticas para el correcto desarrollo y óptimo crecimiento del cuerpo en cada etapa.
- Prevenir deficiencias y desequilibrios entre nutrientes.
- Prevenir a través de la dieta, enfermedades crónicas del adulto asociadas a la alimentación.
- Fomentar mediante la dieta, la adquisición, desarrollo y establecimiento de hábitos correctos de alimentación para la vida.
- Cubrir la demanda afectiva y otras necesidades humanas relacionadas con a la alimentación.

Características generales
- Dimensiones del plato: 23 cm de diámetro
- Composición: 50% de hortalizas y verduras, 25% Proteínas, 25% Carbohidratos.

- ✓ Bebida: Agua, café o té (sin azúcar).
- ✓ Fruta (sin azúcar agregada).
- ✓ Emplear aceites saludables (canola, oliva).

Dieta adecuada en edad pediátrica

Características:
- ✓ Alimentación diversificada (incluir alimentos variados de todos los grupos), siguiendo las proporciones adecuadas.
- ✓ Distribución de comidas en horarios regulares (4 a 5 comidas al día).
- ✓ Selección y elaboración de alimentos (limitar la sal, alimentos grasos, bebidas azucaradas, fomentar uso de lácteos, y alimentos saludables, incluir texturas variadas cuidando experiencia sensorial del niño).

Recomendaciones de valor calórico total estimado para niños de 6 a 10 años (1.850 Kcal)

Macronutrientes	VCT*	Peso (g)
Carbohidratos	55-58%	268
Grasas	30-33%	66
Proteínas	10-12%	46-54
Agua	2 litros por día	

*VCT, valor calórico total.

Ejemplo de menú diario (1.850 Kcal)

Desayuno (20% VCT)		200 ml de leche con 8g de azúcar. 2 tostadas de 15g (con mantequilla, aceite de oliva o margarina 7g) y 20g de mermelada.

	200 ml de jugo de naranja (1 vaso).
Media mañana (10% VCT)	200 ml de leche (1 tasa) 5 galletas tipo María (25g).
Comida (34% VCT)	50g de arroz con 40g de salsa de tomate 70g de hamburguesa de ternera a la plancha con 50g de ensalada 120 g de compota de pera natural
Merienda (13% VCT)	125 g de yogur con frutas o natural 40 g de pan con 15 g de chocolate
Cena (23% VCT)	130 g de judías verdes con 50 g de patata 80g de pescado frito con jugo de limón 110 g de plátano
20 ml de aceite de oliva al día	

Dieta adecuada para la mujer embarazada en base a su requerimiento energético

2200 Kcal N° de raciones	2600kcal	Alimento por grupo	Gr/ración	Condiciones recomendadas
3 a 4 veces al día	3 a 4 veces al día	Lácteos Leche Yogur Quesos	200 125 60	Bajo en grasa
5 veces al día	6 a 8 veces al día	Cereales	30 a 200	Cubrir a día raciones de cereales (refinados o integrales)
2 a 3 veces a la semana	3 a 4 veces a la semana	Legumbres	70	Judías blancas, rojas, garbanzos, lentejas, guisantes
4 veces al día	6 veces al día	Hortalizas, verduras,	200	Frescas o congeladas

		frutas		
2 veces al día	2 o 3 veces al día	Huevos, pescado, carnes	120 a 140	Carnes magras, baja en grasa, pescado azul o blanco
4 a 5 veces al día	4 a 5 veces al día	Aceites vegetales y de semillas, margarina y mantequilla	10	Preferiblemente aceite de oliva extra virgen

Dieta adecuada para el adulto mayor (>60 años) en base a su requerimiento energético

Alimento	Frecuencia de consumo	Recomendaciones
Carnes	2 a 4 veces por semana	Carnes magras, fácil masticación
Pescados	3 a 4 veces/ semana	Pescado fresco, sin espinas
Huevos	3 veces /semana	Cocidos, tortilla francesa
Legumbres	2 a 3 veces/semana	Preparar con 25% verduras añadidas
Cereales y patatas	Diariamente	Arroz, pasta, papillas de cereales.
Hortalizas y verduras	Diariamente (>1 ración/día)	Crudos o cocidos.
Frutas	>3 raciones/día	Cocidas o crudas, en compota o asadas.
Bebidas no alcohólicas	>5 vasos/día	Agua mineral preferiblemente

Restricciones
- ✓ Moderar consumo de bebidas alcohólicas (1 a 2 medidas de vino al día).
- ✓ Uso moderado de aceites (emplee solo aceite de oliva), moderar frituras.
- ✓ Dulces y bollerías ocasionales (preferiblemente repostería casera).
- ✓ Evaluar contraindicaciones dietéticas en base a enfermedades crónica o estado general de salud.

Dieta adecuada para el adulto sano en base a su requerimiento energético

Alimentos	1.600 Kcal	2000 Kcal	2600 Kcal
Granos	5 onzas o equivalente	6 onzas o equivalente	9 onzas o equivalente
Vegetales	2 tazas	2 ½ tazas	3 ½ tazas
Frutas	1 ½ taza	2 tazas	2 tazas
Proteínas Mariscos Carne, pollo, huevos Nueces, semillas, productos de soya	5 onzas 8 onzas/semana 24 onzas/ semana 4 onzas/semana	5 ½ onzas 8 onzas /semana 26 onzas /semana 4 onzas /semana	6 ½ onzas 10 onzas/semana 31 onzas/semana 5 onzas/semana
Lácteos	3 tazas	3 tazas	3 tazas
Aceites	22 gr	27 gr	34 gr
Grasas sólidas y azúcar agregadas	121 calorías	258 calorías	362 calorías

Ejemplo de menú

Desayuno	1 taza de frutas 1 Huevo hervido 1 Rebanada de pan de trigo integral Café o té sin azúcar (1 taza)
Comida	Vegetales cocidos. Pollo a la plancha. Arroz integral. 1 vaso pequeño de jugo de naranja natural sin azúcar
Cena	Brócoli al vapor Pescado (merluza, atún). Pasta integral. 1 vaso de leche parcialmente descremada.
20 ml de aceite de oliva al día	

Referencias bibliográficas

1. Jordi Salas-Salvadó, et al. Nutrición y Dietética Clínica. 2da. Edición. Elsevier.
2. Krause. Dietoterapia. 14.ª Edición.
3. Ortega, Requejo. Nutriguía, Manual de nutrición clínica. 2da. Edición. Editorial Médica Panamericana.

Capítulo 6. Dieta mediterránea

Recomendada por la *American Heart Association*, para un patrón dietético saludable, considerada por la US News and World Report, como *"N°1 en las mejores dietas en general"*.

La dieta mediterránea, consiste en la dieta tradicional de regiones de España, Italia y Grecia. Caracterizada por influir en el descenso del riesgo de cardiopatías isquémicas, eventos cerebrovasculares (ECV), diabetes mellitus tipo 2 y muerte prematura.

Características generales

- ✓ Elevado consumo de alimentos de origen vegetal (verduras, frutas, cereales, granos, semillas, nueces, entre otros).
- ✓ Preferencia de alimentos frescos estacionales y no procesados.
- ✓ Aceite de oliva constituye la principal grasa dietética.
- ✓ Grasa total que oscila entre 25 a 35% de energía. Grasas saturadas representan <8% de energía.
- ✓ Moderación de consumo de lácteos (consumo mínimo).
- ✓ Consumo de pescado (graso) al menos 2 veces por semana.
- ✓ Máximo 7 huevos por semana.

- ✓ Postre a base de frutas y miel (pocas veces a la semana)
- ✓ Carnes rojas solo se consumen ocas veces al mes. Consumo de aves reducido.
- ✓ Consumo moderado de vino (1 o 2 copas al día hombres y 1 mujeres).
- ✓ Uso de hierbas y especias para sazonar en lugar de sal y grasa.
- ✓ Dirigida a: disminuir riesgo de cardiopatías y enfermedades metabólicas.
- ✓ Efectos del patrón mediterráneo
- ✓ Reducción de índice de masa corporal (IMC).
- ✓ Reducción de índice de cintura.
- ✓ Disminución de glicemia basal, resistencia a la insulina, insulinemia.
- ✓ Disminución de colesterol total y TG.
- ✓ Aumenta colesterol HDL.
- ✓ Reducción de proteína C reactiva.
- ✓ Mejora sensibilidad insulínica.
- ✓ Cardio-protector.

Alimentos recomendados

- ✓ Vegetales: brócoli, espinacas, cebollas, zanahorias, coles de Brúcelas, pepinos, tomates, entre otros.
- ✓ Frutas: manzanas, plátanos, naranjas, dátiles, entre otros.
- ✓ Granos integrales: avena integral, centeno, trigo integra, entre otros.
- ✓ Legumbres: frijoles, guisantes, garbanzos, entre otros.

- ✓ Pescados y mariscos: caballa, sardinas, salmón, atún, entre otros.
- ✓ Frutos secos: almendras, nueces, avellanas, entre otros.

Alimentos desaconsejados

- ✓ Azúcares añadidos: helados, azúcar de mesa, bebidas azucaradas, entre otros.
- ✓ Granos refinados: pan blanco, pasta de trigo refinado, entre otros.
- ✓ Aceites refinados: soja, canola, entre otros.
- ✓ Carnes procesadas: embutidos, carne seca, entre otros.
- ✓ Alimentos procesados de cualquier tipo.
- ✓ Principios fisiopatológicos
- ✓ Equilibrio de macronutrientes.
- ✓ Frutas ricas en potasio y antioxidante promueven la reducción de la presión arterial.
- ✓ Concentración elevada de ácidos grasos omega-3 en el pescado, ejercen efecto protector frente la ECV.

El consumo moderado de vino podría proteger contra las ECV, debido a que aumenta la concentración de colesterol HDL, produce efecto antitrombótico y tiene efecto antioxidante.

La fibra mejora el control de glucosa y reduce el colesterol total y LDL.

Antioxidantes dietéticos ejercen función protectora en la peroxidación lipídica y modificación oxidativa del colesterol LDL por parte de radicales libres.

Ejemplo de menú mediterráneo

Desayuno	1 o 2 huevos frito en aceite de oliva 2 Rebanadas de pan tostado integral Tomates a la parrilla 1 taza de café o té sin azúcar (opcional)
Almuerzo	2 tazas de ensalada de lechugas mixtas, tomates cherry y aceitunas (aderezo de aceite de oliva y vinagre). 1 o 2 porciones de pan pita integral. 2 onzas de hummus 1 vaso de jugo de frutas estación sin azúcar
Cena	1 porción de pescado al horno (bacalao o salmón), aderezado con ajo y pimienta negra. 1 patata asada (aderezada con aceite de oliva y cebollino).

Referencias bibliográficas

1. Martínez-González MA, Gea A, Ruiz-Canela M. The Mediterranean Diet and Cardiovascular Health: A Critical Review. Circ Res. marzo de 2019;124(5):779-98.https://doi.org/10.1161/CIRCRESAHA.118.313348
2. 2015. Mediterranean food consumption patterns: diet, environment, society, economy and health. A White Paper Priority 5 of Feeding Knowledge Programme, Expo Milan. 2015. CIHEAM-IAMB, Bari/FAO, Rome. Disponible en: http://www.fao.org/3/a-i4358e.pdf
3. Ortega, Requejo. Nutriguía, Manual de nutrición clínica. 2da edición. Editorial Panamericana. Capítulo 30, páginas 369 – 373.

Capítulo 7. Dieta Vegetariana y variantes

Los patrones alimenticios vegetarianos existen desde el siglo VI a. C., respondiendo a una demanda voluntaria ética y moral a favor de la vida.

Actualmente puede considerarse el uso de la dieta vegetariana para el control de enfermedades cardiovasculares y metabólicas, vigilando el aporte nutricional e indicando suplementación en caso de requerirse.

Características generales

La dieta vegetariana consiste en la restricción del consumo de alimentos de origen animal o sus derivados, aunque existen modalidades flexibles que permiten el consumo de alimentos de origen animal, pero con ciertas restricciones. Existen distintas variantes en base a las restricciones dietéticas.

Variantes

Dieta ovolactovegetariana.	Incluye el consumo de leche y huevos. Lacto vegetarianos: consumen lácteos, pero no huevos. Ovo vegetarianos: consumen huevos, pero no lácteos.

Dieta vegetariana pura o estricta (veganos)	No incluyen ningún alimento de origen animal o proveniente de procesos animales (miel). Tienen riesgo elevado de desarrollar deficiencias nutricionales (calcio, B12, zinc).
Dieta higienista.	Variación flexible de la dieta crudívora (sólo alimentos crudos). Incluye cocción de algunos alimentos. Otras variaciones podrían incluir huevos, lácteos y algunos cárnicos.
Dieta semivegetariana.	Dieta regular con restricciones de tipos de carne o restricción de frecuencia de consumo de cárnicos).

Indicación: tratamiento opcional para la reducción de lípidos plasmáticos, control de peso corporal, hipertensos, reducción de riesgo de diabetes mellitus tipo 2 en personas de alto riesgo.

Alimentos recomendados

Frutas: plátanos, melones, duraznos, manzanas, peras, entre otras.

Verduras: especialmente vegetales de hojas verdes (espinacas, acelgas, etc.), espárragos, brócoli, tomates, zanahorias, batata, entre otras.

Legumbres: lentejas, frijoles garbanzos, guisantes, entre otros.

Frutos secos: castañas, almendras nueces, entre otros. Consumir con moderación.

Semillas: chía, semillas de lino, calabaza, entre otros.

Opcionales: tempeh, tofu, levadura nutricional, huevos, lácteos, otros.

Alimentos limitados

Cuidar porciones de frutos secos para evitar aumento de grasas totales plasmáticas.

Alimentos desaconsejados

Productos cárnicos: carne de ternera, cerdo, pollo, pavo, otros.

Pescados y mariscos: de acuerdo a las restricciones establecidas, pueden o no incluirse en la dieta.

Alimentos derivados de animales: gelatina, ácido oleico, sebo, carmín, manteca de cerdo, entre otros.

Elementos fisiológicos

La inclusión de la proteína de soya, mejora el perfil lipídico, reduciendo la concentración plasmática de colesterol y triglicéridos.

La proteína vegetal de algunas legumbres, ejerce un efecto hipolipemiante debido al contenido de fibra, isoflavonas y ácido fítico.

Efecto hipotensor mediado por el índice glucémico menor, actuando mediante el mecanismo glucosa-insulina simpático-suprarrenal.

La dieta vegetariana aumenta el metabolismo basal.

La fibra vegetal y los carbohidratos complejos de las frutas y vegetales, aumentan la sensibilidad periférica a la insulina.

La dieta vegetariana tiene menor densidad calórica, promoviendo la pérdida de peso.

Ejemplos de menús

Variante	Desayuno	Comida	Cena	Merienda
Vegetariana estricta	1 vaso de leche de soya fortificada. 1 porción de cereales de desayuno fortificados. Levadura de cerveza	100gr hamburguesa de lentejas rojas. Ensalada de aguacate. Pan de centeno 1 vaso de jugo de naranja natural	Sopa de minestrones con arroz integral. Patatas al horno (con berenjena, cebolla y tomate). Batido de leche de soya fortificada con fresas.	Pan de centeno. Tofu. 1 porción de fruta o 1 puñado de frutos secos.
Ovo-lácteo-vegetariano	1 vaso de leche. Huevos revueltos con tomate, ajo y champiñones. 1 rebanada de pan integral.	Ensalada de pasta y lentejas. Estofado de verduras cocidas (con salsa de soya). Macedonia de naranja y dátiles.	Tacos de frijoles negros con arroz de coliflor. 1 vaso de leche.	Plum cake con harina integral y frutas. Yogurt natural o con frutas.

Referencias bibliográficas

1. Jordi Salas-Salvadó, et al. Nutrición y Dietética Clínica. 2da. Edición. Elsevier. Capítulo 51, páginas 465 – 477).
2. Patricia, Couceiro & Eric, Slywitch & Franciele, Lenz. (2008). Eating pattern of vegetarian diet. Einstein. 6.

Capítulo 8. Dieta vegana y variantes

Las dietas veganas, consisten en un patrón de alimentación basado en una restricción absoluta del consumo de alimentos cárnicos, origen animal o derivados de procesos animales. Es un régimen alimenticio rico en fibra, ácido fólico, vitamina C y E magnesio, potasio y fitoquímicos, involucrados en beneficios para la salud. Sin embargo, también tienen un elevado riesgo de deficiencias nutricionales como deficiencia de vitamina B12 y D, calcio, y ácidos grasos omega-3. Sus usos son controversiales.

Características generales

Consumo elevado de frutas, vegetales y otros productos de origen vegetal. Excluye todo tipo de alimentos derivados de animales. Constituye un riesgo de desarrollar deficiencias nutricionales.

Variantes

Dietas macrobióticas	Incluye el consumo de vegetales y frutas de estación. Puede incluir pequeñas cantidades de pescado. Excluye carne huevos, lácteos, vegetales de la familia solanáceas (tomates, patatas, pimiento y berenjenas), frutas tropicales y edulcorantes artificiales. Alto riesgo de deficiencias nutricionales (Vitamina D, calcio, etc.).

Dieta frugívora	Solo incluye consumo de frutas, frutos secos y verduras con desarrollo botánico frutal (tomates berenjenas, pimientos).
Dieta crudívora	Permite comer solo frutas y vegetales crudos. Dieta no recomendada, especialmente a niños. Podría desencadenar trastornos digestivos.

Indicación: la dieta vegana conduce a reducir la presión arterial, disminuir el colesterol plasmático, reduciendo el riesgo de enfermedad cardíaca. También ayuda a reducir los síntomas de la artritis reumatoide. No obstante, su indicación es controversial, por lo que, hasta el momento, constituye un patrón alimenticio adoptado por el propio individuo en base a sus creencias y valoración ética y moral.

Alimentos recomendados

- ✓ La alimentación debe ser variada. Se recomienda el uso de suplementos nutricionales.
- ✓ Frutas y verduras: vegetales de hojas verdes como espinaca, acelga, berros, col rizada, hojas de mostaza (fuentes ricas en hierro y calcio.
- ✓ Algas: chiorella y espirulina fortificada con vitamina B12 (como fuente de proteínas).
- ✓ Granos enteros y cereales: constituyen una rica fuente de hierro, fibra, carbohidratos complejos, vitamina B y proteínas.
- ✓ Alimentos vegetales germinados y fermentados: miso, natto, kimchi, kombucha, chucrut, pan Ezekiel, entre otros. Ricos en vitamina K2 y probióticos.

- ✓ Leches de origen vegetal fortalecidos con calcio: leche de soya, yogures vegetales, tofu.
- ✓ Legumbres: garbanzos, frijoles, lentejas, guisantes, entre otros. Rica fuente de proteínas.
- ✓ Frutos secos y semillas: almendras, nueces, semillas de calabaza, entre otros.

Alimentos desaconsejados

- ✓ Cualquier tipo de derivado animal.
- ✓ Carnes y aves: cerdo, ternera, pollo, pavo, entre otros.
- ✓ Pescados y mariscos: todo tipo.
- ✓ Lácteos: mantequilla, leche, queso, entre otros.
- ✓ Huevos: gallina, avestruces, codornices, peces, entre otros.
- ✓ Derivados animales: caseína, lactosa, albúmina de clara de huevo, gelatina, carmín, cochinilla, etcétera.
- ✓ Productos de abeja: polen de abeja, miel, jalea real.

Elementos de la fisiología

- ✓ Aumento de la sensibilidad insulínica periférica.
- ✓ Aumento de metabolismo basal.
- ✓ Reducción de colesterolemia y trigliceridemia.
- ✓ Dieta vegana cruda, alta en lactobacilos, modifica la flora microbiana fecal, influyendo positivamente en la actividad de la artritis reumatoide.

Ejemplo de menú

Desayuno	Comida	Cena	Merienda
3 tortillas de cereal integral y nueces (aderezada con salsa de manzana y canela). 1 taza de leche o yogur de soya fortificado ½ taza de jugo de naranja fortificado con calcio.	Burritos con judías, salsa y guacamole. Ensalada de hojas verdes (aderezada con vinagre y aceite de oliva). 1 manzana cruda. 1 taza de leche de soya fortificada.	Revuelto de tofu y verduras con espinacas y col china y anacardos. 1 taza arroz integral. 1 porción de pudín de chía y leche de soya (acompañado con cardamomo).	½ Sándwich con mantequilla de maní.

Fuente: AND Evidence Analysis Library, Vegetarian Nutrition Guideline, 2011

Aspectos a considerar

Patrón alimenticio con riesgo elevado de deficiencias nutricionales. Se recomienda supervisar regularmente los nutrientes plasmáticos o indicar suplementos nutricionales (vitamina B12, D, calcio, zinc, y otros).

Referencias bibliográficas

1. Krause. Dietoterapia. 14.ª Edición. Apéndice 39. Datos nutricionales sobrealimentación vegetariana.

2. Jordi Salas-Salvadó, et al. Nutrición y Dietética Clínica. 2da. Edición. Elsevier. Capítulo 51, páginas 465 – 477).
3. Patricia, Couceiro & Eric, Slywitch & Franciele, Lenz. (2008). Eating pattern of vegetarian diet. Einstein. 6.

Capítulo 9. Dietas hipocalóricas de la obesidad

La masa corporal y el peso dependen de la relación entre la ingesta calórica y el gasto energético.

La dieta hipocalórica consiste en un aporte calórico diario inferior al requerimiento del gasto para el control y mantenimiento del peso corporal. El gasto calórico diario debe estimarse de forma individualizada para cada sujeto en base a edad, estatura, actividad física diaria, y otras.

Cálculo de necesidades energéticas:

Hombres: 10 × peso (kg) + 6,25 × talla (cm) − 5 × edad (años)

Mujeres: 10 × peso (kg) + 6,25 × talla (cm) − 5 × edad (años) − 161

Multiplicar gasto energético por factor de actividad:

Actividad ligera: 1,6 1,5

Actividad moderada: 1,7 1,6

Actividad intensa: >1,7 >1,6

Objetivos

- ✓ Obtener peso acorde a la normalidad de índice de masa corporal (IMC), mediante la reducción de masa grasa para reducir la morbimortalidad asociada

a complicaciones de la obesidad a largo plazo y mejorar calidad de vida.
- ✓ Establecer mejores hábitos alimenticios para el mantenimiento del peso y vida saludable.

Características generales

- ✓ Ingesta solo el 50 al 70% de requerimientos calóricos diarios (14kcal/kg de peso o 2 a 2,5 g/Kg del peso corporal ideal).
- ✓ Se asocia dieta hiperproteica siempre que no exista contraindicaciones para el consumo de proteínas (disfunción renal o hepática grave).

Tipos de dieta hipocalórica

- ✓ Moderadamente hipocalórica: orientada a pacientes con obesidad y sobrepeso con comorbilidades. Déficit calórico de 500 Kcal/día.
- ✓ Muy bajas en calorías: consumo diario alrededor de 400 a 800 Kcal.

Indicación: tratamiento de obesidad y sobrepeso. Especialmente cuando existan comorbilidades asociadas (hipertensión arterial, patología vertebral, osteoartritis, dislipidemias, riesgo para enfermedad cardiovascular, síndrome metabólico, apnea del sueño, diabetes mellitus tipo 2, entre otras).

Grupo de alimentos y recomendaciones específicas

Grupo de alimentos	Aconsejados (libre consumo)	Consumo limitado	Desaconsejados
Lácteos	Leche descremada Yogur desnatado Requesón o quesos <20% de grasa	Leche semidescremada Quesos con 20-30% de grasa.	Leche entera Lácteos derivados de leche entera (batidos, yogures, cremas). Quesos >30% de grasa
Carnes, aves, pescados, huevos		Carnes y pescados cocidos sin grasa (hervidos, al horno, etc.). Pescado azul, blanco, mariscos. Aves sin piel, caballo, hígado, conejo, ternera Huevos.	Huevos, pescados y carnes preparadas con grasa o fritos. Cordero, cerdo. Pescados en conserva o ahumados. Sesos.
Embutidos y charcutería		Jamón del país o de york	Todos, menos jamón
Cereales		Galletas tipo maría pan, cereales de desayuno, legumbres, arroz, pasta, puré de patatas deshidratado.	Frituras. Patatas chips, cortezas, etc.
Vegetales	Todas (crudas	Habas, guisantes.	

	o cocidas)		
Frutas		Mermelada sin azúcar Frutas frescas	Aguacate, aceitunas. Compotas o mermeladas con azúcar agregada. Frutas en almíbar. Frutos secos. Frutas deshidratadas.
Dulces	Preparados con edulcorantes sin calorías		Chocolate, helados pastelería, bollería, azúcar, miel.
Bebidas	Agua Té y café sin azúcar. Refrescos sin azúcar		Bebidas azucaradas. Jugo de frutas. Bebidas alcohólicas
Alimentos precocinados			Alimentos preparados con salsa. Frituras (empanadillas, buñuelos, pescados o carnes rebozados).
Grasas		Aceite de girasol, oliva o maíz (20 a 30 g/día).	Grasas sólidas (mantequilla, nata, margarina).

Elementos de la fisiopatológicos de la obesidad, factor de riesgo asociado y efecto de restricción calórica.

El aumento de la adiposidad se asocia a un mayor riesgo de eventos cerebrovasculares, y enfermedad cardíaca, la restricción calórica prolongada, promueve la reducción de adiposidad y factor de riesgo asociados.

La obesidad promueve la resistencia a la insulina y la disfunción de células β pancreáticas. Por su parte, la restricción calórica y la pérdida de peso, mejoran la sensibilidad a la insulina.

La restricción calórica, reduce la concentración de insulina y glicemia en ayunas, previniendo la glucosilación de proteínas y mejorando el control de la DM.

La dieta hipocalórica reduce tasa metabólica, daño oxidativo, reduciendo marcadores de enfermedad asociadas al envejecimiento.

Ejemplo de menú

Modelo de menú hipocalórico con 1200 Kcal equivalentes

Desayuno	Pan con mermelada (sin azúcar)
	Café con leche desnatada (sin azúcar agregada).
Comida	Estofado de patatas con ternera.
	Ensalada de hojas verdes
	1 Naranja.
Merienda	Café con leche desnatada (sin azúcar agregada).
Cena	Tortillas de 1 huevo, con espinacas.
	Sopa de pasta. 1 Pera.

Otros aspectos a considerar

Contraindicada en niños menores de 6 años y durante el embarazo. Durante la lactancia solo debe ser indicada una restricción moderada evaluando riesgo-beneficio.

Debe asociarse a una rutina diaria de ejercicios siempre que sea posible para acelerar efectos, especialmente cuando hay elevado riesgo por complicaciones de comorbilidades.

Referencias bibliográficas

1. Redman, L. M., & Ravussin, E. (2011). Caloric restriction in humans: impact on physiological, psychological, and behavioral outcomes. Antioxidants & redox signaling, 14(2), 275–287. https://doi.org/10.1089/ars.2010.3253.
2. Ortega, Requejo. Nutriguía, Manual de nutrición clínica. 2da edición. Editorial Panamericana. Capítulo 1.
3. Jordi Salas-Salvadó, et al. Nutrición y Dietética Clínica. 2da. Edición. Elsevier. Capítulo 15, páginas (185 – 201).
4. Krause. Dietoterapia. 14.ª Edición.

Capítulo 10. Dieta en la obesidad mórbida

La dieta constituye uno de los pilares fundamentales para el control y mantenimiento del peso corporal. Actualmente existen diversas modalidades dietéticas orientadas a la reducción de la grasa corporal, no obstante, en cuanto a la obesidad mórbida deben ser consideradas comorbilidades asociadas, factores de riesgo y otras medidas terapéuticas en conjunto con la dieta para obtener resultados favorables en pérdida de peso y mejorar calidad de vida, así como la reducción del riesgo de mortalidad por complicaciones asociadas a la obesidad.

Características generales

- ✓ Modificación del estilo de vida en función a la ingesta nutricional, actividad física y la restructuración del entorno para el control de estímulos que promueven la ingesta compulsiva de alimentos.
- ✓ Reducción calórica al menos de 500 a 1000 Kcal/día.

Dirigida a: pacientes con índice de masa corporal (IMC) ≥40.

Modalidades

- ✓ Dieta baja en grasa.
- ✓ Dieta muy baja en grasa.

- ✓ Dieta moderada en grasas.
- ✓ Dieta alta en proteínas.
- ✓ Dietas bajas en carbohidratos.
- ✓ Dieta de bajo índice glucémico.

Alimentos recomendados, limitados y desaconsejados

La obesidad mórbida está asociada a mayor prevalencia de enfermedades crónicas y trastornos metabólicos, por lo tanto, la dieta de la obesidad mórbida debe personalizarse en base a comorbilidades asociadas, (dislipidemias, hiperglucemia, hiperinsulinemia, riesgo cardiovascular elevado, DM, HTA, entre otras).

Los alimentos indicados en la dieta deben estar acorde con las necesidades del paciente y la restricción calórica en función de la pérdida de peso corporal de masa grasa.

Se desaconseja en todos los casos el abuso de sal, alcohol y azúcares refinados.

Elementos de fisiológicos

El consumo de calorías por encima del requerimiento diario de energía (sobrealimentación), conduce a la obesidad y el sobrepeso, que prolongados en el tiempo conducen a la obesidad mórbida y extrema. Por el contrario, la dieta de la obesidad mórbida conduce a la quema de calorías almacenada en el tejido graso para cubrir el requerimiento calórico total.

Ejemplo de Menú

Desayuno	1 taza de café o té sin azúcar añadida (leche desnatada opcional)
	1 tostada con tomates.
	1 porción de fruta.
Comida	Filete de ternera con guisantes.
	Ensalada de coliflor.
	1 rebanada de pan integral
	1 porción de fruta de temporada.
Merienda	1 taza de café o té sin azúcar añadida (leche desnatada opcional)
	1 rebanada de pan integral con queso fresco bajo en grasa (<20% de grasa)
Cena	Ensalada de rúcula, pimientos y tomates.
	Merluza con vinagreta de champiñones.
	1 rebanada de pan

Otros aspectos a considerar

Todo patrón alimenticio orientado a la reducción de peso corporal, debe ser acompañado por aumento de la actividad física, siempre que sea posible.

Considere indicar medicamentos para promover pérdida de peso en pacientes con obesidad mórbida y riesgo cardiovascular elevado.

La American Heart Association, recomienda el uso de cirugía bariátrica o metabólica en pacientes estables con obesidad mórbida refractaria al tratamiento convencional para la obesidad (dieta, aumento de la actividad física, otros).

Referencia bibliográfica

1. Krause. Dietoterapia. 14.ª Edición. Capítulo 21. Nutrición en el control del peso.
2. Jordi Salas-Salvadó, et al. Nutrición y Dietética Clínica. 2da. Edición. Elsevier. Capítulo 36. Dieta controlada en grasa en las dislipidemias.
3. Makris, A., & Foster, G. D. (2011). Dietary approaches to the treatment of obesity. The Psychiatric clinics of North America, 34(4), 813–827. https://doi.org/10.1016/j.psc.2011.08.004

Capítulo 11. Dieta en la cirugía bariátrica

La cirugía bariátrica consiste en un tratamiento efectivo para la pérdida de peso en pacientes con diabetes mellitus tipo 2 y obesidad grave refractaria al tratamiento convencional para la obesidad. No obstante, tras el procedimiento, deben incluirse modificaciones del estilo de vida y patrones alimenticios para el mantenimiento del aporte nutricional adecuado y el peso corporal obtenido.

Objetivos nutricionales

- ✓ Favorecer la pérdida de peso.
- ✓ Disminuir el riesgo de complicaciones nutricionales post cirugías.

Características generales

- ✓ Los alimentos, deben reintroducirse a la dieta progresivamente.
- ✓ Adaptación dietética a las modificaciones anatómicas realizadas.
- ✓ Comidas frecuentes (6 a 8 veces/día) y en pequeño volumen (inicialmente 30 a 60 ml, 3 meses postcirugía hasta 150 – 200ml).
- ✓ Especial atención a grasas y proteínas.
- ✓ Ritmo correcto de progresión alimentaria.
- ✓ Aporte proteico > 60gr/día.

- ✓ Aporte hídrico adecuado.
- ✓ Priorización de alimentación nutritiva.
- ✓ Debe incluir suplementación (minerales y vitaminas) permanentemente.

Dirigida a: personas con cirugía bariátrica

Fases	Patrón alimenticio
Fase 1: dieta líquida	Duración: 1– 2 semanas. Los 2 primeros días postcirugía. Contenido: agua, infusiones, caldos claros, jugos diluidos, varios sorbos al día. A partir de 3 días y hasta la 2da semana: dieta líquida completa que incluya contenido proteico (lácteos, fórmulas, sopas, otros).
Fase 2: dieta puré	Alimentos con consistencia tipo puré, de acuerdo a la tolerancia del paciente. Se añaden quesos blandos desnatados, huevos pasados por agua, puré de pollo, carne o pescado, compota, purés de vegetales, y otros. Instruir al paciente a concentrarse en la comida al momento de ingerirla y aprender a identificar la sensación de saciedad.
Fase 3: dieta normalizada	Después de alrededor de 8 semanas. Se incluyen alimentos sólidos en la dieta. Iniciando con alimentos de consistencia blanda (huevos, carne picada, legumbres, arroz, pescados y verduras). Añadir 1 alimento nuevo/día. Intervalos de 3 minutos entre cada bocado.
Dieta a largo plazo	Alimentación variada, balanceada, baja en calorías y grasa.

Alimentos recomendados

- ✓ Preferencia alimentos de baja densidad calórica y alto rendimiento nutricional.

- Lácteos desnatados: quesos <20% grasa, yogures, leche.
- Frutas: manzana, sandía, plátano, y otros.
- Carnes magras (sin piel).
- Vegetales: brócoli, calabacín, berenjenas, acelgas, calabazas, champiñones, y otros.
- Pescados: al horno o hervidos.

Alimentos limitados

- Huevos: preferiblemente claras (consuma con moderación).
- Cereales: pan, pasta y arroz integral (en pequeñas cantidades).
- Aceite de oliva y frutos secos: consumo moderado.

Alimentos desaconsejados

- Bollería y repostería industrial.
- Alimentos precocinados (comida rápida).
- Salsas y aderezos altos en grasa.
- Azúcares añadidas y bebidas azucaradas.
- Preparación a base de grasas (frituras).
- Grasa animal.

Elementos fisiológicos

Adaptación nutricional en base a las modificaciones anatómicas para promover la pérdida de peso, conservando balance nutricional.

Ejemplo de Menú de la dieta de la fase 2

Desayuno	½ taza de leche desnatada con 1cs*de cereales (sin azúcar). Dejar que ablande unos minutos y agregar 1cs de fórmula proteica.
Media mañana	1 yogurt desnatado, con 1cs de suplemento proteico o 1 trozo de queso fresco.
Comida	½ bol de puré y ½ patata con 40gr de pavo o pollo más 1cs de fórmula proteica.
Merienda 1	½ bol de papilla de pera y manzana pelada (volumen total: 1 porción de fruta). Añada 1cs de fórmula proteica.
Merienda 2	1 yogurt con 1cs de fórmula proteica
Cena	½ bol de tapioca clara con caldo vegetal (sin grasa), más 1cs de fórmula proteica.

Cs*: cucharada sopera.

Referencias bibliográficas

1. Jordi Salas-Salvadó, et al. Nutrición y Dietética Clínica. 2da. Edición. Elsevier. Capítulo 17.
2. Rubio M. A., Moreno C. Implicaciones nutricionales de la cirugía bariátrica sobre el tracto gastrointestinal. Nutr. Hosp. [Internet]. 2007 Mayo; 22(Suppl 2): 124-134. Disponible en: http://scielo.isciii.es/scielo.php?script=sci_arttext&pid=S0212-16112007000500014&lng=es.

Capítulo 12. Dieta cetogénica

La dieta cetogénica, existe desde principios del siglo XX, siendo utilizada como tratamiento alternativo para trastornos neurológicos como la epilepsia refractaria. La dieta cetogénica consiste en el elevado consumo de lípidos y baja en carbohidratos, para generar un estado de cetosis y utilizar como combustible alternativo energía proveniente de cetonas.

Características generales

- ✓ Crear y mantener un estado de cetosis.
- ✓ La dieta cetogénica clásica emplea el patrón alimentario 3:1 o 4:1, que consiste en la ingesta de 3 o 4 gr de grasa, por cada gramo de proteínas o carbohidratos.
- ✓ 90% de las Kcal dietéticas provienen de grasa.
- ✓ En niños debe calcularse la proporción de proteínas al día para promover el crecimiento (alrededor de 1 gr/kg/día).

Tipo de dieta cetogénica

Modalidad	Proporciones
Clásica	Grasa 90%, carbohidratos 2 a 4%, Proteínas 6 a 8%
TCM/TCM modificada	Grasa 72%(TCM* 60% y TCL* 12%), carbohidratos 20%, proteínas 10%.
Atkins modificada	Sin restricción calórica, se reducen los carbohidratos a 10 a 20 g/ día.

| Alta en proteínas | Grasa 60%, carbohidratos 5%, proteínas 35%. |

TCM*: aceite de triglicéridos de cadena media. TCL*: triglicéridos de cadena larga.

Indicación: epilepsias refractarias, control de peso, alternativa para control de glicemia y DM tipo 2.

Alimentos recomendados

- ✓ Lácteos enteros: queso de lácteos enteros (cheddar, mozzarella, brie, queso de cabra, etcétera), mantequilla, crema, leche.
- ✓ Carne: res, venado, vísceras, cerdo, bisonte.
- ✓ Pescados grasos: salmón, caballa, arenques silvestres.
- ✓ Frutos secos y semillas: nueces, semillas de calabaza, maní, almendras, semillas de lino.
- ✓ Grasas: aceite de coco, aceite de oliva extra virgen, mantequilla de coco, aceite de sésamo.
- ✓ Vegetales: aguacate, champiñones, tomates brócoli, pimientos, entre otros.
- ✓ Huevos: enteros orgánicos.

Alimentos limitados

- ✓ Frutas con bajo índice glucémico: bayas y otros.

Alimentos desaconsejados

- ✓ Cereales y granos: avena, arroz, pan blanco o integral, pastas, galletas panecillos, y otros.
- ✓ Verduras: con almidón como batatas, calabaza, maíz, patatas, entre otros.
- ✓ Frutas: piña, uvas, plátanos, cítricos.

- ✓ Salsas altas en carbohidratos: aderezos azucarados, salsa de barbacoa.
- ✓ Grasas: manteca, aceites vegetales (canola, maíz), margarina.
- ✓ Procesados: alimentos envasados, carnes procesadas, embutidos, fiambres, comida rápida.
- ✓ Alimentos dietéticos: alimentos con colorantes artificiales, conservantes, aspartamo.

Elementos fisiológicos

Promueve la expresión hepática de incretinas FGF-21. Estimula la reducción de peso corporal, aumenta la sensibilidad a la insulina, mientras que disminuye la gluconeogénesis y aumenta la captación de glucosa por los tejidos periféricos.

Las cetonas inhiben neurotransmisores ocasionando un cambio en el metabolismo neuronal, ocasionando un efecto anticonvulsivante y neuroprotector del encéfalo.

Ejemplo de Menú

Desayuno	Tortilla de jamón y queso con verduras. 1 vaso de leche entera. 1 taza de café o té sin azúcar.
Comida	Salteado de res en aceite de coco. Vegetales sin almidón asados.
Merienda	1 yogurt sin azúcar.
Cena	Pollo relleno de queso crema y pesto. Ensalada de aguacates con aceite de oliva.

Otros aspectos a considerar

Contraindicado en trastornos de transporte de ácidos grasos, oxidación de ácidos grasos, deficiencia de piruvatocarboxilasa, desnutrición moderada a grave y porfiria.

Referencias bibliográficas

1. Krause. Dietoterapia. 14.ª Edición. Capítulo 40.
2. Jordi Salas-Salvadó, et al. Nutrición y Dietética Clínica. 2da. Edición. Elsevier. Capítulo 37, página 377.
3. Freeman JM, Kossoff EH, Hartman AL. The ketogenic diet: one decade later. Pediatrics. 2007;119(3):535-543. doi:10.1542/peds.2006-2447

Capítulo 13. Dieta DASH

Acrónimo de *"Dietary Approach to Stop Hypertension"*, se trata de un patrón alimenticio orientado a la reducción de a presión arterial. A diferencia de las dietas hiposódicas habituales, la dieta DASH, involucra el consumo elevado de alimentos ricos en minerales como el calcio, magnesio y potasio, cuya combinación conduce a la disminución de la presión sanguínea.

Esta dieta ha sido promovida por la American Heart Association, como alternativa de tratamiento o coadyuvante en el tratamiento de hipertensión arterial.

Características generales

- ✓ Dieta pobre en grasas saturadas, *trans*, colesterol y sal.
- ✓ Dieta moderada hiposódica (1600 mg de sodio/día).
- ✓ Patrón dietético rico en frutas (4 a 5 porciones/día).
- ✓ Alta en vegetales (3 a 4 porciones/día).
- ✓ Granos integrales constituyen la principal fuente de energía (6 a 8 porciones /día).
- ✓ Productos lácteos bajos en grasa (2 a 3 porciones/día).
- ✓ Proteína animal, como huevos, carnes magras, pescado o pollo (<6 porciones/día).
- ✓ Frutos secos, semillas y legumbres (4 a 5 porciones/semana, cada porción equivalente a 50 gr).

- ✓ Grasas y aceites (2 a 3 porciones/día, porción equivalente a 1 o 2 cucharaditas).
- ✓ Dulces y azúcares agregados <5 porciones/semana.
- ✓ Regularmente se combina con ejercicios aeróbicos.
- ✓ El tamaño de cada porción equivale a ½ taza o 1 ¼ de taza.

Dirigida a: personas con hipertensión arterial, riesgo elevado de accidente cerebrovascular.

Alimentos recomendados

- ✓ Vegetales: tomates, patatas, guisantes, zanahorias, col rizada, brócoli, calabaza, espinacas, batatas.
- ✓ Cereales en grano: Pan integral, avena, pan pita, sémola de maíz, palomitas de maíz (sin sal), cereales en copos.
- ✓ Frutas: Albaricoques, dátiles, plátanos, naranja, fresas, mangos, melocotones, uvas, melones.
- ✓ Lácteos: leche desnatada, yogur, mantequilla, queso.
- ✓ Frutos secos, legumbres, semillas: almendras, nueces, avellanas, judías rojas, lentejas, semillas de calabaza.

Alimentos limitados

- ✓ Grasa: margarina para untar, aceite vegetal, aderezo para ensalada hipocalórico.
- ✓ Azúcar agregada: bollerías pasteles, dulces, bebidas azucaradas
- ✓ Carnes, aves, pescado: carnes magras sin grasa. Preferiblemente cocidas a la parrilla o asadas.
- ✓ Huevos: limite el consumo de yemas dado el elevado contenido de colesterol.

Alimentos desaconsejados

- ✓ No hay restricciones absolutas salvo el consumo elevado de sal, no obstante, se debe tener especial cuidado con la ingesta de grasas.
- ✓ Productos enlatados o procesados: con alto contenido de sodio.
- ✓ Bebidas alcohólicas.
- ✓ Café o bebidas con cafeína.

Elementos fisiológicos

- ✓ Reducción de la presión arterial sistólica (PAS) entre 8 a 14 mmHg, mediada por la restricción de sodio dietario y el aumento de minerales (calcio, potasio, magnesio).
- ✓ Promueve el mantenimiento adecuado del nivel de potasio plasmático, reduciendo el riesgo de morbimortalidad cardiovascular asociadas a la variación plasmática de este mineral.
- ✓ La dieta DASH, promueve la reducción de peso corporal, obteniendo un beneficio adicional sobre el mejoramiento de la presión arterial.

Ejemplo de Menú

Desayuno	1 taza de frutas frescas melones, bananas, bayas), cubiertas con 1 taza de yogur de vainilla o natural (desnatado).
Media mañana	1 manzana mediana. 1 taza de yogur desnatado.

Comida	Burrito de pollo al curry. 1 tortilla integral. 3 onzas de pollo troceado cocido. 8 unidades de zanahorias baby ½ manzana picada. 1 taza de leche desnatada
Merienda	1 plátano mediano
Cena	3 onzas de pechuga de pollo magra (sin piel) ½ taza de brócoli y zanahoria asados. 1 taza de arroz integral.

Referencias bibliográficas

1. Krause. Dietoterapia. 14.ª Edición. Apéndice 26. Dieta DASH.
2. Jordi Salas-Salvadó, et al. Nutrición y Dietética Clínica. 2da. Edición. Elsevier. Capítulo 39, (páginas 391- 392).

Capítulo 14. Conteo de carbohidratos

El conteo de carbohidratos es una terapia médica nutricional, que consiste en un método cuantitativo que permite a los pacientes a planificar y elegir los alimentos a ingerir en sus comidas, de modo que puedan regular la cantidad de carbohidratos en la dieta para obtener beneficios en el control de glicemia. La *American Diabetes Association* la considera una alternativa para el control glucémico.

Características generales

- ✓ Conocer los alimentos y la cantidad de carbohidratos que contienen.
- ✓ Aprender porciones o gramos de carbohidratos en alimentos comunes.
- ✓ Estimar cantidad de carbohidratos.
- ✓ Considerar la cantidad de insulina requerida para el correcto metabolismo de carbohidratos (solo en pacientes recibiendo insulinoterapia).

Dirigida a: pacientes con diabetes mellitus para el correcto control de glicemia.

Distribución de consumo de carbohidratos en diabéticos

El requerimiento diario total de carbohidratos debe individualizarse entre cada paciente.

Requerimiento diario total de carbohidratos:

- ✓ Adultos diabéticos: 200 gramos como máximo.
- ✓ Embarazadas: 175 gramos.
- ✓ Distribución de comidas sugerida
- ✓ Desayuno: 45 a 60 gramos de carbohidratos.
- ✓ Comida: 45 a 60 gramos de carbohidratos.
- ✓ Merienda: 15 a 20 gramos de carbohidratos.
- ✓ Cena: 45 a 60 gramos de carbohidratos.

Para estimar el conteo de carbohidratos diario, estimule a su paciente a guiarse por la tabla de alimentos sugerida por la ADA, y la información nutricional contenida en el reverso de los productos alimenticios.

Datos de interés de la tabla nutricional de productos alimenticios comerciales:

- ✓ Porción: unidad de porción (peso en gramos).
- ✓ Porción por envase: cantidad de unidades de porción.
- ✓ Carbohidratos: cantidad en gramos por porción.
- ✓ Instruya al paciente a estimar a la cantidad total de carbohidratos por envase.

Ejemplo: un paquete de 2 galletas, señala gramos de carbohidrato por porción son 15 gramos. El paquete contiene 2 galletas (2 porciones). Tamaño total de carbohidratos por envase = 30 gramos.

Grupos de alimentos que contienen carbohidratos (proporción en gramos)

Frutas	Granos (almidones)
Pera (grande), ½ taza (4 oz) 18 g Guayava, (2.5 oz) 16 g Mamey, Zapote, crudo, 1/3 taza 16 g Mango, ½ pequeño (11 oz) 16 g Arándanos azules, ¾ taza 16 g Banana (4 pulg. de largo 15 g Naranja, 1 naranja (6½ oz) 15 g Papaya, fresca, 1 taa 15 g Tamarindo, pulpa, 3 cdas 15 g Manzana, 1 manzana (4 oz) 14 g Chirimoya, en cubos, ½ taza 14 g Cóctel de frutas (muy bajo en azúcar), ½ taza 14 g Duraznos (enlatados bajo en azúcar), ½ taza 14 g Piña (enlatada, escurrida), ½ taza 14 g Nopal, 1 taza 14 g Melón cantalupo (en cubos), 1 taza 13 g Aguacate, 1 taza (5.1 oz) 10,2 g	Mollete (muffin) (banana y nueces), 1 unidad 60 g Dona (mediana, con levadura, glaseada) 1 dona 30 g Chips de tortilla, 1 oz 17 g Pretzels, (bastones o aros), ¾ oz 17g Pan pita (blanco, 6 pulg.), ½ pita 17 g Polenta, (precocida), 1/3 taza 16 g Galletas Graham (2½ pulg. /lado), 3 galletas 16 g Maíz descascarillado, ½ taza 16 g Pan, 1 rodaja 15 g Arroz, (blanco, de grano largo), 1/3 taza 15 g Tortilla, 1 tortilla de maíz, 6 pulg. 12 g, 6 pulg 15 g Palomitas de maíz, 3 tazas 14 g Avena cocida, ½ taza 14 g Galletas (saladas), 6 galletas 13 g Quínoa, cocida, 1/3 taza 13 g Pasta, 1/3 taza 12 g
Lácteos	Frijoles y vegetales (con almidón)
Pudín (reducido en grasa), ½ taza 26 g **Horchata, ½ taza (4 oz) 16 g** **Helado, ½ taza 15 g** **Yogurt (corriente, bajo en grasa), 6 oz 12 g** **Leche, (2%, acidófila), 1 taza 11 g** **Fresco, 1 taza 8 g** **Oaxaca, (queso Oaxaca), 1 taza (8 oz) 8 g**	Frijoles, ½ taza Garbanzo 27 g Negros 21g Rojos 20 g Pinto 18 g Boniato/batata/bonita, cocidos, ½ taza 19 g Papa (cocida o hervida con piel), 3 oz 18 g Casava/raíz de yuca, cocida, 1/3 taza 17 g Maíz, congelado, cocido, ½ taza 16 g Plátano macho, cocido, 1/3 taza 16 g Lentejas, cocidas, ½ taza 15 g Frijoles Fava, ½ taza 15 g Camote, mediano, ½ 12 g

Fuente: American Diabetes Association (ADA), MyFoodAdvisor.

Alimentos recomendados

- ✓ Proteínas magras: carne, pollo, pescado, huevos.
- ✓ Vegetales sin almidón: brócoli, berenjenas, apio, coliflor, cebolla, espárrago, champiñones, zanahoria, pepino, remolacha, tomates.
- ✓ Grasas: aceite de oliva extra virgen.

Alimentos limitados

- ✓ Frutas: pera, guayaba, mango, banana.
- ✓ Vegetales con almidón: papa, maíz, yuca.
- ✓ Lácteos: leche, yogur, quesos, helado.
- ✓ Granos con almidón: harina de trigo, pasta, arroz, pan.

Alimentos desaconsejados

- ✓ Azúcar refinada: bebidas azucaradas o carbonatadas (no de dieta).
- ✓ Bollería, pastelería: dulces, tortas, galletas.

Elementos fisiológicos

- ✓ Disminución de HbA1c, entre 1 a 2%.
- ✓ Disminución de glicemia postpandial y en ayunas.
- ✓ Mejora perfil lipídico.
- ✓ Aumenta la sensibilidad a la insulina.
- ✓ Disminución de hiperinsulinemia.

Ejemplo de Menú

Desayuno	1 taza de leche desnatada. 1 rebanada de pan tostado con 1 cucharadita de margarina.
Comida	2 onzas de pechuga de pavo Ensalada (1 hoja de lechuga y 2 rodajas de tomate). 2 rebanadas de pan.
Merienda	1 pan con ¼ requesón bajo en grasa.
Cena	2 onzas de carne magra asada. 1 papa al horno de 3 pulgadas 1 fruta (manzana).

Otros aspectos a considerar

El conteo de carbohidratos debe ser considerado como medida complementaria al tratamiento hipoglicemiante y no debe sustituir el tratamiento médico convencional.

Referencias bibliográficas

1. Argüello R, Cáceres M, Bueno E, Benítez A, Figueredo Grijalba R. Utilización del conteo de carbohidratos en la Diabetes mellitus. An. Fac. Cienc. Méd. (Asunción) [Internet]. 2013 June; 46(1): 53-60. Available from: http://scielo.iics.una.py/scielo.php?script=sci_arttext&pid=S1816-89492013000100005&lng=en.
2. Leiva Tamara, Basfi-fer Karen, Rojas Pamela, Carrasco Fernando, Ruz O Manuel. Efecto del fraccionamiento de la dieta y cantidad de hidratos de carbono en el control

metabólico en pacientes con diabetes mellitus tipo 2, sin terapia con insulina. Rev. méd. Chile [Internet]. 2016 Oct; 144(10): 1247-1253. Disponible en: https://scielo.conicyt.cl/scielo.php?script=sci_arttext&pid=S0034-98872016001000002&lng=es.
http://dx.doi.org/10.4067/S0034-98872016001000002

Capítulo 15. Dieta de índice glucémico bajo

La dieta de índice glucémico bajo, consiste en un patrón alimenticio excluyente de alimentos con alto índice glucémico que contengan carbohidratos.

El índice glucémico clasifica a los alimentos de acuerdo al efecto que ejercen sobre los niveles de glicemia posterior a su consumo.

Clasificación de índice glucémico:

- ✓ Bajo: <55.
- ✓ Medio: entre 56 a 69.
- ✓ Alto: >70.

Características generales

- ✓ No cuenta calorías.
- ✓ Elevado consumo de proteínas animales.
- ✓ Elevado consumo de grasas mono y poliinsaturadas.
- ✓ Glúcidos reducidos (entre 30 a 45%).
- ✓ Exclusión de alimentos con índice glucémico elevado.
- ✓ Reducción de la glicemia e hiperinsulinemia postprandial.
- ✓ Reducción de hipoglucemia reactivas.

Dirigida a: personas con diabetes mellitus, sobrepeso u obesidad, elevado riesgo cardiovascular.

Alimentos recomendados

- ✓ Proteína animal: pollo, cerdo, res, huevos, pescados (salmón, truca, sardinas, atún).
- ✓ Frutos secos: nueces, almendra, pistachos, anacardos.
- ✓ Grasas: aceite de oliva, mantequilla, margarina.
- ✓ Legumbres: guisantes de ojo negro, frijoles de mantequilla, judías verdes, frijoles blancos, hummus.
- ✓ Lácteos: leche descremada, leche de soya.

Alimentos limitados

- ✓ Frutas: manzanas, durazno, ciruelas, kiwi, fresas.
- ✓ Verduras: brócoli, coliflor, tomates, calabacín, zanahorias.
- ✓ Verduras con almidón con IG bajo: batatas con pulpa, maíz, ñame.
- ✓ Frutos secos: nueces de macadamia.
- ✓ Legumbres: garbanzos, frijoles.
- ✓ Lácteos: leche de soya, leche de almendras, quesos.
- ✓ Cereales: arroz integral, fideos de arroz, fideos soba.

Alimentos desaconsejados

- ✓ Frutas: sandía, piña, melón.
- ✓ Cereales: pan blanco, pan turco, baguettes francesas, arroz blanco, pasta de maíz.
- ✓ Lácteos: leche de avena, leche de arroz.

- ✓ Dulces: bollos, rosquillas, gofres, entre otros.
- ✓ Bebidas azucaradas.

Elementos fisiológicos

- ✓ Disminución de hiperinsulinemia postprandial.
- ✓ Disminución de glicemia postprandial e hiperinsulinemia basal postprandial.
- ✓ Mejora sensibilidad a la insulina.
- ✓ Reduce los niveles de HbA1c.
- ✓ El mayor porcentaje proteico promueve la saciedad (menor ingesta alimentaria) y la termogénesis (mayor gasto calórico).Promueve tasas elevadas de oxidación de grasa.
- ✓ Aumenta el colesterol HDL.
- ✓ Reduce los niveles plasmáticos de proteína C reactiva.
- ✓ Reducción de triglicéridos, PA, y peso corporal.

Ejemplo de Menú

Desayuno	Tortilla con champiñones, tomate, espinacas y queso. 1 taza de café o té sin azúcar.
Almuerzo	Sopa de minestrones. 1 rebanada de pan integral.
Merienda	1 porción de almendras.
Cena	Pescado a la parrilla. Ensalada de brócoli al vapor y judías verdes.

Referencias bibliográficas

1. Mcmillan, Joanna & Brand-Miller, Jennie. (2006). Low glycemic index diets and body weight regulation. International Journal of Obesity. 30. S40-S46. 10.1038/sj.ijo.0803491.
2. Krause. Dietoterapia. 14.a Edición.

Capítulo 16. Dieta en la diabetes tipo 1

La diabetes mellitus tipo 1, se caracteriza por una disfunción pancreática, que afecta a la producción adecuada de insulina. Por lo tanto, el tratamiento está orientado a terapia de reemplazo con insulinoterapia. Para ello, debe coordinarse la ingesta nutricional, con las dosis de insulina a recibir.

Características generales

- ✓ La autovigilancia de la glucosa por el paciente en conjunto con la dieta, deben integrarse para establecer régimen correcto de insulina.
- ✓ Alimentación coordinada en función del tiempo, cantidad, aporte calórico y dosis apropiada de insulina.
- ✓ Regular la ingesta de carbohidratos, a través del sistema de intercambio.
- ✓ Calcular la cantidad de nutrientes que contiene cada comida.
- ✓ Régimen alimenticio flexible que permita el ejercicio físico.
- ✓ La insulinoterapia, deberá permitir desviaciones en el aporte calórico.

Dirigida a: personas con diabetes mellitus tipo 1.

Patrones dietarios y sus beneficios a la salud

Cada paciente debe individualizarse en base al riesgo y asociado.

Dieta/Beneficio de salud	Reducción del riesgo de diabetes	Reducción de A1C	Reducción del riesgo de enfermedades del corazón	Pérdida de peso	Reduce la presión sanguínea
Dieta Mediterránea	X	X	X		
Dieta Vegetariana y vegana	X	X		X	
Dieta baja en carbohidratos y muy baja en carbohidratos		X		X	X
Dieta baja en grasa	X			X	
Dieta muy baja en grasa				X	X
Dieta DASH	X			X	X

Tabla 15-1: Fuente: Diabetes CareMay 2019, 42 (5) 731-754; DOI: 10.2337/dci19-0014

Recomiende a sus pacientes emplear conteo de carbohidratos.

Alimentos recomendados

- ✓ Frutas: bayas, naranjas, toronjas, entre otros.
- ✓ Vegetales sin almidón (espárragos, brócoli, zanahorias, espinaca, apio, pepino, tomates).
- ✓ Granos enteros: panes integrales, arroz integral, cereal de salvado.

- ✓ Proteína animal: carnes magras (sin piel, ni grasa), pollo, pescado, huevos.
- ✓ Grasas: aceite de oliva, aceite de canola.

Alimentos limitados

- ✓ Vegetales con almidón: papa, calabaza, batata.
- ✓ Frutas: melón, piña, sandía.
- ✓ Lácteos: yogur o leche deben ser desnatada y natural, sin azúcar agregadas.
- ✓ Alcohol.

Alimentos desaconsejados

- ✓ Bebidas azucaradas: sodas regulares, jugos de fruta, y otros.
- ✓ Bollerías y dulces: pasteles, donas, entre otros.
- ✓ Cereales: arroz blanco.
- ✓ Alimentos procesados: conservantes, procesos industriales, entre otros.

Proporción y distribución dietética

Grupo de alimentos	Porciones recomendadas.
Granos, frijoles	6 porciones al día
Verduras sin almidón	3 a 5 porciones al día
Frutas	2 a 4 porciones al día
Leche	2 a 3 porciones al día
Carne y pescado	2 a 3 porciones al día

Elementos fisiológicos

- ✓ Permite el control de los índices glucémicos esperados y permite la precisión del tratamiento con insulina en base al requerimiento real de los procesos metabólicos consecutivos a la alimentación.
- ✓ Reducción riesgo de hipoglicemia posterior a insulinoterapia.

Ejemplo de Menú

Desayuno	Pan inglés integral con 1 huevo. ½ banana 200 ml de leche desnatada (1 taza). 1 taza de té o café sin azúcar.
Comida	Pescado. Ensalada de vegetales de varios colores. 1 papa hervida.
Merienda	6 galletas integrales 1 onza de queso.
Cena	3 onzas de pechuga de pavo. 1 taza de pasta integral ½ taza de judías verdes. 1 taza de leche desnatada.

Referencia bibliográfica

1. Eisenbarth GS, Polonsky KS, Buse JB. Type 1 Diabetes mellitus. In: Kronenberg HM, Melmed S, Polonsky KS, Larsen PR. Kronenberg: Williams Textbook of Endocrinology. 11th ed. Philadelphia, Pa: Saunders Elsevier; 2008:chap 31.

2. American Diabetes Association. Standards of medical care in diabetes–2011. Diabetes Care. 2011 Jan;34Suppl 1:S11-61.
3. American Diabetes Association. Nutrition recommendations and interventions for diabetes: a position statement of the American Diabetes Association. Diabetes Care. 2008;31:S61-S78.
4. Alison B. Evert, Michelle Dennison, Christopher D. Gardner, W. Timothy Garvey, et al., Nutrition Therapy for Adults With Diabetes or Prediabetes: A Consensus Report. Diabetes Care, mayo de 2019, 42 (5) 731-754; DOI:10.2337 / dci19-0014

Capítulo 17. Dieta en la diabetes tipo 2

La National Academy of Medicine, define a la terapia médica nutricional (TMN) de la diabetes como el tratamiento de la enfermedad a través de la modificación de los patrones alimenticios en función de la ingesta en nutrientes o alimentos integrales.

Los componentes esenciales que destaca la terapia médica nutricional para la diabetes, destacan el diagnóstico nutricional, intervención y monitoreo en conjunto con el seguimiento continuo para medir los resultados y realizar las modificaciones pertinentes para optimizar los resultados.

Objetivos nutricionales

- ✓ Los objetivos de la TMN, pueden ser modificables en función de la individualización del paciente, considerando la edad, duración de la diabetes, historial médico y otras.
- ✓ Para apoyar y promover patrones alimenticios saludables, priorizando diversidad de alimentos ricos en nutrientes y en porciones adecuadas.
- ✓ Mejorar niveles de A1C, presión arterial y colesterol.
- ✓ Obtener y mantener objetivos de peso corporal saludable en función del IMC.
- ✓ Prevenir o retrasar complicaciones de la diabetes.

- ✓ Abordar necesidades nutricionales individuales en función a preferencias culturales y personales, promover alfabetización en salud.
- ✓ Conservar el placer de comer mediante estimulación positiva acera de la elección alimentaria, promoviendo la restricción de alimentos específicos en función a la evidencia científica.
- ✓ Proveer al paciente, herramientas prácticas para la planificación diaria de comidas.

Características generales

- ✓ Reducción de la ingesta total de energía para fomentar la pérdida de peso (5 a 10% del peso corporal).
- ✓ Disminución del consumo de grasas (especialmente de ácidos grasos saturados, *trans* y colesterol).
- ✓ Aumento de la ingesta de fibra dietética.
- ✓ Reducción del consumo de sodio (disminución de la hipertensión).

Dirigida a: personas con diabetes mellitus tipo 2.

Existen patrones alimentarios disponibles a considerar en función de la individualización del paciente, de los cuales obtener beneficios potenciales a la salud para tratar comorbilidades y otras condiciones asociadas. (Vea Tabla 15-1)

Alimentos recomendados

- ✓ Vegetales sin almidón: lechuga, pepino, judías verdes, brócoli, tomates.

- ✓ Frutas: manzanas, arándanos, fresas.
- ✓ Granos enteros: arroz integral, avena, pan integral, pasta integral.
- ✓ Legumbres: lentejas, frijoles negros, garbanzos, lentejas verdes.
- ✓ Lácteos: desnatados, bajo en grasa.
- ✓ Proteína animal: carnes magras, sin piel, pescados, huevos.

Alimentos limitados

- ✓ Vegetales con almidón: papas, maíz, batata, otros.
- ✓ Frutas: con elevado índice glucémico (sandía, piña, pasas, albaricoques).
- ✓ Lácteos: enteros.

Alimentos desaconsejados

- ✓ Bebidas azucaradas: jugos, refrescos, infusiones, otros.
- ✓ Dulces: pasteles, galletas, y otros.
- ✓ Granos refinados: cereal azucarado, pan blanco, arroz blanco.
- ✓ Alimentos procesados

Elementos fisiológicos

- ✓ Reducción de la glucosa postprandial y en ayunas.
- ✓ Aumento de la sensibilidad a la insulina.
- ✓ Reducción de hiperinsulinemia.
- ✓ Reducción de Hb A1C.
- ✓ Regulación de lípidos plasmáticos.
- ✓ Control y mantenimiento de peso corporal.

Ejemplo de Menú

Desayuno	2 rebanadas de pan integral. 1 huevo revuelto. 1 rebanada de melón. 1 taza de café (sin azúcar).
Media mañana	10 unidades de merey o anacardo. 1 manzana.
Comida	2 cucharadas de frijoles con 120 gr de pollo al horno gratinado con queso (bajo en grasa). 4 cucharadas de arroz integral. 1 taza de brócoli con aceite de oliva.
Merienda	1 yogur natural (sin azúcar, ni aditivos) 1 rebanada de pan integral con 1 rebanada de queso blanco (bajo en grasa).
Cena	120 gr de atún a la plancha, 4 cucharadas de arroz integral. 1 taza de vegetales al vapor con 1 cucharada de aceite de oliva.

Otros aspectos recomendados por la ADA

- ✓ Al momento del diagnóstico, remita a sus pacientes adultos a un TMN individualizado enfocado en el control de la diabetes. Establezca un plan coordinado de TMN balanceado en función al medicamento y actividad física continua.
- ✓ Derive al paciente adulto con diabetes a servicios integrales de apoyo y educación para el autocontrol de diabetes (de acuerdo a las normas y procedimientos nacionales).
- ✓ Promueva intervenciones intensivas del estilo de vida.

Referencias bibliográficas

1. Alison B. Evert, Michelle Dennison, Christopher D. Gardner, W. Timothy Garvey, et al., Nutrition Therapy for Adults With Diabetes or Prediabetes: A Consensus Report. Diabetes Care, mayo de 2019, 42 (5) 731-754; DOI:10.2337 / dci19-0014
2. American Diabetes Association. Nutrition recommendations and interventions for diabetes: a position statement of the American Diabetes Association. Diabetes Care. 2008;31:S61-S78.
3. Ortega, Requejo. Nutriguía, Manual de nutrición clínica. 2da. Edición. Editorial Médica Panamericana. Capítulo 23.
4. Eisenbarth GS, Polonsky KS, Buse JB., et al. Williams Textbook of Endocrinology. 13th ed. Philadelphia, Pa: Saunders Elsevier; 2008:chap 31.

Capítulo 18. Dieta en la diabetes gestacional

Durante el embarazo, las recomendaciones nutricionales son similares entre las mujeres con diabetes y sin diabetes, por lo tanto, el aporte nutricional energético, debe conservarse en función a la ganancia de peso adecuada.

No obstante, las pacientes con DM gestacional y sobrepeso, pueden obtener resultados beneficiosos con un patrón alimenticio que restrinja ligeramente la ingesta energética y la ingesta de carbohidratos. La terapia médica nutricional (TMN), debe ir orientada hacia la ganancia de eso adecuada al embarazo, manteniendo la normoglucemia y prevenir la cetosis.

Objetivos de la glucosa durante el embarazo según la ADA

Diabetes gestacional	Prepandial: ≤ 95 mg/dl (5,3 mmol/l) y 1 h postprandial: ≤ 140 mg/dl (7,8 mmol/l). ó 2 h postprandial: ≤ 120 mg/dl (6,7 mmol/l).
Diabetes preexistente (DM tipo 1 o tipo 2).	Glucosa prepandial, al acostarse y durante la noche: 60-99 mg/dl(3,3-5,5 mmol/l) Glucosa postprandial máxima: 100-129 mg/dl (5,5-7,2 mmol/l)A1C < 6%
Normal	Prepandial: ~75 mg/dl (4,1 mmol/l) 1 h postprandial: 105 mg/dl (5,8 mmol/l) Glucosa postprandial máxima: 110 mg/dl (6,1 mmol/l)

Tabla 17-1: Fuente: modificado de Reader, D: Nutrition therapy for pregnancy, lactation, and diabetes. En Franz MJ, Evert AB editors: American Diabetes Association Guide to

nutrition therapy for diabetes, ed 2, Alexandria, Va, American Diabetes Association, 2012, p188.

El objetivo de Hb A1C, es <6% (42 mmol/mol), sin hipoglucemia. En caso de riesgo elevado de hipoglucemia, el objetivo se puede relajar a <7% /53 mmol/mol).

Características generales

- ✓ Ingesta adecuada de calorías para promover la salud fetal, neonatal y materna.
- ✓ Lograr objetivos glucémicos en conjunto con la ganancia de peso adecuada.
- ✓ Cubrir requerimientos nutricionales pertinentes al embarazo (calcio, hierro, ácido fólico, etcétera).
- ✓ TMN individualizado.
- ✓ Recomendación nutricional general: >175 gr de carbohidratos, >71 gr de proteínas, >28 gr de fibra.

Dirigida a: embarazadas con diabetes gestacional.

Alimentos recomendados

- ✓ Lácteos: leche, queso, yogur bajo en grasa.
- ✓ Legumbres: frijoles, arvejas, lentejas, y otros.
- ✓ Cereales: pan integral, arroz integral, avena, quinua.
- ✓ Vegetales sin almidón: tomates, brócoli, coliflor, berenjenas, vegetales de hojas verdes (espinacas, acelga), y otros.
- ✓ Proteína animal: carnes magras (sin grasa, ni piel), pollo, pavo, pescado, huevos.
- ✓ Frutos secos: nueces, almendras y otros.
- ✓ Frutas: manzanas, aguacate, duraznos, fresas, bayas.

- ✓ Grasas: aceite de oliva, canola, y otros.

Alimentos limitados

- ✓ Vegetales con almidón: papas, maíz, batatas.
- ✓ Frutas: piña, melón, sandía.
- ✓ Grasas: manteca, grasas *trans*.
- ✓ Lácteos: alto en grasas (entero).
- ✓ Proteína animal: preparación mediante frituras.
- ✓ Cereales: pan blanco, arroz blanco, cereales azucarados.

Alimentos desaconsejados

- ✓ Azúcar añadida: bebidas azucaradas, jugos, bebidas carbonatadas.
- ✓ Dulces: galletas, pasteles, donas, entre otros.
- ✓ Bebidas alcohólicas.
- ✓ Alimentos procesados.
- ✓ Preparación con exceso de sal.

Elementos fisiológicos

- ✓ Mejorar sensibilidad a la insulina.
- ✓ Regular glicemia postprandial, reduciendo riesgo de picos de glicemia.
- ✓ Promueve ganancia de peso adecuada al embarazo.
- ✓ Conserva nutrición materna y fetal adecuada.
- ✓ Cubre requerimientos nutricionales reduciendo el riesgo de anemia durante el embarazo.
- ✓ Regula y previene presión arterial elevada.

Ejemplo de Menú

Desayuno	1 rebanada de pan tostado integral. 1 huevo revuelto 1 taza de leche descremada
Media mañana	5 galletas tipo Maria 1 onza de queso cheddar
Almuerzo	Sándwich de 3 onzas de pavo 2 rebanadas de pan integral. Lechiga y tomate. 1 taza de verduras de hojas verdes 1 taza de bayas 1 vaso de leche descremada.
Merienda	3 tazas de palomitas de maíz. 1 manzana pequeña. 2 cucharadas de mantequilla de maní.
Cena	4 onzas de pechuga de pollo (sin piel). 1 taza de brócoli. 1 papa mediana horneada, aderezada con 2 cucharadas de crema agria baja en grasa. 1 vaso de leche descremada.
Merienda	½ plátano. 10 nueces. ½ taza de yogur griego sin grasa.

Tabla 17-2: Fuente: YaleHEALTH. Yale Uneversity.

Otros aspectos a considerar

Se precisa control postparto, vigilancia de desarrollo de diabetes mellitus tipo 2.

Promover modificación del estilo de vida postparto, orientado a la reducción de peso a través de nutrición e incremento de actividad física.

Emplear equipo multidisciplinario para el tratamiento efectivo.

Referencia bibliográfica

1. American Diabetes Association. 14. Management of Diabetes in Pregnancy: Standards of Medical Care in Diabetes—2019. Dia Care. Enero de 2019;42(Supplement 1):S165-72.
2. Ortega, Requejo. Nutriguía, Manual de nutrición clínica. 2da. Edición. Editorial Médica Panamericana.
3. Krause. Dietoterapia. 14.ª Edición. Capítulo 15.

Capítulo 19. Dieta en las dislipidemias

El tratamiento de primera línea para las dislipidemias, consiste en modificar el estilo de vida, incluyendo actividad física moderada, control de peso y modificación de la dieta, en conjunto con la administración de medicamentos.

El tratamiento médico nutricional (TMN), para las dislipidemias, puede ser suficiente para dislipidemias leves. Esta induce una disminución entre el 10 al 15% del colesterol LDL, mientras que la hipertrigliceridemia desciende, con la restricción de azúcares simples, alcohol, grasas y calorías en la dieta.

Características generales

- ✓ Restricción del consumo de azúcar y alcohol.
- ✓ Restricción de ingesta de grasas saturadas y *trans*.
- ✓ Inclusión de carbohidratos complejos, grasas poliinsaturadas y grasas monooinsaturadas.
- ✓ Dirigida a: personas con dislipidemias (hipercolesterolemia, hipertrigliceridemias).

Patrones dietéticos recomendados

Dieta mediterránea.

Dieta DASH.

Alimentos recomendados

- Grasas: margarinas a base de sitostanol o silosterol, aceite de oliva.
- Cereales: salvado de avena.
- Semillas: semillas de plántago ovata
- Pescado: caballa, pescado azul (dos veces por semana).
- Frutas: todas las frutas enteras, frescas de estación con alto contenido de fibra.
- Frutos secos: nueces, almendras, avellanas, merey, y otros.
- Legumbres: lentejas, frijoles, garbanzos.
- Vegetales: berenjenas, zanahorias, tomates y otros.
- Lácteos: bajos en grasa <20%.

Alimentos limitados

- Carnes: carnes rojas, pollo.
- Lácteos: enteros.
- Huevos: solo claras.

Alimentos desaconsejados

- Grasas: grasas saturadas y *trans*.
- Alcohol.
- Bebidas azucaradas.
- Huevos: yema.

Elementos fisiológicos

La restricción de azúcares dietarios reduce la producción de quilomicrones en pacientes con quilomicronemia.

La pérdida de peso, mejora la dislipidemia.

Las grasas *trans*, están involucradas con riesgo cardiovascular, debido a que aumentan el colesterol LDL y reducen el colesterol HDL. Su restricción en la dieta, regulariza los patrones saludables de lípidos plasmáticos.

Los aceites de pescado tienen niveles elevados de ácido eicosapentaenoico o docosahexaenoico, el cual reduce las VLDL, ejerciendo un efecto positivo para tratar la hipertrigliceridemia, mientras que reduce el riesgo cardiovascular.

Las fibras solubles se unen a los ácidos biliares intestinales promoviendo la excreción de colesterol. De este modo se reduce la concentración del colesterol LDL en un 5 a 10%.

El esterol vegetal, bloquea la absorción del colesterol, reduciendo la concentración plasmática del colesterol en 10%.

Ejemplo de Menú

Desayuno	1 taza de café con leche (bajo en grasa sin azúcar). Tostadas con hummus.
Media mañana	Yogur natural (bajo en grasa) con avellanas.
Comida	Tortilla de patatas con guisante. 1 taza de acelgas guisadas. Fresas.
Cena	Sardinas al horno con zanahorias. Ensalada de brócoli con almendras Kiwi.

Otros aspectos a considerar

La dieta debe ser acompañada con medidas complementarias de acuerdo al riesgo cardiovascular. Debe incluirse un programa de control de peso y actividades físicas regulares.

Referencias bibliográficas

1. Eisenbarth GS, Polonsky KS, Buse JB: Williams Textbook of Endocrinology. 13th ed. Philadelphia, Pa: Saunders Elsevier; 2017: Capítulo 37, página 1690.
2. Krause. Dietoterapia. 14.ª Edición
3. Ahajournals.org. 2020. 2018 AHA/ACC/AACVPR/AAPA/ABC/ACPM/ADA/AGS/Apha/ASPC/NLA/PCNA Guideline On The Management Of Blood Cholesterol: A Report Of The American College Of Cardiology/American Heart Association Task Force On Clinical Practice Guidelines | Circulation. [online] Available at: <https://www.ahajournals.org/doi/10.1161/CIR.0000000000000625>

Capítulo 20. Dieta para la homocisteína elevada

La homocisteína se eleva, en respuesta al déficit de folato, vitamina B6 y B12, ya que esto son requeridos para la transformación de la homocisteína en cisteína a través de la vía de transfulfuración dependiente de vitamina B6, o también para regenerar metionina mediante una reacción dependiente de folato y B12.

Al permanecer la homocisteína elevada, aumenta el riesgo de enfermedades cardiovascular, trastornos neurodegenerativos como la demencia, especialmente el Alzheimer, y la enfermedad de Parkinson. La homocisteína elevada, además, constituye una señal de riesgo fetal de falla del cierre del tubo neural.

Características generales

- ✓ Aumento del consumo de alimentos ricos en folatos y vitaminas B6 y b12.
- ✓ Restricción de grasas saturadas.
- ✓ Incremento de la ingesta de fibra, potasio y antioxidantes naturales (licopeno y carotenos).

Dirigida a: personas con niveles elevados de homocisteína plasmático, elevado riesgo cardiovascular.

Patrones dietarios recomendados

Dieta vegetariana (ovolactovegetariano).

Dieta DASH.

Alimentos recomendados

- ✓ Legumbres: lentejas, frijoles, garbanzos,
- ✓ Proteína animal: hígado de res, pescados (atún, truca, salmón), almejas.
- ✓ Vegetales: espárragos, champiñones, patatas, vegetales de hojas verdes (espinacas, lechuga, etcétera).
- ✓ Cereales: cereales enriquecidos con vitaminas del grupo B, avena, arroz.
- ✓ Semillas: semillas de girasol.
- ✓ Frutas: plátanos,

Alimentos limitados

- ✓ Proteínas animales: carnes rojas, pollo, huevos (clara).
- ✓ Lácteos: leche, quesos.

Alimentos desaconsejados

- ✓ Bebidas alcohólicas.
- ✓ Cafeína.

Elementos fisiológicos

La vitamina B12 y el folato, intervienen en la síntesis de S-adenosilmetionina (SAM), el precursor que interviene en el proceso de transferencia del grupo metilo (una unidad de carbono), utilizando diversas vías biosintéticas.

La S-adenosilmetionina, es formada a partir del aminoácido de metionina, a través de una reacción que une el grupo metilo a una base purínica adenina procedente de ATP. Posteriormente a la pérdida del grupo adenosilo, resulta la homocisteína, la cual pasa a transformarse en cisteína gracias a la intervención de la vitamina B6. Por su parte, la vitamina B12, promueve la regeneración de la metionina a través de la homocisteína. Ambos procesos bioquímicos resultan en la disminución plasmática de la homocisteína.

No obstante, ante el déficit de vitamina B12 y folato, la homocisteína se almacena en la sangre, elevando su rango normal.

Diversos estudios han señalado beneficios dietéticos en el descenso de la homocisteína con el aumento de alimentos ricos en vitaminas del grupo B.

Ejemplo de Menú

Desayuno	35 gr de cereal enriquecido con vitamina B 1 vaso de leche desnatada 1 manzana
Comida	Lentejas con verduras (zanahoria, puerros) 100 gr de pollo asado. 1 patata mediana
Merienda	1 yogur natural desnatado.
Cena	Ensalada de hojas verdes 100 gr de atún con champiñones 1 taza de arroz.

Otros aspectos a considerar

Los suplementos de vitamina B, siguen siendo una herramienta imprescindible en el tratamiento de la hiperhomocisteinemia.

Referencias bibliográficas

1. Krause. Dietoterapia. 14ª Edición. Capítulo 7.
2. Ahajournals.org. 2020. Effect Of Dietary Patterns On Serum Homocysteine | Circulation. [online] Available at: <https://www.ahajournals.org/doi/abs/10.1161/01.cir.102.8.852>
3. Kumar, A., Palfrey, H. A., Pathak, R., Kadowitz, P. J., Gettys, T. W., & Murthy, S. N. (2017). The metabolism and significance of homocysteine in nutrition and health. Nutrition & metabolism, 14, 78. https://doi.org/10.1186/s12986-017-0233-z

Capítulo 21. Dieta en las nefrolitiasis

Existen medidas generales nutricionales que deben implementarse independientemente del tipo de cálculo. Estas medidas no farmacológicas incluyen modificaciones de los patrones alimentarios en función a la ingesta de alimentos y bebidas. Las intervenciones nutricionales ayudan a la reducción al menos en un 40% la recidiva de los cálculos, durante 5 años.

De acuerdo con el tipo de cálculo, las recomendaciones nutricionales pueden ligeras tener modificaciones en función con la prevención de la formación de nuevos cálculos, no obstante, las medidas generales deben conservarse.

Características generales

- Aumentar el consumo de líquidos para mantener el volumen de orina entre 2 a 2,5 litros.
- Reducción del consumo de sodio a <3.000 mg/día o 130 mEq.
- Reducción moderada del consumo de proteínas de origen animal alrededor de 1mg/kg/día.
- Aumentar el consumo de frutas con citrato.
- Antiguamente, se excluía el consumo de calcio de la dieta. No obstante, actualmente esta medida está en desuso y no se recomienda, debido al aumento de la

tasa de recidiva y a la disminución del contenido óseo mineral.

Modificaciones del patrón dietético en función al tipo de cálculo

Tipo de cálculo	Estrategias dietéticas sugeridas	Alimentos de consumo moderado	Especificaciones	Patrón nutricional sugerido
Cálculos de oxalato de calcio	Productos cárnicos <150 gr/día. Limitar alimentos con ácido oxálico. Bebidas alcalinizantes.	Vegetales: berenjenas, espinacas, coliflor, apio, tomate, acelga. Frutos secos. Granos enteros. Chocolate		Dieta DASH (con limitación de oxalatos). Dieta vegetariana.
Cálculo de fosfato cálcico	Productos cárnicos <150 g/día. Bebidas acidificantes y neutras. Consumo de fibra.	Jugos cítricos. Agua mineral enriquecida con calcio y bicarbonato. Bebidas azucaradas y alcohólicas.	Mantener volumen urinario a 3 l/día Fosfatos <800 mg/día.	Dieta acidificante
Cálculos de ácido úrico	Bebidas alcalinizantes (Por ejemplo, jugo de grosella negra). Legumbres (frijoles, guisantes, lentejas). Alimentos derivados de	Alimentos con elevado contenido de purinas. Bebidas azucaradas y alcohólicas.	Reducir el peso corporal. Consumo de purinas <500 mg/día. Limitar el consumo de fructosa (jarabe de maíz).	Dieta alcalinizante.

	la soya. Frutos secos.			
Cálculos de cistina	Frutas y verduras. Cereales. Bebidas alcalinizantes.	Alimentos con alto contenido de metionina. Alimentos procesados (enlatados y precocinados). Bebidas alcohólicas y azucaradas.	Restringir los lácteos (especialmente leche).	Dieta alcalinizante
Cálculos de estruvita	Consumo de fibras. Bebidas acidificantes (por ejemplo: jugo de arándonos rojos)	Alimentos con alto contenido de folatos. Bebidas azucaradas y alcohol.	Evitar el consumo de cítricos y jugos. Restringir las grasas.	Dieta acidificante

Dirigida a: personas con diagnóstico de nefrolitiasis.

Alimentos sugeridos y desaconsejados

Alimentos aconsejados	Alimento desaconsejado (limitar)
Jugos fortificados con calcio. Cereales: panes. Frijoles. Frutas: limones, naranjas. Frijoles, guisantes, lentejas. Mantequilla de nuez de soya, tofu, leche de soya. Almendras, mantequilla de almendras, anacardos, pistachos. Semillas de girasol. Ricos en carbohidratos complejos:	Frutos secos y alimentos derivados. Ruibarbo. Legumbres. Espinacas Salvado de trigo. Alimentos de origen animal (cárnicos, lácteos, pescados y mariscos, huevos).

arroz, pasta. Grasa vegetal: aceite de oliva, canola, etcétera.	
Ingesta de líquido alrededor de 2.5 litros/día Dieta hiposódica.	

Elementos fisiológicos

El citrato permite la formación de complejos solubles con el calcio, lo cual ocasiona la disminución de la sobresaturación del oxalato cálcico y el fosfato cálcico.

Factores como el aumento del pH urinario, aumento de la carga filtrada, eliminación de calcio y fosfato y la hipocitraturia intensa, promueven la precipitación del fosfato cálcico y la formación de cálculos.

El mayor volumen urinario logrado a través del aumento de la ingesta de líquidos, reduce el riesgo de sobresedimentación de los minerales responsables de formar cálculos.

Ejemplo de Menú

Desayuno	1 taza de jugo de toronja ¾ taza de cereal 1 taza de leche desnatada 1 huevo revuelto 2 tostadas de pan integral con 2 cucharadas de margarina. 1 taza de café 1 vaso de agua.(240 ml)
Comida	2 onzas de pollo a la plancha. 2 rebanadas de pan de trigo.

	1 taza de ensalada de lechuga con aderezo de aceite y vinagre (1 cucharada).
	1 taza de melón.
	1 vaso de limonada.
	1 vaso de agua.
Cena	3 onzas de Abadejo horneado.
	½ taza de arroz blanco.
	½ taza de guisantes.
	2 cucharaditas de margarina.
	1 manzana
	1 vaso de agua

Otros aspectos a considerar

Puede ser necesario emplear la administración de citrato potásico en dosis de 30 mEq dos veces al día, para contribuir a la alcalinización de la orina y reducir la sobresaturación del ácido úrico.

Cálculos de estruvita requieren tratamiento médico y urológico agresivo, que puede comprender, antibioticoterapia, eliminación mediante nefrolitotomia percutánea, litotricia extracorpórea por ondas de choque LEOC, o ambas.

Los fármacos como quelantes, pueden ser útil para el tratamiento de cálculos de cistina de recidiva frecuente.

Referencias bibliográficas

1. Jordi Salas-Salvadó, et al. Nutrición y Dietética Clínica. 2da. Edición. Elsevier. Capítulo 51 (página 470).

2. Krause. Dietoterapia. 14.ª Edición. Capítulo 35.
3. Ortega, Requejo. Nutriguía, Manual de nutrición clínica. 2da. Edición. Editorial Médica Panamericana. Capítulo 22 (páginas 276 – 283).
4. Eisenbarth GS, Polonsky KS, Buse JB. Kronenberg: Williams Textbook of Endocrinology. 13th ed. Philadelphia, Pa: Saunders Elsevier; 2017:Capítulo 30.

Capítulo 22. Dieta en enfermedad renal diabética

La nefropatía diabética es una complicación microvascular de la diabetes que ocurre entre el 20 al 40% de los pacientes con diabetes en Europa y en los Estados Unidos. Constituye a su vez en la causa más frecuente de insuficiencia renal.

Las estrategias empleadas para reducir el riesgo y retrasar la evolución de la nefropatía, consiste optimizar el control de glucosa, la presión arterial y reducir las proteínas de la dieta.

Objetivo terapéutico de la nefropatía diabética:

- ✓ Hemoglobina A1C: concentración <7%.
- ✓ Presión arterial: <140/90 mHg.

Características generales

Medidas generales dietéticas para el control de la glicemia (Ver capítulo 15 y 16).

Ajustar el consumo de proteínas de acuerdo a la etapa de daño renal:

- ✓ Terapia conservada: consumo entre 0,6 a 8 gr/kg/día. (Restricción).
- ✓ Diálisis: 1.0 a 1,5 gr/kg/día.

- ✓ Diálisis-hipercatabolismo: 1,7 gr/kg/dia.

Reducción de sodio.

Restringir alimentos altos en potasio conservando valores plasmáticos de 3,5 a 5.0 mg/dL.

Restringir alimentos altos en fosforo, conservando niveles plasmáticos de:

- ✓ 2,5 a 4,5 mg/dL en etapas tempranas.
- ✓ 3,5 a 5,5, mg/dL en etapa 5 de ERC.

Dirigida a: personas con diabetes mellitus con nefropatía diabética, o elevado riesgo renal.

Alimentos recomendados

- ✓ Frutas: bayas, manzanas, ciruelas, uvas, cerezas.
- ✓ Vegetales: nabos, berenjenas, cebolla, coliflor, repollo, zanahoria, pimientos, pepinos, limón.
- ✓ Cereales: pan blanco, panecillos, galletas saladas (sin sal), pasta.
- ✓ Carnes: carnes magras, pollo.
- ✓ Pescados y mariscos: en estado fresco (no enlatados), almejas, atún, salmón, sardinas, camarón, langosta.
- ✓ Grasas: margarina, aceite vegetal (maíz, soya, oliva, cártamo, canola)

Alimentos limitados

- ✓ Lácteos: leche, queso, yogurts desnatados.

- ✓ Vegetales: tomates, calabaza, ñames, patatas, alcachofas, calabaza de invierno.
- ✓ Frutas: mango, papaya, plátano, coco, granadas.
- ✓ Frutos secos: nueces.
- ✓ Legumbres: judías verdes, frijoles negros, rojos, garbanzos, lentejas.

Alimentos desaconsejados

- ✓ Lácteos: queso procesado (queso americano).
- ✓ Cárnicos: fiambre (jamón, roastbeef), salchichas, carnes ahumadas.
- ✓ Pescados: sardinas y salmón (enlatados).
- ✓ Grasas: mantequilla, manteca, crema agria.
- ✓ Azúcar añadido: bebidas azucaradas, jugos endulzados, entre otros.
- ✓ Alimentos procesados: precocinados, fritura.
- ✓ Bebidas: alcohólicas, chocolate caliente, bebidas deportivas, refrescos oscuros, té o infusiones herbales.

Recomendaciones dietéticas de potasio

Potasio: ½ taza de porción de fruta o vegetales con almidón (alrededor de 15 gr de carbohidratos) o 1 taza de vegetales sin almidón, (alrededor de 5 gr de carbohidratos).

Recomendaciones dietéticas de proteína en función al daño renal

Medida	Pre- diálisis	En diálisis
Gramos de proteína/día	50 a 73 gr	79 a 109 gr

| Onzas de proteína animal al día | 4 a 6 onzas | 6 a 9 onzas |

Elementos fisiológicos

Las complicaciones microvasculares desencadenadas por la hiperglucemia, constituyen el elemento esencial de la nefropatía diabética. No obstante, el tratamiento intensivo de control glucémico desacelera el desarrollo de la nefropatía.

De acuerdo con un metaanálisis de cinco estudios, la dieta baja en proteínas, ejerce un efecto renoprotector. En los estadios iniciales de la nefropatía diabética, la dieta baja en proteínas está asociada con una mejor tasa de filtración glomerular. No obstante, cuando se desencadena el estado de hipercatabolismo como consecuencia a la terapia dialítica, el aumento del consumo de proteínas puede prolongar la supervivencia hasta la cirugía del trasplante de riñón.

Ejemplo de Menú

Desayuno	4 onzas de jugo de uva (sin azúcar). 1 taza de cereal 4 onzas de crema líquida (no láctea). ½ panecillo inglés con 1 cucharadita de margarina (baja en sodio).
Comida	Sándwich con 2 onzas de pollo asado (en rodajas) 2 rebanadas de pan blanco (bajo en calorías). 1 rebanada de lechuga y 1 rebanada de cebolla. 1 cucharadita de mayonesa (ligera). 1 taza de zanahorias.

	4 obleas de vainilla.
Merienda	1 manzana
Cena	3 onzas de lomo de cerdo horneado (aderezado con ajo en polvo, pimienta negra y romero). 1/3 taza de arroz cubierto con rodajas de cebolleta. 1 taza de judías verdes al vapor. 12 uvas sin semilla- Agua.

Otros aspectos a considerar

La dosis del medicamento hipoglicemiante e insulina puede requerir ajustes en función al estadio de la nefropatía diabética. A medida que se reduce la función renal, la insulina dura más en el torrente sanguíneo, y puede conducir a la hipoglicemia.

La solución utilizada en diálisis peritoneal, contiene dextrosa la cual podría interferir con el manejo de glicemia.

Referencias bibliográficas

1. Krause. Dietoterapia. 14.a Edición. Capítulo 30.
2. Eisenbarth GS, PolonskyKS, et al: Williams Textbook of Endocrinology. 13th ed. Philadelphia, Pa: Saunders Elsevier; 2017. Capítulo 18.
3. Goldstein-Fuchs J, Kalantar-Zadeh K. Nutrition Intervention for Advanced Stages of Diabetic Kidney Disease. diaspect. 1 de agosto de 2015;28(3):181.

4. Umanath K, Lewis JB. Update on Diabetic Nephropathy: Core Curriculum 2018. American Journal of Kidney Diseases. junio de 2018;71(6):884-95.

Capítulo 23. Dieta de protección gástrica

Los trastornos del tracto intestinal superior, son cada vez más comunes. No obstante, cada vez obtienen mayor reconocimiento el papel de los factores dietéticos como parte de su tratamiento de elección para atenuar los síntomas.

La dieta de protección gástrica responde a la necesidad de reducir el daño a la mucosa gástrica como consecuencia del desequilibrio entre los mecanismos de protección y el ácido gástrico.

Características generales

- ✓ Adoptar patrones correctos de conducta asociadas a la ingesta de alimentos.
- ✓ Reducir el riesgo de alimentos irritantes de la mucosa gástrica.
- ✓ Incorporar alimentos suaves, no irritantes.

Dirigida a: pacientes con úlceras gástricas o duodenal, dispepsias, hernias del hiato, gastritis, postoperatorios, infección por *H. pylori*.

Recomendaciones de comportamiento asociados a la alimentación

- ✓ Masticar bien los alimentos.

- ✓ Comer despacio.
- ✓ No exceder la sensación de saciedad o plenitud.
- ✓ Ambiente tranquilo para comer.
- ✓ Reduzca las porciones de comida, aumentando la frecuencia de comidas (comer poca cantidad, varias veces al día).

Alimentos recomendados

- ✓ Lácteos: quesos frescos (bajo en grasa), leche o derivados (desnatados).
- ✓ Frutas: manzana, pera (no cítricos).
- ✓ Cereales: pasta, arroz, pan, cereales de desayuno.
- ✓ Verduras: espinaca, judías verdes, acelga, zanahoria, entre otras.
- ✓ Grasas: aceite de oliva, aceite de girasol.
- ✓ Condimentos: laurel, canela, vainilla, perejil.
- ✓ Dulces y bollería: miel, mermelada.
- ✓ Proteína animal: carnes magras (sin piel), huevos, pescado blanco.

Alimentos limitados

- ✓ Vegetales: col, tomate, lechuga, espárragos.
- ✓ Pescados: pescado azul y mariscos.
- ✓ Frutas: cítricas (naranja, maracuyá, mandarina, entre otras).
- ✓ Cárnicos: carnes muy fibrosas (ternera), embutidos.

Alimentos desaconsejados

- ✓ Lácteos: enteros y muy grasos.
- ✓ Cereales: todos los integrales.

- ✓ Frutas secas.
- ✓ Grasas: mantequilla, margarina, beicon, nata.
- ✓ Dulces: dulce de leche, bollería industrial.
- ✓ Condimentos: tabasco, pimienta, ajo, exceso de sal.
- ✓ Bebidas: café, infusiones, bebidas carbonatadas.

Elementos fisiológicos y mecanismos de acción

Pérdida del equilibrio entre la formación del ácido gástrico cáustico y la barrera mucosa protectora dependiente de bicarbonato, prostaglandinas y factores de crecimiento mucosos. La dieta de protección gástrica reduce la producción de ácidos gástricos y estimula la producción de la barrera mucosa.

Ejemplo de Menú

Desayuno	1 taza de cereal de desayuno 1 taza de leche desnatada 1 manzana
Media mañana	Pan con queso fresco (bajo en grasa) y jamón cocido. 1 pera.
Comida	Pollo a la plancha Zanahoria hervida. 1 rebanada de pan blanco Yogurt desnatado
Merienda	Yogurt desnatado Galletas tipo María
Cena	Carne con patatas al horno. Arroz blanco. Fruta

Métodos de preparación de alimentos recomendada

- ✓ Hervido, a la plancha, al horno, vapor.
- ✓ Elimine las frituras.
- ✓ Baja en sal y condimentos.

Otros aspectos a considerar

La terapia médica nutricional para la protección gástrica, puede conseguir mejores resultados, al combinarla con medicamentos específicos (por ejemplo, inhibidores de la bomba de protones).

Referencias bibliográficas

1. Tekle, Tizazu. (2017). Diet, Peptic ulcer and Functional Dyspepsia.
2. Gastritis and Peptic Ulcer Disease [Internet]. In: Barnard ND, editors. Nutrition Guide for Clinicians. Physicians Committee for Responsible Medicine; 2020. Available from: https://nutritionguide.pcrm.org/nutritionguide/view/Nutrition_Guide_for_Clinicians/1342027/all/Gastritis_and_Peptic_Ulcer_Disease.

Capítulo 24. Dieta de protección biliar

Las enfermedades biliares como la litiasis biliar, tienen una alta prevalencia en los países desarrollados, afectando al menos al 10% de la población. No obstante, las enfermedades biliares, responden a terapias orientadas al cambio de estilo de vida, incluyendo la reducción del peso corporal, ejercicio físico regular y cambio de patrones alimenticios orientados a la protección biliar.

De modo que las personas con obesidad tienen el doble de riesgo de desarrollar enfermedades biliares (por ejemplo, la colelitiasis), se requiere implementar una dieta que permita protección biliar, en conjunto con el cumplimiento óptimo del requerimiento nutricional y la reducción del peso corporal.

Características generales

- ✓ Limitar la ingesta calórica.
- ✓ Reducir el consumo de grasas.
- ✓ Disminuir la ingesta de carbohidratos refinados.
- ✓ Aumentar la ingesta de fibra.
- ✓ Aumentar la ingesta de magnesio.
- ✓ Aumentar vitamina C.

Dirigida a: personas con enfermedades biliares

Grupo de alimentos	Aconsejados	Permitidos Limitados	Moderado o restringido
Cereales	Especialmente integrales: arroz integral,		Harina blanca Pasta, arroz blanco
Cárnicos	Consumo habitual (carnes magras, sin piel).		Carnes procesadas (embutidos, fiambres, carne ahumada).
Pescados	Consumo habitual: recomendado pescados de agua fría (trucha), ricos en calcio (sardinas).		
Huevos	Consumo habitual		
Lácteos	Aumentado Priorice opción desnatada. Quesos, Yogur, leche de soya (no lácteo).		
Verduras	Aumentado Ricos en magnesio: espinacas. Ricos en calcio: vegetales de hojas verdes, brócoli, col rizada. Ricos en vitamina C: tomates, pimientos		
Frutas	Aumentado Priorice cítricos y ricas en vitamina C: naranjas, kiwi, fresas. Ricos en magnesio: Aguacate. Plátano	Coco	
Legumbres	Ricos en magnesio: Frijoles negros, lentejas		
Grasa	Aceite de pescado Aceite de linaza		Aceite vegetal Aceite de cacahuate
Frutos secos y semillas	Altos en magnesio: anacardos, maní, almendras.	Nueces Semillas de linaza	

Dulces			Chocolate, productos horneados prefabricados (pasteles, galletas). Azúcares añadidas Helado.
Bebidas	Jugos cítricos (naranja natural). Cafeína Alcohol <10% de la energía ingerida		
Patrones alimenticios: ✓ Horario regular. ✓ 4 a 5 comidas al día. ✓ Evite ayuno prolongado. ✓ Evite frituras.			

Elementos fisiológicos y mecanismos de acción

El aumento del consumo de fibra, disminuye la saturación de la bilis, especialmente al reducir paralelamente la ingesta de carbohidratos refinados.

Reduce picos elevados de glicemia e insulina, moderando la saturación biliar con colesterol.

La dieta rica en fibra, promueve el tránsito intestinal, dificultando la formación de cálculos biliares.

Los carbohidratos se absorben rápidamente estimulando la liberación de insulina, lo cual promueve que el hígado, libere bilis más saturada con colesterol. Por el contrario, reducir los carbohidratos refinados evita esta reacción.

La secreción de colecistoquinina y la contractibilidad de la vesícula biliar son estimuladas con la ingesta de grasas. La moderación dietética de grasas podría ayudar reducir los síntomas de dispepsia o dolor.

Las sales de ácidos biliares se forman a partir del calcio de los lácteos, por lo tanto, su consumo reduce el riesgo de formación de cálculos.

El consumo moderado de alcohol contribuye a la desaturación de los lípidos biliares, a su vez, aumenta las lipoproteínas de alta densidad, fracción lipoproteica la cual reduce el riesgo de formación de nuevos cálculos biliares. También, disminuye la secreción biliar de colesterol.

Ejemplo de Menú

Desayuno	Cereal enriquecido integral con 1 vaso de leche desnatado.
	1 taza de café con leche desnatada.
Comida	Pechuga de pavo al horno.
	Ensalada de brócoli hervido.
	Pan integral.
	Jugo de naranjas natural
Merienda	Yogur desnatado
	1 pieza de fruta
Cena	Sopa de apio y zanahoria
	Pollo a la plancha
	Champiñones salteados.
	Yogur desnatado.

Referencias bibliográficas

1. Sulaberidze G, Okujava M, Liluashvili K, Tughushi M, Bezarashvili S. Dietary fiber's benefit for gallstone disease prevention during rapid weight loss in obese patients. Georgian Med News. 2014;(231):95-99.
2. Ortega, Requejo. Nutriguía, Manual de nutrición clínica. 2da. Edición. Editorial Médica Panamericana. Capítulo 19 (páginas 236 – 243).

Capítulo 25. Dieta para el control del colon irritable

El colon irritable, mejor conocido como "síndrome de intestino irritable" (SII), se trata de un trastorno funcional intestinal y crónico, caracterizado por síntomas asociados a modificaciones del hábito intestinal como por dolor o malestar abdominal no explicable, diarrea, estreñimiento, hinchazón, abdominal y gases.

El trastorno es desencadenado por factores psicológicos como el estrés, la dieta, pero es ocasionado por infecciones gastrointestinales.

Características generales

- ✓ Garantizar la adecuada ingesta nutricional.
- ✓ Adaptar patrón nutricional de acuerdo al patrón específico manifestado por el hábito intestinal durante el síndrome de colon irritable.

Recomendaciones para el adecuado manejo nutricional

- ✓ Revisar la medicación actual para el colon irritable e interrogar acerca de otros medicamentos.
- ✓ Adecuada anamnesis de los síntomas gastrointestinales en función a su frecuencia, duración e intensidad.

- ✓ Identificar estado nutricional y patrón dietético actual.
- ✓ Interrogar acerca del consumo de suplementos o complementos nutricionales (probióticos, prebióticos, hierbas, grasas, vitaminas, minerales y otros).
- ✓ Evaluar efecto de tratamientos cognitivos y psicosomáticos en función de sus resultados.

Dirigida a: personas con diagnóstico de síndrome de intestino irritable o sospecha.

Hábitos recomendados

- ✓ Reducción de porción de las comidas, pero comidas más frecuentes (5 a 6 al día).
- ✓ Comer despacio.
- ✓ Patrones dietéticos sugeridos en función de los síntomas del SII
- ✓ Plan de alimentación de FODMAP.
- ✓ Dieta alta en fibra.

Actualmente existe controversia acerca del patrón dietético ideal para el tratamiento médico nutricional del síndrome de intestino irritable, por lo tanto, debe priorizar la evaluación nutricional y el efecto que tienen los alimentos en el desarrollo de los síntomas en el paciente.

Recomendaciones nutricionales de acuerdo a los síntomas

Hábito intestinal por SII	Características	Alimentos aconsejados	Alimentos limitados	Alimentos desaconsejados
Diarrea (Dieta recomendada: patrón bajo en FODMAP)	Restricción de alimentos con lactosa, fructosa, fructo-oligosacáridos (fructanos), galactooligosacáridos (galactanos), polioles (sorbitol, xilitol, manitol, isomaltasa, maltitol). Periodo de prueba: 6 a 8 semanas. Fase de exposición: lenta y controlada (para identificar alimentos problemáticos). Riesgo deficitario: vitamina V6, tiamina, folato, calcio, vitamina D.	Frutas: plátanos. Lácteos: lácteos sin lactosa (queso brie, camembert). Verduras: calabaza, batatas, tomates, rábanos, jengibre, judías verdes, col rizada. Granos: maíz, avena, arroz, tapioca. Proteína animal: pollo, pavo, carnes magras, pescados, huevos.	Frutas: mandarinas, naranjas, maracuyá, arándanos fresas.	Frutas: sandía, peras, moras, cerezas, caquis. Lácteos: leche, queso. Verduras: cebolla, ajo, alcachofa, puerros, brócoli. Cereales: trigo, cebada, centeno. Legumbres: garbanzos, lentejas, judías. Frutos secos: pistachos, anacardos. Edulcorantes: sorbitol.

Estreñimiento (Dieta recomendada: dieta alta en fibras)	Iniciar con pequeñas cantidades de fibra, hasta alcanzar 22 a 34 gr/día. Debe incluir el aumento de ingesta de agua. Eficacia controversial	Fibra soluble: pectinas, gomas, mucílagos. Cereales: avena. Semillas: semillas de lino. Vegetales: zanahorias, papas. Legumbres: frijoles, lentejas.		Fibra insoluble: alimentos integrales (pan integral, arroz integral).
Individualice cada paciente de acuerdo a la sintomatología. Los patrones dietarios pueden combinarse o intercambiarse independientemente de los hábitos intestinales, para procurar la mejor calidad de vida del paciente.					

Elementos fisiológicos

Los FODMAP, tienen un efecto acumulativo en la génesis de la sintomatología gastrointestinal del SII, ocasionado por ser muy osmóticos, por lo tanto, causan malabsorción intestinal y rápida fermentación en los pacientes con trastornos funcionales como el SII.

Las fibras solubles, no son absorbibles y en conjunto con el consumo elevado de agua, mejoran el tracto intestinal mejorando el tránsito intestinal.

Ejemplo de Menú

Desayuno	2 rebanadas de pan de espelta Jamón serrano 1 taza de leche (sin lactosa). 1 taza de papaya

Comida	Salmón a la plancha Ensalada de judías verdes 1 taza de arroz con verduras (zanahoria, calabacín) 1 kiwi
Merienda	1 yogur (sin lactosa) con fresas
Cena	Crema de verduras (calabaza). Tortilla de papas. 1 yogur sin lactosa

Referencias bibliográficas

1. Krause. Dietoterapia. 14.a Edición. Capítulo 28.
2. Jordi Salas-Salvadó, et al. Nutrición y Dietética Clínica. 2da. Edición. Elsevier. Capítulo 35 (página 348).

Capítulo 26. Dieta en esteatosis y cirrosis hepática

Independiente de la presencia de derivación portocava en la cirrosis, las concentraciones plasmáticas de los triglicéridos de cadena media (TCM), se incrementan como consecuencia de la disminución del aclaramiento hepático. Esto trae como resultado un síndrome similar a la encefalopatía hepática incluyendo hiperlactacidemia, hiperventilación, hiperamonemia, y trastornos encefalográficos.

Características generales

- ✓ Reducir las grasas.
- ✓ Ingesta de dietas individualizada, de acuerdo al requerimiento nutricional y estado general.
- ✓ Modificar la ingesta calórica al requerimiento individual.
- ✓ Restricción de sal.
- ✓ Aumentar el consumo de fibra.

Dirigida a: pacientes con enfermedades hepáticas.

Grupo de alimento	Alimentos permitidos	Alimentos desaconsejados
Frutas, vegetales y legumbres	Todos (excepto los desaconsejados).	Aguacate, frutos secos oleaginosas, coco, aceitunas.
Pan y cereales	Pasta italiana (sin huevo), pan, sémola,	Bollería y pastelería general (magdalenas, pasteles, donas).

	harina, cereales, galletas integrales.	
Grasas	Aceite, margarina, mayonesa sin huevo. (Solo si el especialista lo indica y de acuerdo a la dosis)	Aceites vegetales, Mantequilla, margarina,
Cárnicos	Carnes magras sin piel (Solo si el especialista lo indica y de acuerdo a la dosis)	Carnes grasas o fritas, ganso, vísceras, embutidos, pato.
Huevos	Clara de huevo (yema y huevo entero solo si el especialista lo indica).	Huevo entero, Yema de huevo.
Lácteos	Leche, yogur (desnatados), queso <0% materia grasa.	Lácteos enteros, Nata, crema, flanes.
Dulces	Azúcar, mermelada, miel, gelatinas, merengues.	Chocolates.

Frecuencia de comidas

Pacientes con cirrosis hepática compensada: comer 3 veces al día.

Pacientes con cirrosis hepática descompensada: comer cada 2 a 4 horas.

Necesidades nutricionales

- ✓ Energía: 25 a 35 calorías/Kg peso.
- ✓ Proteínas: 0,8 gr/ kg/día a 1,5 gr/kg. (deben constituir entre el 15 al 20% de calorías totales).
- ✓ Carbohidratos: 50 a 55% del total energético.
- ✓ Lípidos: <35%.

Elementos fisiológicos

Hay un aumento de concentraciones plasmáticas de glicerol, ácidos graos libres, cetonas en ayunas.

Los patrones nutricionales y dietéticos serán ajustados en función a la alteración en el funcionamiento hepático y los requerimientos metabólicos.

Ejemplo de Menú

Desayuno	Cereal con leche (desnatado). 1 tostada integral con 2 cucharada de mermelada. Zumo de naranja
Comida	Pollo asado (sin piel). Patatas asadas. Ensalada de brócoli. Pan integral. 1 plátano.
Merienda	Yogurt desnatado Galletas integrales
Cena	Pescado al horno. Ensalada de alcachofas cocidas. 1 rebanada de pan integral. 1 manzana.

Otros aspectos a considerar

La inserción de derivaciones vasculares y ascitis, podrían elevar el gasto energético.

Evitar sobrealimentación.

La administración de suplementos de vitaminas y minerales es necesaria, debido al alto riesgo de deficiencias ocasionadas por insuficiencia hepática en el metabolismo de nutrientes.

Referencias bibliográficas

1. Ortega, Requejo. Nutriguía, Manual de nutrición clínica. 2da. Edición. Editorial Médica Panamericana. Capítulo 18.
2. Krause. Dietoterapia. 14.ª Edición. Capítulo 29.

Capítulo 27. Dieta en las enfermedades tiroideas

Las enfermedades tiroideas, pueden ocurrir como consecuencia del estilo de vida, estrés, exposición a químicos, factores autoinmunes, entre otros. Se ha demostrado, que los hábitos alimenticios, tienen un impacto directo y significativo en la evolución de los síntomas de las enfermedades tiroideas.

Los alimentos incorporados en la dieta, tienen el potencial de influir en el comportamiento de la glándula tiroides y la síntesis de hormonas tiroideas. Por lo tanto, el tratamiento de las enfermedades tiroideas, deben ser acompañadas con modificaciones nutricionales orientadas a una mejor calidad de vida y reducción de manifestaciones tiroideas.

Características generales

Suplir los requerimientos nutricionales.

Individualizar patrón alimentario en función al trastorno tiroideo y las condiciones específicas subyacentes.

Dirigida a: personas con enfermedad tiroidea

Tratamiento médico nutricional para la salud tiroidea

Ayuno o dietas restrictivas	Reduce la concentración de hormonas tiroideas
Bociógenos (cianógenos, hortalizas crucíferas, soya)	Actividad anti tiroidea, en presencia conjunta con deficiencia de yodo.
Yodo	Síntesis de hormonas tiroideas Activación de enzima TPO. Recomendable en el hipotiroidismo. Contraindicado en la tiroiditis de Hashimoto. Recomendación dietética: 60 µg de yoduro/ día.
Selenio	Interviene en la transformación de la T4 enT3. Dosis recomendada: 500 µg/día
Zinc	Interviene en la síntesis de hormonas tiroideas

Patrón alimenticio recomendado para hipotiroidismo

- ✓ Dieta antiinflamatoria,
- ✓ Completar deficiencias nutricionales.
- ✓ Dieta de eliminación (en caso de sensibilidad alimentaria)

Grupo de alimentos	Aconsejados	Desaconsejados
Frutas	Bayas, plátanos, naranjas.	Duraznos, fresas, peras.
Vegetales	Tomates, algas marinas.	Repollo, brócoli, espinacas, col rizada, batatas, yuca.
Frutos secos y semillas	Semillas de chía, lino, semillas de calabaza.	Maní, nueces, piñones, semillas de mostaza, nabos, rábanos.
Granos	Arroz, trigo sarraceno, quinua	Soya y derivados de soya
Proteína animal	Huevos enteros, carnes (todas), pescados (todos, especialmente animales de agua salada: atún, ostras).	Salchichas, procesados.

Lácteos	Todos	
Actualmente se sugiere vigilar el efecto de los alimentos ricos en gluten y restringirlo en caso de sospechar vínculos de hipotiroidismo con trastornos autoinmunes subyacentes.		

Dieta Pobre en yodo para el diagnóstico de enfermedades tiroideas y enfermedades hipertiroideas

Características generales	Contener <50 µg/día de yodo. (en condiciones normales, se recomienda ingesta de yodo de 150 µg/día). Iniciar 2 semanas a 4 días previos.	
Dirigido a	Rastreo corporal total con ^{131}I, Previa grammagrafía tiroidea con ^{131}I y ^{123}I. Tratamiento con ^{131}I en: cáncer diferenciado de tiroides, bocio no tóxico grande, hipertiroidismo por enfermedad de Graves, adenoma tóxico o bocio multinodular tóxico.	
Grupo de alimentos	Alimentos permitidos	Alimentos desaconsejados
Pescados y mariscos	Ninguno	Todos
Cárnicos	Cordero, cerdo, res, conejo, caballo	Embutidos, cárnicos en conserva, salchichas.
Huevos	Claras	Yemas, huevo entero
Grasas	Todas	Ninguna
Lácteos	Ninguno	Todos
Frutas	Todas frescas (sin aditivos, colorantes)	
Cereales	Pasta, arroz, cereales.	Pan blanco industrial con yodo.
Vegetales	Judías verdes, col, alcachofas, lechuga, calabacines, tomate.	Acelgas, espinacas, alubias rojas, tofu.
Evitar adición de sal yodada		

Elementos fisiológicos y mecanismo de acción

El yodo es absorbido por la glándula tiroides, donde es utilizado para la producción de las hormonas tiroideas (T3 y T4). El consumo insuficiente del yodo, ocasiona trastornos tiroideos, asimismo, el yodo estimula la enzima TPO. Por el contrario, en la tiroiditis de Hashimoto, el consumo de yodo empeora el pronóstico, ya que al promover la acción de la enzima TPO, son activados a su vez, anticuerpos anti TPO, desencadenando mayor reacción autoinmunitaria.

La restricción calórica y de carbohidratos, interviene en la reducción de la actividad de las hormonas tiroideas. El gasto energético y estado nutricional, influyen en la función tiroidea en la secreción de TSH.

El ayuno disminuye la concentración plasmática de T3 y T4. Alimentos cianógenos, inhiben la TPO, desencadenando actividad antitiroidea.

Algunas hortalizas crucíferas, contienen glucosinolatos, que dan lugar a la goitrina, la cual interfiere con la síntesis de hormonas tiroideas.

Ejemplo de Menú (en hipotiroidismo)

Desayuno	Huevos revueltos con queso cheddar Pan integral tostado (sin gluten). 1 taza de leche
Comida	Sándwich de pavo y queso Pan integral (sin gluten) 1 vaso jugo frutal (natural)
Cena	Salmón a la plancha Ensalada de vegetales salteados Patatas horneadas

Ejemplo de Menú (en hipertiroidismo)

Desayuno	Pan integral con canela y pasas 1 cucharada de mantequilla de maní. 1 plátano
Comida	Pollo asado Ensalada de vegetales Arroz integral
Cena	Estofado de carne belga Brócoli cocido Ensalada de frutas

Referencias bibliográficas

1. Jordi Salas-Salvadó, et al. Nutrición y Dietética Clínica. 2da. Edición. Elsevier.
2. Krause. Dietoterapia. 14.a Edición.
3. KarSoon, Tan & Ting, Poh. (2018). Thyroid Diseases and Diet Control. Journal of Nutritional Disorders&Therapy. 08. 10.4172/2161-0509.1000224.

Capítulo 28. Dieta baja en calcio y fosforo

Habitualmente, las fuentes nutricionales del calcio y fósforo provienen de los alimentos ricos en proteínas, como cárnicos o lácteos, de vegetales, algunas frutas, cereales, e incluso a través del consumo de bebidas carbonatadas, infusiones, café, entre otros.

Una dieta restrictiva de estos minerales, puede ser utilizado como tratamiento médico nutricional coadyuvante para reducir síntomas de enfermedad, beneficiar la calidad de vida del paciente y retrasar la evolución de la enfermedad. Por ejemplo, la restricción temprana de fósforo desacelera el daño renal, mientras que la reducción de calcio podría reducir la litiasis renal por oxalatos.

Características generales

- ✓ Reducir consumo de proteínas de origen animal (<100 gr en crudo/ día).
- ✓ Moderar el consumo de lácteos y derivados.
- ✓ Precaución con cereales (especialmente con aquellos enriquecidos e integrales).
- ✓ Niveles adecuados de fósforo (3.0 a 5.5 mg/dL).
- ✓ Mantener dosis diarias de calcio entre 450 a 600 mg/día.
- ✓ Reducir conservantes y procesados.

Indicaciones: aumento de absorción intestinal (con o sin hipercalciuria), hipercalcemia crónica, litiasis renal, sobrecarga de fosfatos (abuso de laxantes, enemas, alimentación incorrecta del neonato con leche de vaca, lisis tisular), Aumento de reabsorción tubular de fosfatos (hipoparatiroidismo, acromegalia, hipertiroidismo, deshidratación grave), insuficiencia renal crónica (IRC).

Contenido de calcio en los alimentos

Alto en calcio	Bajo en calcio
Frutos secos: nueces, castañas, pistachos, avellanas. Lácteos: todos 16 a 342mg Verduras: acelga, espinacas, brócoli, judías; 106 a 110mg Frutas: albaricoques, dátiles, ruibarbos. Cereal: trigo, avena. Mariscos y pescados: ostras, sardinas; 354mg Granos: soya y derivados (excepto el tofu no fortificado).	Frutas: Frambuesas, kiwi, peras (entre 20 a 25mg). Verduras: Brócoli, Verduras: judías, brócoli, coles, espinacas, berros, repollo chino (20 mg) Cereales: Pan integral (30 a 35 mg) Legumbres: Lentejas.

Tabla 27-1

Contenido de fosforo en los alimentos

Alto en fosforo	Bajo en fosforo
Carnes: Cerdo, pollo, pavo, vísceras. **Pescados y mariscos:** Carpa.......................451mg Sardinas....................411mg Almejas....................287mg **Semillas y frutos secos:** Semillas de girasol (1 oz).28gr Nueces (1/2 taza.............67gr **Cereales:** Trigo integral............291mg Avena.......................291mg **Legumbres:** Frijoles, lentejas	**Carnes:** Carne de res asada..........155mg Hamburguesa (90% magra).170mg Muslo de pollo sin piel......150mg Pescados y mariscos: Atún enlatado...............130mg Ostras orientales........................120mg Camarón, cangrejo..........120mg **Cereales:** Pan de trigo ligero............38mg Pan blanco.....................20mg Pasta...........................42mg **Lácteos:** Leche de almendras.........50mg **Huevos:** Claras pasteurizadas..........15mg **Frutas:** Manzana, arándanos, cerezas. **Verduras:** Zanahorias, apio, rábano.

Tabla 27-2

Alimentos aconsejados

✓ Frutas, verduras bajas en calcio y sodio.

Alimentos limitados:

✓ Alimentos con cantidad moderada de calcio y sodio.
✓ Limitar consumo de alimentos con proteína animal.

Alimentos desaconsejados

✓ Contenido elevado el calcio y fósforo: cárnicos procesados (salchichas, alimentos precocinados), cenas congeladas, mezclas instantáneas, entre otros).

Elementos fisiológicos y mecanismos de acción

La evidencia señala que el consumo elevado de calcio y fósforo podrían tener un impacto negativo en la evolución de enfermedades renales preexistentes (disfunción renal, nefrolitiasis). Se recomienda intervención precoz nutricional para reducir la progresión del daño renal.

La presentación del fósforo en forma de ácido fítico, presenta menor absorción digestiva debido a la ausencia humana de enzima fitasa.

Ejemplo de Menú

Desayuno	Bizcocho con mermelada Infusión.
Comida	Paella de vegetales (con brócoli, espárrago, pimiento verde, aceite de oliva, calabacín, arroz blanco). 1 manzana.
Cena	Filet de merluza a la plancha Puré de patata Pan blanco sin sal. Agua

Otros aspectos a considerar

En dietas para la IRC, se recomienda incorporar quelantes orales del fosfato (cuando el aclaramiento de creatinina sea <15 ml/min).

Enfatice a sus pacientes la importancia de revisar la etiqueta de los alimentos para comprobar el contenido de calcio y sodio.

Referencias bibliográficas

1. Krause. Dietoterapia. 14ª Edición.
2. Jordi Salas-Salvadó, et al. Nutrición y Dietética Clínica. 2da. Edición. Elsevier. Capítulo 41.
3. Inker LA, Astor BC, Fox CH, et al. KDOQI US commentary on the 2012 KDIGO clinical practice guideline for the evaluation and management of CKD. Am J Kidney Dis. 2014;63(5):713-735. doi:10.1053/j.ajkd.2014.01.416

Capítulo 29. Dieta en la osteopenia y la osteoporosis

De acuerdo con las cifras de la National Health and Nutrition Examination Survey, alrededor del 9% de los adultos mayores de 50 años tienen osteoporosis, mientras que otro 49% desarrolla pérdida de la masa ósea u osteopenia, especialmente en la columna vertebral o en el cuello del fémur.

Para la estructura y función normal de los huesos, es imprescindible la presencia de calcio, fosfato, vitamina D, calorías, proteínas y otros micronutrientes. De modo, que los patrones dietéticos y nutricionales, juegan un papel crucial en el desarrollo

Características generales

- ✓ Cubrir las necesidades energéticas diarias y obtener peso ideal.
- ✓ Fomentar la inclusión de proteínas para cubrir los requerimientos nutricionales diarios (puede sugerir un discreto aumento del consumo, siempre que no existan contraindicaciones para ello).
- ✓ Incorporar la cantidad adecuada de calcio de acuerdo al requerimiento nutricional. (Recomiende el uso de suplemento de calcio, especialmente cuando no sea posible completar requerimientos diarios a través de la dieta.

Recomendaciones máximas de calcio por grupo etario

Edad	Cantidad (mg)
0 a 6 meses	1.000
7 a 12 meses	1.500
1 a 8 años	2.500
9 a 18 años	3.000
19 a 50 años	2.500
>50 años	2.000

Fuente: Krause. Dietoterapia 14ª Edición

Función de los minerales

No está claro, no obstante, los estudios sugieren que el flúor a dosis saludable, promueve la salud de los dientes (0,7 mg/día entre los 0 a 6 meses, y hasta 10 mg/día para mayores de 8 años)

Dirigida a: personas con osteopenia, osteoporosis o con alto riesgo.

Calcio en los alimentos

Se puede desacelerar la pérdida mineral ósea y el desarrollo de osteopenia y osteoporosis a través de la inclusión de alimentos ricos en calcio (ver tabla 27-1).

Alimentos recomendados

- ✓ Vegetales: brócoli, nabos verdes, col rizada, hojas de mostaza.
- ✓ Frutas: naranja
- ✓ Pescados: sardinas, salmón.

- ✓ Bebidas: jugo de naranja fortificado
- ✓ Lácteos: todos, especialmente leche, yogurt, queso parmesano, queso suizo.
- ✓ Cereal: avena fortificada, pan fortificado.

Alimentos limitados

- ✓ Verduras: con oxalatos como espinacas.
- ✓ Bebidas: cafeínas (café o té).
- ✓ Legumbres (ricas en fitatos, interfieren en la absorción del calcio): frijoles, lentejas.

Alimentos desaconsejados

- ✓ Cereales: salvado de trigo.
- ✓ Bebidas: carbonatadas, refrescos, bebidas alcohólicas
- ✓ Sal: limite el consumo y no exceda >2.300 mg/día.

Elementos fisiológicos y mecanismos de acción

En la osteoporosis y la osteopenia, ocurren trastornos en el remodelado óseo, ocurriendo pérdida del balance entre la resorción y la formación, mediados por diversos fatores, especialmente la deficiencia nutricional crónica de calcio.

Un peso inferior al adecuado, representa un factor de riesgo para desarrollar osteoporosis, mientras tanto el sobrepeso ejerce un efecto protector. Cubrir el requerimiento calórico diario, promueve la obtención del peso ideal.

El consumo adecuado de proteínas incrementa la absorción del calcio, y aumenta los factores de crecimiento, resultando en un efecto positivo a los huesos.

Ejemplo de Menú

Desayuno	1 taza de cereal integral (enriquecido con vitaminaD). 4 onzas de leche desnatada. 8 onzas de jugo de naranja fortificado (calcio y vitamina D).
Comida	2.5 onzas de pechuga de pollo ½ taza de brócoli 3/ taza de arroz 1 pan francés 1 cucharadita de margarina 1 taza de fresas con 2 cucharadas de cobertura batida
Merienda	1 yogur bajo en grasa con bayas
Cena	Pollo a la parrilla Ensalada de vegetales (calabaza, calabacín, zanahorias, tomates cherry), aderezados con aceite de oliva. Sorbete pequeño con frambuesas

Otras alternativas a considerar

La administración de suplementos de vitamina D y calcio, pueden ser especialmente útiles.

Referencias bibliográficas

1. Krause. Dietoterapia. 14.a Edición.
2. Mendoza, Nicolás & Presa, Jesús & Martínez-Amat, Antonio & Hita-Contreras, Fidel. (2013). The importance of diet in osteoporosis. Open Journal of Epidemiology. 03. 79-84. 10.4236/ojepi.2013.32012.

Capítulo 30. Dietas y síndrome de ovarios poliquísticos

El síndrome de ovarios poliquísticos (SOPQ), es un trastorno de salud que afecta alrededor del 10% de las mujeres en edad fértil, elevando a su vez el riesgo a desarrollar prediabetes y diabetes mellitus tipo 2, enfermedad cardiovascular e infertilidad. Las recomendaciones actuales, señalan que la ovulación puede ser inducida en mujeres con síndrome de ovario poliquístico tan solo con la reducción entre el 5 al 10% del peso corporal.

La modificación del estilo de vida, incluyendo una dieta saludable y ejercicio físico, constituyen una estrategia útil para las mujeres con SOPQ, que quieren prepararse para un embarazo.

Características generales

- ✓ Controlar niveles de insulina.
- ✓ Reducción del peso corporal.

Dirigida a: mujeres con síndrome de ovarios poliquísticos.

Patrón alimenticio recomendado

- ✓ Dieta DASH.
- ✓ Dieta antiinflamatoria.
- ✓ Dieta de bajo índice glucémico.

- ✓ Dieta baja en almidón.

Alimentos recomendados

- ✓ Frutas: arándanos, moras, bayas, cerezas, coco, aguacate.
- ✓ Pescados: atún, salmón, sardinas, caballa.
- ✓ Verduras: brócoli, coliflor, espinaca, vegetales de hojas verdes, pimientos, bayas, calabaza, tomates.
- ✓ Legumbres: frijoles, lentejas, garbanzos.
- ✓ Grasas: aceite de oliva.
- ✓ Frutos secos: nueces, piñones, almendras, pistachos.
- ✓ Cárnicos: carnes magras (sin piel), pollo, pavo.
- ✓ Huevos.
- ✓ Lácteos: todos (desnatados).
- ✓ Cereales: pan integral, avena.

Alimentos limitados

- ✓ Carnes: carne roja (hamburguesa, puerco, filetes).
- ✓ Grasas: sólidos (mantequilla, mantea de cerdo, margarina).
- ✓ Lácteos: todos (enteros).
- ✓ Alimentos desaconsejados
- ✓ Cereales: pan blanco, refinados.
- ✓ Azúcares añadidos: bebidas azucaradas, bebidas energéticas, bebidas carbonatadas (no de dieta).
- ✓ Carnes: carnes procesadas (fiambres, salchichas, roast beef).
- ✓ Frituras.

Estudios actuales, afirman que las dietas orientadas a la reducción del peso corporal, independientemente del régimen alimenticio, ejerce mejoría en la regulación metabólica, independientemente del patrón dietético.

Elementos fisiológicos y mecanismo de acción

El desarrollo de los quistes ováricos se caracteriza por alterar el equilibrio entre testosterona y estrógeno, ocasionando infertilidad y resistencia a la insulina. La dieta adecuada, orientada a la reducción del peso corporal y la resistencia a la insulina, ha demostrado ser tan efectiva como el uso de hipoglucemiantes (metformina).

El cambio de patrón alimenticio, produce aumento de la sensibilidad a la insulina, reducción de glicemia, reducción del colesterol LDL, reducción de niveles plasmáticos de testosterona.

La obesidad androide, es más activa metabólicamente y menos sensible a catecolaminas e insulina, está asociada a intolerancia a la glucosa, aumento de la velocidad e incremento de andrógenos y elevación de la testosterona libre y estradiol.

Ejemplo de Menú

Desayuno	½ taza de requesón. 1 panecillo inglés tostado (trigo integral) con 2 cucharadas de mantequilla de maní. 1 vaso de leche (desnatada). Durazno
Comida	3 onzas de atún con 2 cucharadas de mayonesa (ligera)

	1 taza de ensalada de brócoli.
	6 galletas integrales
	1 pera
	1 vaso de jugo de naranja (natural).
Merienda	1 manzana
	2 cucharadas de mantequilla de maní
Cena	½ batata al horno.
	Pollo a la parrilla
	1 taza de espinacas salteadas
	¾ de queso azul.

Otros aspectos a considerar

La dieta debe combinarse con actividad física, cardiovascular o aeróbica para mejorar los resultados. La modificación nutricional, puede ser estrategia suficiente para mejorar el SOPQ, no obstante, no debe ignorarse el uso de tratamiento médico en conjunto.

Referencias bibliográficas

1. Phy, J. L., Pohlmeier, A. M., Cooper, J. A., Watkins, P., Spallholz, J., Harris, K. S., Berenson, A. B., & Boylan, M. (2015). Low Starch/Low Dairy Diet Results in Successful Treatment of Obesity and Co-Morbidities Linked to Polycystic Ovary Syndrome (PCOS). Journal of obesity & weight loss therapy, 5(2), 259. https://doi.org/10.4172/2165-7904.1000259
2. Krause. Dietoterapia. 14.ª Edición.
3. Douglas, C. C., Gower, B. A., Darnell, B. E., Ovalle, F., Oster, R. A., & Azziz, R. (2006). Role of diet in the

treatment of polycystic ovary syndrome. Fertility and sterility, 85(3), 679–688. https://doi.org/10.1016/j.fertnstert.2005.08.045
4. Eisenbarth GS, Polonsky KS,et al: Williams Textbook of Endocrinology. 13th ed. Philadelphia, Pa: Saunders Elsevier; 2017. Capítulo 17.

Capítulo 31. Dieta apropiada para la pareja infértil

La evidencia científica, señala que los patrones dietéticos saludables entre hombres y mujeres en edad reproductiva, antes de la concepción, tiene efectos positivos y beneficiosos sobre la fertilidad.

Todos los procesos fisiológicos involucrados en la fertilidad y reproducción, requieren un balance apropiado nutricional para que estas funciones se realicen de forma satisfactoria. Por lo tanto, los desequilibrios nutricionales, juegan un papel importante en algunos casos de infertilidad y en tal sentido, los mismos pueden ser corregidos con la nutrición adecuada.

Características generales

- ✓ Satisfacer los requerimientos calóricos diarios.
- ✓ Obtener y mantener el peso ideal.
- ✓ Cubrir de forma adecuada los requerimientos vitamínicos y minerales.
- ✓ Reducir los factores que perjudican la fecundidad (alcohol, tabaco, cafeína).
- ✓ Supervisar el aporte de yodo (sal yodada)
- ✓ Aumentar el consumo de alimentos ricos en omega-3 y 6.

Indicaciones: parejas en edad fértil con interés reproductivo, problemas para la concepción (con o sin trastornos reproductivos subyacentes).

Alimentos recomendados

- ✓ Pescados y mariscos: especialmente pescados grasos, salmón, pescado azul, ostras
- ✓ Grasas: aceite de oliva, aceite de canola.
- ✓ Lácteos: todos (enteros). Quesos duros (cheddar, manchego, parmesano).
- ✓ Legumbres: todos, lentejas, garbanzos, frijoles negros, entre otros.
- ✓ Frutas: todas, pomelo, naranjas, granadas, piña.
- ✓ Frutos secos y semillas: semillas de girasol, nueces, almendras.
- ✓ Cárnicos: hígado de res, pollo, pavo, cordero.
- ✓ Verduras: todos, especialmente tomates, espárragos, vegetales de hojas verdes.
- ✓ Huevos: especialmente yemas.
- ✓ Condimentos: canela.

Alimentos limitados

- ✓ Carne: carne roja.
- ✓ Lácteos: todos (desnatados).
- ✓ Bebidas: cafeína, bebidas alcohólicas, bebidas azucaradas.

Alimentos desaconsejados

- ✓ Grasas: saturadas.
- ✓ Azúcares añadidas: dulces, bollería, pastelería.

Elementos fisiológicos y mecanismos de acción

La amenorrea ocasiona un descenso de la fertilidad y eleva el riesgo de esterilidad a largo plazo. Un consumo insuficiente de calorías, se asocia a mayor incidencia de amenorrea, de igual manera, la espermatogénesis se ve reducida por el aporte calórico deficitario.

Elementos que alteran la fertilidad masculina	Elementos que alteran la fertilidad femenina
Exceso de cafeína Alcohol Tabaco Déficit calórico Déficit de: Vitamina A. Vitamina B12. Vitamina C Vitamina D Vitamina E Zinc Selenio Calcio	Exceso de cafeína Alcohol Tabaco Déficit calórico Déficit de: Vitamina A. Vitamina B12. Vitamina D. Zinc Yodo. Hierro.
Elementos que afectan la fecundación (interacción óvulo-espermatozoide): Alcohol Déficit de ácido fólico, Zinc y selenio.	
Elementos que afectan la implantación del óvulo fecundado: Tabaco Alcohol Déficit de vitamina A, Vitamina E, Hierro, Ácido fólico, Yodo.	

Ejemplo de Menú

Desayuno	Cereal fortificado 1 taza de leche entera 1 vaso de jugo de naranjas 1 taza de café con leche (entera).
Comida	Salmón a la plancha Ensalada verde, con aderezo de yogurt (entero). Papa horneada. 1 vaso de jugo de pomelo 1 manzana
Merienda	Sándwich de queso cheddar Batido de frutas
Cena	Pizza de pollo y espinacas Ensalada espárragos y tomates frescos con queso parmesano y hongos. 1 vaso de leche entera.

Otros aspectos a considerar

Dado el elevado índice de riesgo debido al déficit de ácido fólico en la incidencia de malformaciones congénitas, toda mujer en edad fértil debe mantener una ingesta adecuada de ácido fólico (400 µg de ácido fólico/día).

Considerar factores psicológicos (estrés, ansiedad, depresión), que podrían estar interfiriendo con la salud reproductiva.

Referencias bibliográficas

1. Panth, N., Gavarkovs, A., Tamez, M., &Mattei, J. (2018). The Influence of Diet on Fertility and the Implications

for Public Health Nutrition in the United States. Frontiers in publichealth, 6, 211. https://doi.org/10.3389/fpubh.2018.00211
2. Gaskins, A. J., Nassan, F. L., Chiu, Y. H., Arvizu, M., Williams, P. L., Keller, M. G., Souter, I., Hauser, R., Chavarro, J. E., & EARTH Study Team (2019). Dietary patterns and outcomes of assisted reproduction. American journal of obstetrics and gynecology, 220(6), 567.e1–567.e18.
https://doi.org/10.1016/j.ajog.2019.02.004
3. Ortega, Requejo. Nutriguía, Manual de nutrición clínica. 2da. Edición. Editorial Médica Panamericana. Capítulo 33 (páginas 391 –399).

Capítulo 32. Dieta prevenir y enlentecer la sarcopenia

El envejecimiento ocasiona cambios en la composición corporal, que incluyen disminución de la masa muscular, en conjunto con el aumento de la masa adiposa y grasa visceral.

La sarcopenia se relaciona con el envejecimiento y se trata la pérdida de la masa muscular, así como la fuerza y la funcionalidad muscular, trayendo como consecuencia alteración en la tasa metabólica, reducción de la movilidad, y la disminución de la calidad de vida.

Características generales

- ✓ Mantener balance calórico continuo para obtener y mantener un peso saludable.
- ✓ Evitar dietas monótonas.
- ✓ Aumento de consumo de alimentos ricos en nutrientes, vigilando principalmente el aporte apropiado de proteínas.
- ✓ Priorizar la ingesta de nutrientes a través de la alimentación.
- ✓ Prevenir enfermedades alimentarias.
- ✓ Reducir el consumo de alcohol.

Dirigida a: adultos mayores.

Patrones nutricionales recomendados

- ✓ Dieta ovolactovegetariana.
- ✓ Dieta DASH
- ✓ Dieta Mediterránea.

Requerimientos nutricionales del Adulto Mayor

Nutriente	Recomendaciones
Proteínas: 0,8 gr/kg mínimo (1.0 a 1.2 gr/kg/día ideal).	No se recomienda el aumento excesivo de proteínas, para evitar forzar los riñones.
Carbohidratos: 15 a 65% de calorías totales. Hombres: 30 gr de fibra. Mujeres: 21 gr de fibra	Refuerce la ingesta de carbohidratos complejos (verduras, semillas, legumbres, frutas). Incremente el consumo de fibra y agua para mejorar el tránsito intestinal.
Lípidos: 20 a 35% de calorías totales	No restrinja las grasas, fomente el consumo de grasas saludables.
Vitamina B12: 2,4 mg	>50 años, deben incluir alimentos fortificados o enriquecidos con B12.
Vitamina D: 600 a 800 UT	Considere el uso de suplementos.
Folato: 400µg	Considere el uso de suplementos y productos derivados de semillas.
Calcio: 1.200 mg	Recomiende alimentos enriquecidos y suplementos de ser necesario.
Potasio: 4.700 mg	Incentive el consumo de frutas y vegetales.
Sodio: 1.500 mg	Sal yodada
Zinc: Hombres: 11 mg Mujeres: 8 mg	Promueva el consumo de carnes magras, ostras, lácteos, judías, frutos secos y semillas.
Agua	Promueva la ingesta de al menos 1.500 ml /día o 1 ml por caloría consumida.

Alimentos sugeridos y desaconsejados

Grupo de alimentos	Aconsejados	Desaconsejados/limitados
Lácteos	Todos (desnatados)	Todos (enteros).
Vegetales	Vegetales de hojas verdes (espinaca, lechuga, apio), remolacha, judías, zanahorias, calabaza.	
Carnes	Magras, sin piel: res, pavo, pollo y otros.	Carnes procesadas, ahumadas, fritas, con elevado contenido de sodio (ahumadas, precocinadas).
Pescados	Todos, especialmente pescados grasosos como el pescado azul, la sardina, el salmón.	
Frutas	Todos, naranjas, manzanas, plátano, pera, durazno.	Deshidratadas, con azúcar añadida, en almíbar.
Huevos	Claras	yemas
Cereales	Avena (fortificada), arroz integral, pasta integral, pan integral.	Refinados
Grasas	Aceite de oliva	Mantecas, margarinas
Legumbres	Todos	Evite enlatados altos en sodio
Bebidas	Infusiones, agua	Alcohol, cafeína, bebidas azucaradas.
Frutos secos	Nueces, anacardos, avellanas, almendras, maní.	

Elementos fisiológicos

La evidencia respalda la importancia de los roles del ejercicio físico en conjunto con el adecuado aporte proteico nutricional, como impulso anabólico clave para la síntesis de proteínas musculares.

La proteína aportada en la dieta proporciona aminoácidos necesarios para realizar la síntesis apropiada de la proteína del músculo, simultáneamente, funciona como impulso anabólico. Por su parte, la actividad física, aumenta la sensibilidad del músculo esquelético a las propiedades anabólicas de los aminoácidos.

Ejemplo de Menú

Desayuno	Galletas bajas en azúcar 1 taza de café descafeinado con leche desnatada
Media mañana	Yogur desnatado
Comida	Filete de pollo a la plancha Ensalada de vegetales salteados con ajos Yogur desnatado
Merienda	Queso fresco Jamón york
Cena	Mero con champiñones salteados Puré de calabacín 1 manzana

Otros aspectos a considerar

El aporte nutricional debe acompañarse con un mínimo recomendado de ejercicio físico moderado (de resistencia) durante al menos 30 minutos, 5 días a la semana.

Considere comorbilidades subyacentes y ajuste patrones dietéticos individualizados a la condición de cada paciente.

Considere indicar suplementos de vitamina D, omega-3, proteicos, y otros.

Referencias bibliográficas

1. Robinson SM, Reginster JY, Rizzoli R, Shaw SC, Kanis JA, Bautmans I, et al. Does nutrition play a

role in the prevention and management of sarcopenia? Clinical Nutrition. agosto de 2018;37(4):1121-32.
2. Bloom, I., Shand, C., Cooper, C., Robinson, S., & Baird, J. (2018). Diet Quality and Sarcopenia in Older Adults: A Systematic Review. Nutrients, 10(3), 308. https://doi.org/10.3390/nu10030308
3. Granic A, Sayer A, Robinson S. Dietary Patterns, Skeletal Muscle Health, and Sarcopenia in Older Adults. Nutrients. 30 de marzo de 2019;11(4):745.
4. Krause. Dietoterapia. 14.a Edición. Capítulo 20.

Capítulo 33. Dietas hipercalóricas en la delgadez

Existen circunstancias de salud, que pueden estimular la pérdida de peso acelerada e involuntaria como trastornos digestivos, factores psicológicos, psiquiátricos, cáncer, celiaquía, entre otros. La presencia de trastornos que fomenten el adelgazamiento no intencionado, pueden verse beneficiadas con el elevado consumo de calorías.

De igual manera, aquellas circunstancias fisiológicas que fomenten un bajo índice de masa corporal, pero que no representan un problema de salud, pueden conseguir el aumento de peso natural con la dieta hipercalórica.

Debe priorizarse la búsqueda y el tratamiento de la causa subyacente de la delgadez, en conjunto con la indicación nutricional.

Características generales

- ✓ Previa planificación de las comidas.
- ✓ Individualización dietética en base a la fácil disponibilidad de los alimentos de preferencia para el paciente.
- ✓ Instaurar un plan de comidas que se rija por horas regulares y espaciadas a lo largo del día.
- ✓ Adición de tentempiés

- ✓ Distribución calórica: 30% de las kcal constituyen grasas (monoinsaturadas o poliinsaturadas), 12 a 15 % de las kcal, provienen de las proteínas.
- ✓ Incrementar 500 a 1000 kcal adicionales al requerimiento normal, es decir, si el requerimiento es de 2200 kcal, se realiza una dieta planificada para aportar 2700 a 3200 kcal.
- ✓ El aumento de la ingesta, debe realizarse gradualmente.

Dirigida a: personas con índice de masa corporal (IMC) bajo o con causas subyacentes de adelgazamiento no intencionado.

Alimentos para dietas hipercalóricas

Grupo de alimentos	Aconsejados	Desaconsejados/limitados
Frutas	Todas, especialmente dátiles, ciruelas, ciruelas pasas, sandía, melón, mango, aguacate, plátano.	Ninguno
Verduras	Todos, especialmente papas, batatas, yuca, ñame, maíz.	Ninguno
Frutos secos	Todos, especialmente almendras, nueces, maní, avellanas, pistachos, mantequilla de maní.	Ninguno
Lácteos	Todos (enteros), queso cheddar, leche, yogur, queso parmesano, cremas lácteas, entre otras.	Lácteos desnatados
Carnes	Especialmente carnes rojas, pollo, cerdo, cordero, pavo (elija cortes grasosos).	Cárnicos procesados.
Grasas	Aceite de aguacate, aceite	Grasas trans (productos

	de oliva, aceite de canola, aceite de soya.	alimenticios de preparación industrializada)
Legumbres	Todas	Ninguna
Cereales	Todos, especialmente pan integral, pasta, arroz, avena.	Altamente refinados
Huevos	Enteros	
Pescados	Todos, especialmente salmón, sardinas, atún, pescado azul,	Preparación en forma de frituras
Dulces	Chocolate, mermeladas, dulces caseros.	Bollería y repostería industrializada

Elementos fisiológicos

Las dietas hipercalóricas, exceden el requerimiento energético corporal, creando un balance energético positivo activando la vía anabólica para la formación de masa grasa y masa muscular, tras lo cual, conseguir la ganancia de peso.

Ejemplo de Menú

Desayuno	Sándwich integral con queso, tomate y huevo. 1 manzana 1 taza de café con leche (entera).
Media mañana	Avena con trozos de frutas. 1 puñado de almendras
Comida	Albóndigas de res en salsa de tomate Puré de patatas Brócolis gratinados con queso parmesano y aceite de oliva 1 naranja
Merienda	Wrap de pollo con queso cheddar 1 barra de chocolate oscuro
Cena	Pastacon atún, aceitunas, maíz y tomates cherry.

	Ensalada de lechugas y zanahorias (aderezado con aceite de oliva)
	1 rebanada de sandía.
Merienda nocturna	Yogur con granola
	3 tostadas de pan integral con queso.

Otros aspectos a considerar

- ✓ Se puede añadir bebidas hipercalóricas en las comidas, especialmente en aquellas personas que pierden frecuentemente el apetito o que se sacian rápidamente.
- ✓ Considere indicar suplementos vitamínicos o minerales.
- ✓ Evaluar la presencia de trastornos alimenticios o comorbilidades que puedan estar involucradas al bajo peso y que podrían impedir la ganancia de peso.
- ✓ Sugiera incluir barras proteicas entre comidas.

Referencias bibliográficas

1. Krause. Dietoterapia. 14.aEdición.Capítulo 21.
2. Bray GA, Smith SR, de Jonge L, et al. Effect of dietary protein content on weight gain, energy expenditure, and body composition during overeating: a randomized controlled trial [published correction appears in JAMA. 2012 Mar 14;307(10):1028]. JAMA. 2012;307(1):47-55. doi:10.1001/jama.2011.1918

Capítulo 34. Dieta en la enfermedad celiaca

La enfermedad celíaca, es una enfermedad conocida desde el siglo I a. C., para luego recibir su primera descripción clínica oficial en el siglo XIX. La enfermedad consiste en la intolerancia de todos aquellos alimentos y bebidas que contengan la proteína conocida como gluten (trigo, avena, cebada, centeno). Por esta razón, la dieta en la enfermedad celiaca debe ser orientada hacia la restricción estricta de alimentos que lo contengan, enfatizando al paciente leer cuidadosamente la etiqueta nutricional de los productos alimenticios, para comprobar la ausencia de gluten entre los ingredientes.

Características generales

- ✓ Restricción absoluta de la ingesta de alimentos que contengan gluten para toda la vida.

Dirigida a: personas con enfermedad celiaca.

Guía de alimentos en base al gluten

Grupo de alimentos	Sin gluten (Aconsejados)	Con gluten (Desaconsejados/ verificar etiqueta)
Granos enteros	Quínoa, alforfón, tapioca, mijo, amaranto, arroz integral, arroz salvaje.	Trigo (todas sus variantes), centeno, triticale, cebada, avena (revisar etiqueta).
Frutas	Todas las naturales, naranja, plátanos, manzanas, bayas, peras, etcétera.	Frutas enlatadas, congeladas, secas, precortadas (revise etiqueta y verifique la ausencia de gluten).

Verduras	Todos frescos y naturales, cebollas, pepinos, maíz, patatas, etcétera.	Verduras enlatadas o empaquetadas (revise etiqueta).
Legumbres	Frijoles, guisantes, lentejas.	
Carnes	Todas las carnes y vísceras frescas, en conserva o congeladas al natural.	Sustitutos de carne, carnes procesados (salchichas, tocino, salami), revisar empaquetado.
Pescados	Todos frescos	Ninguno
Lácteos	Leche, queso, crema, yogur, nata, quesos curados, cuajadas,	Leche o yogures aromatizados, leche malteada, derivados de quesos, quesos para untar, preparados lácteos, helado (revisar etiqueta).
Grasas	Mantequilla, manteca, aceite de oliva, aceite de coco, aceites vegetales.	Aerosoles de cocina, aceites con sabores o añadidos.
Bebidas	Agua, jugo de fruta natural, infusiones, café, limonada, bebidas deportivas, carbonatadas, energéticas, vino, sidras.	Toda bebida con saborizantes o aditivos, licores destilados (whisky, ginebra, vodka), batidos prefabricados (revisar empaquetados), cervezas, bebidas de malta.
Condimentos	Aminoácidos de coco, vinagre blanco, vinagre de manzana.	Salsa de tomate y mostaza, aderezo para ensaladas, salsa para pastas, especias secas, salsa de barbacoa, salsa de soya, vinagre de arroz, adobos, cubitos o caldo de pollo (revisar etiqueta).

Elementos fisiopatológicos de la enfermedad

Las personas con la enfermedad celíaca, tienen intolerancia al gluten de forma permanente, lo cual ocasiona a su vez, una grave lesión en el interior de la mucosa del intestino delgado deteriorando la capacidad de absorción de los nutrientes, motivo por el cual detonan síntomas característicos de la enfermedad (diarrea, vómitos, retardo de crecimiento, entre otros).

Los factores etiopatogénicos, se asocian con factores ambientales y genéticos que operan como detonantes de la enfermedad.

El gluten es una proteína formada por 4 componentes principales, entre los cuales destaca las gliadinas, responsables de ocasionar la afección intestinal de la enfermedad celíaca.

Las teorías más destacadas que intentan explicar el mecanismo de la enfermedad, son:

- ✓ Deficiencia enzimática en el enterocito.
- ✓ Defecto de la membrana celular que modifica el comportamiento del gluten, permitiéndole actuar como lectina.
- ✓ Teoría inmunológica.

Ejemplo de Menú

Desayuno	Pan sin gluten con aceite y queso desnatado 1 pieza de fruta fresca 1 taza de café con leche desnatada
Comida	Ternera a la plancha con ensalada de lechuga. Patatas guisadas con puerros Pan sin gluten 1 vaso de jugo de naranja natural
Merienda	Yogur líquido 3 galletas sin gluten
Cena	Tortilla francesa de queso y tomates Estofado de guisantes Pan sin gluten 1 pieza de fruta fresca.

Referencias bibliográficas

1. Jordi Salas-Salvadó, et al. Nutrición y Dietética Clínica. 2da. Edición. Elsevier. Capítulo 28
2. Ortega, Requejo. Nutriguía, Manual de nutrición clínica. 2da. Edición. Editorial Médica Panamericana.Capítulo 17 (páginas 219 – 220).

Capítulo 35. Dieta de intolerancia a la lactosa

La intolerancia a la lactosa es un trastorno frecuente caracterizado por la mal absorción del disacárido conocido como lactosa, el cual se encuentra en los alimentos los lácteos. Se manifiesta tras el consumo de lactosa, presentando síntomas como la diarrea, dolor abdominal, hinchazón y flatulencias. Luego del destete, en aproximadamente el 75% de las personas, se reduce la síntesis de lactasa, estado denominado "lactasa no persistente", predominante en personas de origen latino, africano, asiático y nativos americanos. Esta enfermedad puede estar asociada a otros trastornos digestivos como el síndrome de intestino irritable.

Características generales

- ✓ Individualizar el consumo de lactosa en base al nivel de tolerancia del paciente a la lactosa, manteniendo el aporte nutricional de calcio empleando alternativas.
- ✓ Mejorar la calidad de vida, reduciendo los síntomas.

Indicaciones: persona con deficiencias de lactasa.

Grupo de alimentos	Alimentos permitidos	Alimentos desaconsejados
Lácteos	Leche sin lactosa, leche de soya, leche de almendras, quesos	Todos los lácteos y sus derivados

		fermentados.	
Proteína animal		Todas las carnes y pescados y mariscos frescos. Huevos	Preparaciones a base de leche. Algunos cárnicos preparados comercialmente: embutidos, salchichas, jamón de york (revisar etiquetas).
Grasa		Margarina vegetal (sin lácteos), manteca, mayonesa (sin leche), aceites vegetales, beicon.	Margarinas con leche, mantequilla, crema de leche.
Vegetales, frutas y legumbres		Todos frescos o congelados al natural.	Preparaciones a base de leche o lácteos, procesados con leche o lactosa.
Cereales		Todos: trigo, centeno, arroz, pan, entre otros.	Cereales comerciales preparados a base de lácteos (revisar etiquetas).
Dulces (postres, pasteles, galletas)		Gelatina, jalea, harinas y grasas.	Preparaciones a base de lácteos (pudines, helados, pasteles, magdalenas, galletas).
Bebidas		Infusiones, té, bebidas alcohólicas, refrescos.	Batidos o preparados a base de lácteos.
Condimentos		Vinagre, pimienta, especias, curry, mostaza, sal, entre otras.	Mayonesa (con leche). Revisar etiquetas.

Elementos fisiopatológicos y mecanismos de acción del patrón dietario

La intolerancia a la lactosa, se trata de un trastorno de mal absorción intestinal de lactosa, como consecuencia de la reducción de la actividad de la enzima disacaridasa intestinal conocida como lactasa. Esta deficiencia, puede ser el resultado secundario de enfermedades del intestino delgado como enteritis virales o enfermedad de Crohn, u ocurrir por causas congénitas. Al no ser digerida, la lactosa recorre todo el intestino, reteniendo agua por efecto osmótico. La flora bacteriana del colon, somete a la lactosa a un proceso de fermentación, elevando la producción de dióxido de carbono e hidrógeno y ácidos grasos, ocasionando síntomas característicos de la enfermedad (dolor cólico abdominal, meteorismo, diarrea).

La ausencia o la reducción de lactosa frena el desarrollo de síntomas y es útil como medida terapéutica.

Ejemplo de Menú

Desayuno	**Pan integral jamón con serrano** **1 vaso de jugo de fruta natural**
Comida	Pollo guisado con champiñón, zanahoria y patatas. Ensalada de brócoli. 1 kiwi.
Merienda	Yogur de soya fortificado con calcio Arándanos y copos de avena
Cena	Sardinas al ajillo horneadas Puré de calabaza Pan integral 1 pieza de fruta fresca

Otros aspectos a considerar

Para iniciar el tratamiento, considere emplear una dieta estricta sin lactosa, orientando al paciente al uso de ciertos alimentos con lactosa y evaluar la respuesta frente a ellos, añadir progresivamente otros alimentos hasta la aparición de los síntomas, a fin de conocer el nivel de tolerancia del paciente antes del desarrollo de los síntomas.

Incremente el consumo de alimentos altos en calcio alternativos a los lácteos (Ver tabla 27-1).

Considere indicar suplementos de calcio y vitamina D.

Referencias bibliográficas

1. Krause. Dietoterapia. 14.ª Edición. Capítulo 28.
2. Jordi Salas-Salvadó, et al. Nutrición y Dietética Clínica. 2da. Edición. Elsevier. Capítulo 19 (páginas 234 –239).
3. Ortega, Requejo. Nutriguía, Manual de nutrición clínica. 2da. Edición. Editorial Médica Panamericana. Capítulo 17 (páginas 220 – 221).

Capítulo 36. Dieta antinflamatoria

El equilibrio apropiado de los macronutrientes y ácidos grasos omega 6 y omega 3 en la dieta diaria, es capaz de modificar la expresión de los genes inflamatorios. La dieta antiinflamatoria, consiste en una dieta similar a la dieta mediterránea pero orientada principalmente como coadyuvante para el tratamiento de las enfermedades inflamatorias, incluida la artritis reumatoide.

Características generales

- ✓ Inclusión de alimentos frescos (tanto como sea posible).
- ✓ Mínima cantidad de alimentos procesados (incluyendo comida rápida).
- ✓ Mínima cantidad de azúcar (fructosa y sacarosa).
- ✓ Abundante cantidad de frutas (especialmente bayas).
- ✓ Abundante cantidad de verduras.
- ✓ Proteínas magras de fuente animal (pollo y pescado) y fuentes vegetales (legumbres y frutos secos).
- ✓ Ácidos grasos esenciales.
- ✓ Mayor cantidad de fibra dietética.

Dirigida a: trastornos como artritis reumatoide, enfermedad de las arterias coronarias, asma, Alzheimer, tiroiditis de

Hashimoto, psoriasis, colitis, LUPUS, síndrome metabólico, enfermedad de Crohn, entre otras.

Alimentos recomendados	Alimentos limitados	Alimentos desaconsejados
Vegetales: col rizada, coles de Bruselas, coliflor, brócoli, repollo, tomates, pimientos, verduras de hojas verdes, entre otros. Frutas: naranja, bayas (uvas, arándanos, cerezas, entre otros). Frutos secos: almendras, entre otros. Hierbas y especias antiinflamatorias: cúrcuma, fenogreco, canela, jengibre, curri, romero, té verde. Proteína animal: pescado (azul, atún, salmón) y pollo. Grasas: aceite de oliva. Fibra: cereales integrales, arroz integral, amaranto, quínoa, espelta. Legumbres: lentejas.	Chocolate oscuro. Bebidas: vino tinto. Vegetales: berenjenas. Alimentos con gluten.	Carbohidratos refinados (pan blanco, pasteles, entre otros). Alimentos fritos. Bebidas: sodas, endulzadas con azúcar, alcohol. Carne: rojas. Grasas: margarina, manteca de cerdo, manteca. Alimentos procesados.

Elementos fisiológicos

La dieta antiinflamatoria puede afectar los niveles de citocinas y la inflamación.

Los aceites de pescado rico en ácidos grasos omega-3, reducen las citocinas inflamatorias interleucina 6 y factor de necrosis tumoral alfa.

Las antocianinas encontradas en los extractos de algunas bayas (arándanos y moras), reducen las citocinas inflamatorias inducidas por dietas con alto contenido de grasas.

A través de la microbiota intestinal, los alimentos influyen de forma indirecta con la inflamación, y pueden conducir a un perfil inflamatorio específico.

Ejemplo de Menú antiinflamatorio

Desayuno	Tortilla (3 huevos) con champiñones (1 taza) 1 taza de brócoli Aceite de oliva. 1 taza de arándanos. Té verde.
Almuerzo	Atún a la plancha. Ensalada de vegetales de hojas verdes aderezada con aceite de oliva y frutos secos. 1 taza de frambuesas con yogurt griego natural. Té helado (sin azúcar).
Cena	Pollo al jengibre con coliflor, brócoli y batatas. 1 barra (de 30 gramos) de chocolate oscuro al 80% de cacao.

Referencias bibliográficas

1. Ricker, M.A. and Haas, W.C. (2017), Anti-Inflammatory Diet in Clinical Practice: A Review. Nutrition in Clinical Practice, 32: 318-325. doi:10.1177/0884533617700353
2. Krause. Dietoterapia. 14.a Edición. Editorial, Elsevier, 2017.
3. Zwickey, H., Horgan, A., Hanes, D., Schiffke, H., Moore, A., Wahbeh, H., Jordan, J., Ojeda, L., McMurry, M., Elmer, P., & Purnell, J. Q. (2019). Effect of the Anti-Inflammatory Diet in People with Diabetes and Pre-Diabetes: A Randomized Controlled Feeding Study. Journal of restorative medicine, 8(1), e20190107. https://doi.org/10.14200/jrm.2019.0107

Capítulo 37. Dieta y fenilcetonuria

Entre las hiperfenilalaninemias, la fenilcetonuria, es la más común de ellas. Las hiperfenilalaninemias son definidas como la elevación plasmática de fenilalanina por encima de 120 µmol/l, en ayunas.

La fenilcetonuria clásica, consiste en la actividad residual de la enzima fenilalanina hidroxilasa <1%, la medida terapéutica de elección se trata de restricción dietética de la fenilalanina.

Características generales

- ✓ Restricción dietética de alimentos con fenilalanina, de modo de obtener y mantener niveles <360 µmol/l en la infancia y menos de 600 µmol/l en el adulto.
- ✓ Balancear los requerimientos de proteínas a través del aporte de suplementos especiales (repartidos en 3 o 4 tomas).
- ✓ Individualizar el aporte calórico en función a la actividad diaria, incluyendo suplementos y fórmulas especiales que aporten aminoácidos (excepto fenilalanina), en caso de ser necesarios.

Dirigida a: personas con disminución de la actividad enzimática de la enzima fenilalanina hidroxilasa.

Contenido de fenilalanina en los alimentos

Grupo de alimentos	Contienen <50mg Aconsejados	Contienen >50mg Desaconsejados
Vegetales	50 gr: Brócoli, col de Bruselas, alcachofas, setas, champiñones. 300 gr: cebollas, nabos, tomates, pepinos, calabacín 200 gr: calabaza, zanahoria, judía verde, remolacha, achicoria. 100 gr: acelga, berenjenas, lechuga, apio, espárragos.	
Frutas	300 gr: cerezas, melocotón, albaricoques, arándanos, manzanas, uvas. 200 gr: grosella, frambuesa, kiwi, plátano, fresas, mandarinas. 100 gr: dátiles, ciruelas, higos.	
Proteínas animales		Carnes, pollos, huevos.
Cereales	500 gr: arroz, cereales, galletas, pan, pastas (bajo en proteínas). 300 gr: tapioca, maicena.	Taza de palomitas (250 gr), arroz cocido (40 gr).
Grasas	Aceite vegetal, mantequilla, margarinas, manteca, tocino.	
Lácteos	200 ml: sucedáneo de la leche. 50 gr: queso (bajo en proteínas).	30 ml: leche de vaca, fermentada, nata líquida, yogur. 10 gr: queso
Endulzantes y azúcares.	Azúcar, mermelada, miel.	100gr caramelos, golosinas. Aspartamo.
Frutos secos y chocolate	Chocolate (controlados o bajos en proteínas).	50 gr: chocolate negro, cacao en polvo, crema de avellanes. 30 gr: castañas, chocolate con leche.

Elementos fisiopatológicos y mecanismos de acción

En la fenilcetonuria, ocurre una deficiencia o inactivación de la enzima fenilalanina hidroxilasa, por lo tanto, esta no puede utilizar la fenilalanina para metabolizarla a tirosina, por lo tanto, la fenilalanina aumenta su concentración plasmática, mientras que desciende la concentración de tirosina.

Ejemplo de Menú

Desayuno	Pan especial con aceite y tomate. Berenjena rebozada. Fórmula de continuación adecuada Bocadillo de berenjena Sucedáneo de la leche
Comida	Hamburguesa de champiñones con lechuga y zanahoria. Pan bajo en calorías con aceite de oliva. Fórmula de continuación adecuada.
Merienda	Galletas bajas en proteínas Sucedáneo de leche Cerezas Formula de continuación adecuada
Cena	Tortilla especial de patatas fritas, harina baja en proteínas. Sucedáneo de leche y huevo Pan bajo en proteínas Lechuga con aceite de oliva. Fórmula de continuación adecuada Naranja

Otros aspectos a considerar

Requiere manejo por un equipo multidisciplinario entre el niño, los padres, el pediatra, el nutricionista, el psicólogo, personal de enfermería y trabajador social.

Referencias bibliográficas

1. Jordi Salas-Salvadó, et al. Nutrición y Dietética Clínica. 2da. Edición. Elsevier. Capítulo 29, páginas 300 a 305.
2. Krause. Dietoterapia. 14ª Edición. Capítulo 43.

Parte II. Nutrición y Metabolismo

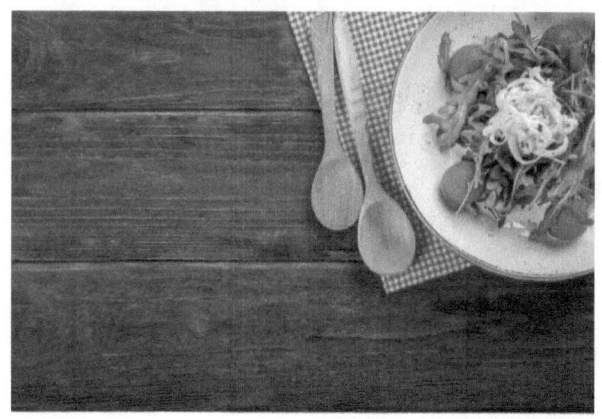

Capítulo 38. Disruptores endocrinos

Los disruptores endocrinos se tratan de sustancias exógenas capaces de ocasionar efectos adversos a la salud en un organismo o su descendencia, como consecuencia de cambios en la función endocrina, ejerciendo influencia sobre el crecimiento y el desarrollo, incluyendo el desarrollo sexual.

Son definidos por la Enviromental Protection Agency de los Estados Unidos, como "compuestos exógenos que interfieren con la síntesis, liberación (o secreción), transporte, metabolismo, unión o eliminación de hormonas que se encuentran naturalmente en el organismo y las cuales son responsables de llevar a cabo procesos de homeostasis, reproducción y desarrollo".

Clasificación de los disruptores endocrinos

Naturales	Disolventes y lubricantes industriales	Plásticos, plastificantes	Pesticidas, organoclorados, fungicidas	Metales	Farmacéuticos
Fitoestrógenos: Soya, alfalfa, trébol.	Bifenilos policlorinados (PCBs), PBB, dioxinas	Ftatos, Bisfenol A.	Metoxiclor, vinclozolin, clorpirifos, DTT.	Arsénico, uranio, mercurio, cadmio, plomo.	Dietilestilbestrol (DES).

Datos

Existe alrededor de 11 millones de compuestos químicos distribuidos alrededor del mundo, que actúan como disruptores endocrinos. Al menos 13.000 de ellas son producidas en grandes cantidades.

Mecanismos de la disrupción endocrina

Los disruptores endocrinos tienen la capacidad de alterar el equilibrio hormonal, debido a su interacción con los elementos hormonales, ya que son capaces de:

- ✓ Ocasionar reacciones antagónicas a la acción de las hormonas.
- ✓ Simular o mimetizar la acción hormonal confundiendo al receptor hormonal en las células.
- ✓ Regular los valores de los receptores hormonales correspondientes.
- ✓ Modificar el patrón normal en la síntesis, transporte y metabolismo de las hormonas.

Comportamiento de los dirsruptores en el hombre

De acuerdo a la edad a la que se produce la exposición las consecuencias serán diferentes. Los disruptores tienen efectos diferentes en los embriones, en el feto, en la edad perinatal y en el adulto.

Las manifestaciones de los efectos disruptores son más frecuentes en la descendencia que en el progenitor que fue expuesto al contaminante. La transmisión parece realizarse principalmente a través de la línea germinal en lugar de la genómica.

La proporción de la dosis de exposición al disruptor, puede ocasionar efectos diferentes. En ocasiones, a menor dosis produce manifestaciones mayores en comparación a dosis elevadas.

La etapa de desarrollo en la cual se produzca la exposición, determina la gravedad y el carácter en la manifestación del disruptor.

El periodo embrionario constituye la etapa más crítica de exposición a los disruptores; no obstante, las manifestaciones pueden no ser evidentes sino hasta la madurez del individuo.

Los distintos disruptores, pueden tener efectos diferentes y ocasionar efectos conjuntos, sinérgicos o aditivos conforme se realice la exposición.

Efectos de disruptores sobre la salud humana

Las sospechas de los efectos de los disruptores, no han sido apropiadamente estudiadas, sin embargo, existen efectos documentados frente al efecto de ciertos disruptores en la salud humana.

Efecto de los disruptores	Característica de la manifestación
Alteración de la salud reproductiva	Reducción de la calidad del esperma Aumento de la incidencia de hipospadias, criptorquidismo, entre otros trastornos del desarrollo del aparato genitourinario.

	Incremento de trastornos del desarrollo sexual y patologías dependientes de hormonas (ejemplo endometriosis). Incremento de la incidencia de tumores en los órganos sexuales (próstata, testículos, útero, mamas, ovarios).
Trastornos gestacionales	Aumento de la frecuencia de abortos. Bajo peso al nacer Malformaciones congénitas.
Trastornos neurológicos	Alteraciones en el desarrollo del sistema nervioso central. Problemas de aprendizaje y concentración.
Desequilibrios hormonales	Alteración de los valores de las hormonas sexuales y tiroideas.
Efectos neuroendocrinos	Intervienen en los sistemas neuroendocrinas en la regulación de la tiroides, la reproducción, el estrés, el crecimiento, y la lactancia. (Evidencia en modelos animales).
Efecto relacional de sexos	Incremento de nacimiento de niñas (Exposición a compuestos xenoestrogénicos probable).
Trastornos metabólicos	Incremento de la obesidad y la diabetes mellitus tipo 2.

Sustancias químicas con efectos disruptores en el sistema endocrino

Disruptores	Uso	Vía de Exposición	Efecto sobre la salud
Dioxinas	Derivado de procesos industriales con la fabricación de plaguicidas, cloro, reciclado de metales, blanqueo de pulpa de papel	Alimentos contaminados	Cancerígenos, alteraciones hormonales graves, trastornos en piel, trastornos reproductivos, inmunotoxicidad, neurotoxicidad, trastornos reproductivos,

			teratogenicidad
Furanos	Derivado de procesos industriales similares a la dioxina	Alimentos contaminados (especialmente carnes y lácteos)	Cancerígenos, alteraciones hormonales graves, trastornos en piel, trastornos reproductivos, inmunotoxicidad, neurotoxicidad, trastornos reproductivos, teratogenicidad
Bifenilos policlorinados (PCBs)	Aplicaciones industriales	Pescados grasos y salmones de piscifactorías	Trastornos funcionales de hormonas tiroideas, interferencia de la síntesis de esteroides gonadales y adrenales (trastornos de crecimiento y desarrollo), incremento de la obesidad infantil y riesgo de diabetes mellitus tipo 2
Bifenilos polibromados (PBB)	Reducción de inflamabilidad o retardo de propagación del fuego	Encontrados en plásticos, textiles, circuitos eléctricos (entre otros)	Trastornos de piel, cabello, acné. Carácter tóxico y bioacumulativo, pueden transmitirse a través de la leche materna. No se cuenta con suficiente investigación sobre su efecto en la salud
Plaguicidas (DDT y otros	Pesticidas y Plaguicidas	Medioambiental, alimentos contaminados	Defectos morfológicos de espermatozoides, disminución del porcentaje de los espermatozoides móviles, defectos genéticos, probable relación con el desarrollo de tumores adrenocorticales
Ftalatos	Añade flexibilidad a los plásticos	Objetos (juguetes infantiles, cosméticos, suelos, productos de belleza, envases de alimentos, plásticos, agua potable, polvo, peces y animales de consumo	Actividad antiandrogénica y posible acción estrogénica, altera el desarrollo endocrino y del sistema reproductivo (niños y fetos)
Alquifenoles	Antioxidantes para	Objetos de	Disrupción endocrina,

201

	hacer estables los plásticos y reduce fragilidad	poliestireno modificado, cloruro de polivinilo, y productos de degradación de los detergentes	alteración en el sistema inmunológico ocasionando trastornos en leucocitos
Bisfenol-A	Utilizado para la fabricación comercial	Empastes dentales, resinas epoxi (contenedores metálicos y latas para evitar óxido), biberones, tuberías de aire acondicionado, plásticos con policarbonato	Efecto acumulativo, mayor prevalencia de enfermedad cardiovascular, diabetes mellitus, trastornos de enzimas hepáticas, alteración hormonal de adiponectina (suprime liberación), aumenta riesgo de obesidad

Referencias bibliográficas

1. Dorantes y Martínez. Endocrinología clínica 5ta edición, Editorial El Manual moderno 2016. Capítulo 75 (páginas 798 a 805).
2. Eisenbarth GS, Polonsky KS,et al: Williams Textbook of Endocrinology. 13th ed. Philadelphia, Pa: Saunders Elsevier; 2017. Capítulo 23.

Capítulo 39. Hormonas, ejercicios y atletas

El sistema endocrino es grandemente influenciado por la actividad física, modulando la síntesis y secreción de un conjunto de hormonas. A través del sistema endocrino y neuroendocrino, la actividad física y el ejercicio afectan a la mayoría de los órganos y sistemas corporales.

Factores que afectan las respuestas endocrinas a la actividad física

Intensidad del ejercicio.
Duración del ejercicio.
Modo.
Edad del individuo.
Sexo.
Nivel de condición física individual.
Factores ambientales.
Factores psicológicos.

Rendimiento atlético y sus efectos sobre los sistemas hormonales

Catecolaminas y el ejercicio físico

Norepinefrina	Epinefrina
Puede aumentar desde su nivel en reposo de 1.2 a 3.0nmol/L hasta niveles tan elevados como 12.0	Pueden incrementarse desde su concentración en reposo de 380 a 655 pmol/L hasta 3300 pmol/L

nmol/L. El ejercicio moderado incrementa significativamente la norepinefrina.	con el ejercicio. El ejercicio moderado ocasiona tan solo un cambio mínimo.

Ambas se incrementan progresivamente con el ejercicio, a medida que se intensifica la carga de trabajo.
Luego del ejercicio los niveles plasmáticos de catecolamina regresan a sus valores en reposo en tan solo minutos.
El ejercicio leve o gradual, altera poco o nada las concentraciones de catecolaminas.
El ejercicio intenso o prolongado, así como el ejercicio máximo agudo de corta duración pueden ocasionar el aumento significativo conjunto de las catecolaminas.
La combinación de desafíos físicos y mentales, ocasiona una respuesta exacerbada de las catecolaminas.

Adaptaciones corporales mediadas por las catecolaminas en reposo y el ejercicio

Ajuste cardiovascular y respiratorio.
Movilización y utilización de sustratos.
Redistribución de la circulación a músculos activos y la piel para mejorar la sudoración y pérdida de calor.
Median mejor rendimiento mental a través del ejercicio.

Sistema de homeostasis líquida-vasopresina-renina-angiotensina-aldosterona

La tasa de pérdida de líquidos por sudoración, puede alcanzar los 1500 ml/hora.
La sed es el mecanismo mediante el cual se sustituye la perdida de líquidos con la posterior ingesta de líquidos.
El mantenimiento de la homeostasis de los líquidos y los electrolitos durante el ejercicio está controlado por:
La acción de la arginina vasopresina (AVP).

> Péptidos natriuréticos.
> Eje renina-angiotensina-aldosterona (RAA).
> Catecolaminas.

Arginina vasopresina (AVP):

Se incrementa durante el ejercicio hasta 24 pg/ml.

La elevación de sus niveles persiste hasta 60 minutos después del ejercicio.

El incremento de la osmolalidad plasmática y la disminución del volumen sanguíneo, estimula el aumento de la AVP durante el ejercicio.

La respuesta de la vasopresina, puede estar afectada por el comienzo del metabolismo anaeróbico (relacionado al incremento del cortisol y la hormona adrenocorticotrópica).

Péptido natriurético auricular (ANP).

ANP se incrementa con el ejercicio en una respuesta lineal.

Los ejercicios prolongados ocasionan un incremento inicial del ANP con una caída posterior y luego una segunda elevación, la cual persiste hasta finalizado el ejercicio.

El aumento de sus concentraciones séricas, parece estar asociado al estiramiento de la aurícula, como resultado al cambio de volumen y estímulo neurológico.

Péptido natriurético cerebral (BNP).

Su respuesta se encuentra modulada debido a la ingesta de sodio, así como al estado de hidratación y a la hipoxia.

Los sujetos normales o suelen presentar aumento del BNP en respuesta del ejercicio agudo, a excepción de condiciones que involucren gran altitud/hipoxia.

Se incrementa con ejercicios de larga duración, por ejemplo, ultra maratones de 100 km.

Sistema renina-angiotensina- aldosterona

Responde al ejercicio intenso con un incremento de la actividad significativo.

La actividad de la renina plasmática (ARP), se incrementa después del ejercicio.

El incremento de ARP ocurre en cargas de trabajo submáximas mayores al 60 o al 70%.

Aumento concomitante de la angiotensina II (AII), el cual interviene en el aumento de la aldosterona hasta 250 a 3300 pmol/L.

La ingesta de agua puede regular la permanencia del nivel elevado de aldosterona durante días, luego del ejercicio.

ARP se reduce después del entrenamiento físico.

Eje hipotálamo-pituitario-adrenal (HPA)

Beneficios de los glucocorticoides durante el ejercicio:

Aumento de la disponibilidad de sustratos metabólicos para la necesidad de energía muscular.
Mantenimiento de la integridad vascular normal.
Mantenimiento de la capacidad de respuesta protegiendo al organismo

> de una reacción exagerada por parte del sistema inmunológico frente al daño muscular ocasionado por el ejercicio.

En el ejercicio agudo, el eje hipotálamo-pituitario-adrenal (HPA), reacciona frente a diversos estímulos, los cuales demuestran funciones reguladoras e integradoras del eje HPA:

- ✓ Señales homeostáticas circulantes (glucosa, ANP y leptina).
- ✓ Señales inflamatorias (interleucina1, factor de necrosis tumoral alfa e interleucina 6).
- ✓ Señales homeostáticas neuronales (estimulación de quimiorreceptores, osmorreceptores y baroreceptores).

Respuestas al ejercicio de resistencia	*Factores principales que modulan la respuesta del eje HPA frente al ejercicio de resistencia:* Intensidad: intensidad mínima de un ejercicio para estimular una respuesta de cortisol por parte del eje HPA es de 60% de la absorción máxima del oxígeno (VO_2max), así como un incremento lineal entre la intensidad del ejercicio y el incremento del cortisol sérico. Para los ejercicios superiores al 60% de la absorción máxima de oxígeno. Duración del ejercicio: ACTH y el cortisol, pueden incrementar en umbral de duración aproximado a 90 minutos de ejercicio al 40% de la absorción máxima de oxígeno. Las personas con entrenamiento de resistencia, suelen presentar una reducción en la sensibilidad pituitaria a la retroalimentación negativa a glucocorticoides.
Respuestas al ejercicio	Los ejercicios de resistencia (fuerza), representan un estímulo potente para el eje HPA.

de resistencia (fuerza)	Aumentan de forma aguda la secreción de cortisol. *Factores principales que modulan la respuesta del eje HPA:* Intensidad. Volumen (Series x repeticiones x intensidad) del ejercicio. Los protocolos de resistencia con intensidad de moderada a alta, y de alto volumen, que además estresan mayor cantidad de masa muscular y emplean intervalos de descanso breves, ocasionan mayor incremento de ACTH y cortisol sérico.

Mineralocorticoides

RAA responde al ejercicio intenso.

El nivel de la actividad de la renina plasmática se incrementa después del ejercicio.

La aldosterona sérica, puede persistir en valores elevados incluso días después del final del ejercicio (depende de la ingesta de agua y sodio).

Eje hipotalámico-pituitario-gonadal

Eje gonadal masculino	Eje gonadal femenino
El efecto de la actividad física varía de acuerdo a la intensidad y duración de la actividad, estado nutricional-metabólico y condición física del sujeto. Los ejercicios cortos e intensos, incrementan niveles de testosterona sérica. Los ejercicios prolongados	Las concentraciones hormonales basales, pueden representar las diferencias en las respuestas entre los sexos. Después de episodios de entrenamiento de resistencia y fuerza en mujeres, se incrementan los niveles totales de testosterona. Inmediatamente después del ejercicio, se incrementan los niveles de estradiol

disminuyen la testosterona sérica. La respuesta de la testosterona se incrementa al aumentar la carga de la actividad física. El incremento de testosterona sérica asociada a ejercicio físico, no se encuentra medado por la LH. La leptina (hormona liberada por adipocitos), reduce sus concentraciones séricas frente al ejercicio agudo y crónico. El nivel de grelina se incrementa en el ejercicio agudo y crónico. El efecto del entrenamiento intenso sobre la fertilidad masculina es actualmente controvertido.	(aparente responsable de un incremento en la oxidación de lípidos y menos carbohidratos, parece ejercer un efecto protector sobre los músculos durante el estrés de la actividad física). El ejercicio regular de alta intensidad, puede ocasionar alteraciones menstruales (oligomenorrea, retraso de menarquia, amenorrea y defectos de la fase lútea). En las atletas femeninas se ha observado trastornos reproductivos inducidos un balance energético negativo, el cual deteriora la función reproductiva normal. Síndrome de adaptación general (hipertrofia de glándulas adrenales, encogimiento hepático, cese del crecimiento y lactancia, pérdida del tono muscular, desaparición del tejido adiposo, descenso de la temperatura corporal). En las atletas femeninas, la baja disponibilidad de energía, compone la *tríada de la atleta femenina*, la cual corresponde a la interrelación de la reducción de la disponibilidad de energía, bloqueo posterior del eje HPG el cual conduce a irregularidad menstrual y reducción de la masa mineral ósea.

Otros sistemas hormonales y el efecto del ejercicio

Hormona o sistema	Detalles
Prolactina	Los niveles séricos de la prolactina, muestran un incremento durante el ejercicio. El incremento de la prolactina, parece ser proporcional a la intensidad del ejercicio realizado
Eje GH / IGF1	Los niveles de la hormona del crecimiento (GH), se incrementan durante el ejercicio, siendo este el estímulo fisiológico más potente para la liberación de GH. *Factores involucrados para la liberación de GH durante el ejercicio:* Duración e intensidad de la sesión de ejercicio. Nivel de condición física del individuo que realiza la actividad física. Refractariedad de las células somatotropas de la hipófisis a los estímulos del ejercicio. Otros factores ambientales.
Eje hipotálamo-hipófisis-tiroides	El ejercicio incremental a corto plazo (menos de 20 minutos), incrementa la TSH sérica, con un umbral de intensidad crítica alrededor del 50% o más de VO_2max. T4 y T3, no se ven afectadas inmediatamente a pesar de elevación de TSH. No obstante, pueden incrementar luego del ejercicio.
Metabolismo de insulina y glucosa	En personas sanas, no se observa con frecuencia alteraciones significativas en los niveles de glucemia durante el ejercicio, a pesar del incremento de la utilización de glucosa por parte del músculo esquelético. El entrenamiento, induce una disminución de las concentraciones de la insulina basal. Mejora la sensibilidad a la insulina y reduce las concentraciones de la glucemia promedio.

Referencias bibliográficas

1. Shlomo Melmed, Richard J. Auchus, Allison B. Goldfine, Ronald J. Kowning, Clifford Rosen. Williams Textbook of Endocrinology 14Th edition. ELSEVIER, 2020.
2. Sellami, M., Bragazzi, N. L., Slimani, M., Hayes, L., Jabbour, G., De Giorgio, A., & Dugué, B. (2019). The Effect of Exercise on Gluco regulatory Hormones: A Counter measure to Human Aging: Insights from a ComprehensiveReviewoftheLiterature. International journal of environmental research and public health, 16(10), 1709. https://doi.org/10.3390/ijerph16101709.
3. Hackney, A. C., &Walz, E. A. (2013). Hormonal adaptation and the stress of exercise training: the role of glucocorticoids. Trends in sport sciences, 20(4), 165–171.

Capítulo 40. Nutrición preconcepcional y gestacional

La nutrición apropiada juega un papel fundamental en la salud reproductiva. Tanto en la etapa preconcepcional como durante el embarazo, la nutrición influye en los resultados reproductivos.

En Estados Unidos, alrededor del 12% de las parejas tienen problemas de fertilidad, y una de las causas de esto es el índice de masa corporal (IMC) fuera del rango de normalidad. Por ejemplo, las mujeres con IMC < 20 Kg/m², tienen un riesgo mayor de infertilidad, mientras que aquellas con sobrepeso u obesidad, frecuentemente tienen subfertilidad.

Por otro lado, es indiscutible el papel fundamental que juega la nutrición adecuada durante el embarazo y cómo esta influye directamente sobre los resultados maternos y del recién nacido.

Efectos de la nutrición en el periodo preconcepcional

Deficiencia de vitamina D	En mujeres se asocia con: Resistencia a la insulina. Síndrome de ovarios poliquísticos (SOPQ). En hombres: Reducción de calidad del esperma. Niveles inferiores de testosterona.

Consumo de calcio	En hombres: Importante para la espermatogenia, motilidad espermática, hiperactivación y reacciones del acrosoma.
Estrés oxidativo	En hombres: Asociado a trastornos de espermatogenia. Recomendación: consumo de alimentos ricos en antioxidantes.
Toxinas (alcohol, tabaco, cigarrillo electrónico, drogas de abuso)	En mujeres: Estudios in vitro, muestran la reducción del crecimiento y función placentaria tras la exposición elevada de toxinas en la primera etapa del embarazo. Abortos. Trastornos de desarrollo. En hombres: Lesión de ADN del esperma (tabaquismo). Incrementa riesgo de leucemia en el hijo (tabaquismo). Disminución de la calidad del semen, reducción de la concentración del recuento espermático y alteraciones morfológicas del espermatozoide (alcoholismo). Alteraciones en la concentración de testosterona y globulina fijadora sexual (alcoholismo).

Nutrientes importantes durante el periodo preconcepcional

El proceso de la concepción, involucra un conjunto de fenómenos endocrinológicos complejos, en los cuales el esperma sano fertiliza un óvulo saludable dentro de las primeras 24 horas luego de la ovulación. Los nutrientes incorporados con la alimentación, influyen sobre el desarrollo embrionario de la siguiente manera:

Función y sistema	Nutrientes
Embriogenia	Zinc, ácido fólico, vitaminas A, B6 y B12.
Inflamación y sistema inmune	Ácidos grasos, zinc, vitaminas A y D.
Estrés oxidativo	Ácido fólico, vitaminas C, E, B6 y B12.
Sistema nervioso y encéfalo	Selenio, cobre, zinc, yodo, ácido fólico, hierro, vitaminas A, B6, B12 y proteínas.
Función y estructura placentaria	Folato, omega-3, cobre, zinc, selenio, hierro, vitaminas ", C y B12.

Parejas con infertilidad, pueden verse beneficiadas por estrategias nutricionales orientadas a mejorar la salud reproductiva (Ver capítulo 30).

Recomendaciones nutricionales en el embarazo

Una alimentación equilibrada y variada, promueve el equilibrio de nutrientes en las mujeres embarazadas. El patrón nutricional debe estar orientado a cubrir los requerimientos nutricionales diarios. Algunas recomendaciones nutricionales incluyen:

- ✓ Promueva el consumo de frutas y vegetales crudos como fuente de folatos.
- ✓ Debe incluirse aporte extra de leche y lácteos en la dieta como fuente de calcio (incluya 3 o 4 raciones por día.
- ✓ Incluya porciones recomendadas por grupo de alimentos en la Dieta del plato saludable (Ver capítulo 4).

De acuerdo con El Instituto de Medicina de los Estados Unidos, para prevenir y reducir náuseas y vómitos constantes, se aconseja a la embarazada a tomar comidas frecuentes, poco abundantes y baja en grasa y especias. Antes de levantarse de la cama, sugiera comer una tostada, cereales o galletas para reducir las náuseas, evite beber agua o jugos cítricos en ayunas.

Tomar comidas lentamente, reduce significativamente la pirosis postprandial, indique evitar acostarse dentro de las 2 primeras horas luego de comer.

El aumento de fibra y líquidos en la dieta, ayudará a reducir el estreñimiento.

Debe suspenderse el consumo de alcohol durante el embarazo.

Requerimiento diario de nutrientes en el embarazo

Nutriente	Aporte/día
Calorías añadidas a las basales:	340 a 452 kcal extra.
Proteínas:	proteínas basales + 0,3 gr/kg peso/día
Grasa	Consumo regular para la edad
Ácido linoleico:	13 gr.
Ácido α-linolénico:	1,4 gr
Carbohidratos:	175 gr
Fibra:	28 gr
Agua	3 litros
Vitamina A:	750 a 770 µg
Tiamina:	1,4 mg
Riboflavina:	1,4 mg.
Niacina:	18 mg
Vitamina B6:	1,9 mg

Folato:	600 µg
Vitamina B12:	2,6 µg
Ácido pantoténico:	6 mg
Biotina	30µg
Colina	450 mg
Vitamina C	80 a 85 mg
Vitamina D	15 µg
Vitamina E	15 µg
Vitamina K	75 a 90 µg
Calcio	1000 a 1.300 mg
Cloruro	2,3 mg
Cromo	29 a 30 µg
Cobre	1 mg
Fluoruro	3mg
Yodo	220 µg
Hierro	27 mg
Magnesio	350 a 400 mg
Manganeso	2 mg
Molibdeno	50 µg
Fósforo	700 a 1250 mg
Potasio	4,7 gr
Selenio	60 µg
Sodio	1,5 gr
Zinc	11 a 12 mg

Ejemplo de menú en el embarazo

Desayuno	1 taza de leche semidesnatada
	30 gr de cereales de desayuno
Media mañana	3 rebanadas de pan
	60 gr de queso fresco
	1 manzana
Comida	120 gr de pollo a la plancha.
	Ensalada de lechuga, tomate, zanahoria y cebolla.
	Espaguetis con perejil y ajo.
	30 gr de pan

	2 cucharadas de aceite de oliva
Merienda	1 vaso de leche semidesnatada
	1 cucharadita de azúcar.
Cena	130 gr de merluza a la plancha
	200 gr de patata hervida
	200 gr de judías verdes hervidas
	1 yogur natural desnatado
	1 cucharadita de azúcar
	2 cucharaditas de aceite de oliva

Otras recomendaciones:

Considere indicar suplementación nutricional durante el período preconcepcional.

La embarazada debe ser atendida por un equipo multidisciplinario. Indique suplementación nutricional:

- ✓ Hierro 40 a 60 mg/día.
- ✓ Ácido fólico 4,0 mg/día.

Referencia bibliográfica

1. Krause. Dietoterapia. 14.ª Edición. Capítulo 15.
2. Jordi Salas-Salvadó, et al. Nutrición y Dietética Clínica. 2da. Edición. Elsevier. Capítulo 10 (páginas 134 a 140).

Capítulo 41. Niño con delgadez

Los factores que alteran los aspectos antropométricos y ocasionan retraso del desarrollo, pérdida de peso y ausencia del aumento de peso, pueden estar siendo ocasionadas por distintos factores.

Entre las causas que pueden ocasionar un niño con delgadez, incluyen la falta de apetito, presencia de una enfermedad aguda o crónica, dietas restringidas, ausencia de comidas, problemas alimenticios o negligencia parental

Recomendaciones para la evaluación de índice de masa corporal (IMC), de acuerdo a la edad y sexo

- ✓ Entre 0 a 2 años: se utilizan tablas antropométricas de la OMS.
- ✓ Mayor a 2 años: utilice tablas antropométricas de los CDC.
- ✓ Considere factores genéticos determinantes en la constitución física.

Recomendaciones para la nutrición de niños con delgadez

- ✓ Emplee un equipo interdisciplinario para la apropiada valoración e intervenciones dietéticas y tratamientos.

- ✓ Evalúe el cumplimiento adecuado del aporte nutricional de calorías y nutrientes, y otras recomendaciones generales en base a la Dieta del plato saludable (ver capítulo 4).
- ✓ Promueva la regularidad del aumento de frecuencia de comidas y tentempiés (no abundantes), empleando alimentos ricos en nutrientes, apropiados para el correcto desarrollo del niño.
- ✓ Oriente a las familias sobre la recepción de apoyo para el desenvolvimiento de las interacciones positivas entre el niño y el progenitor, delimitar el respeto a la división de responsabilidades en la alimentación.
- ✓ Evite coaccionar al niño para que este pueda comer.
- ✓ Evalúe cuidadosamente el grado de desnutrición, en caso de malnutrición grave, considere emplear intervenciones planificadas con cuidado para la reposición nutricional, así como el seguimiento estrecho para evitar el síndrome de realimentación.
- ✓ Incremente el consumo de fibra y agua en la dieta del niño mediante alimentos como legumbres, frutas (especialmente deshidratadas, vegetales, cereales para el desayuno, ricos en fibra, panecillos de salvado, entre otros.

Elementos de la fisiología y mecanismo de acción

Las comidas frecuentes y ricas en nutrientes, permiten aprovechar al máximo la capacidad estomacal menor del niño, de modo que pueda otorgar estructura y predictibilidad al entorno en relación con la alimentación.

El estreñimiento crónico, reduce el apetito en los niños, un apropiado aporte de fibra y agua, mejora el tránsito intestinal.

Tabla de percentiles de IMC de la OMS para niños y niñas <2 años

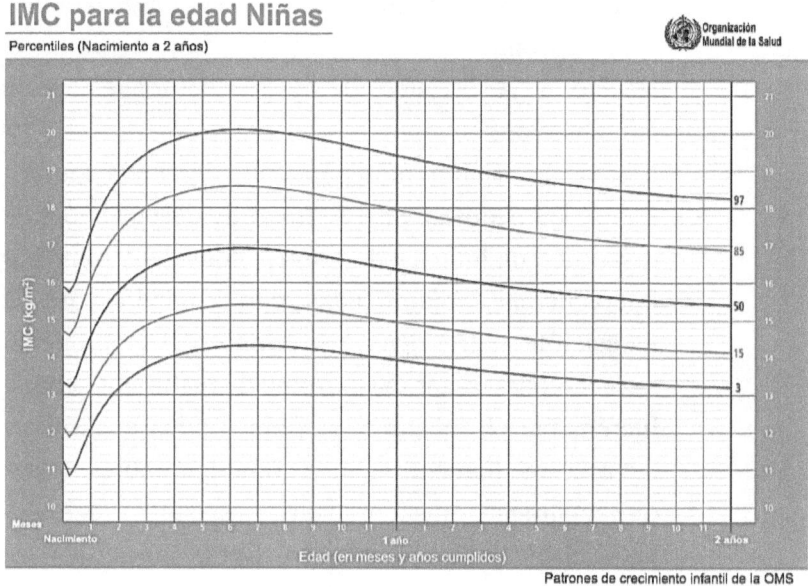

Patrones de crecimiento infantil de la OMS

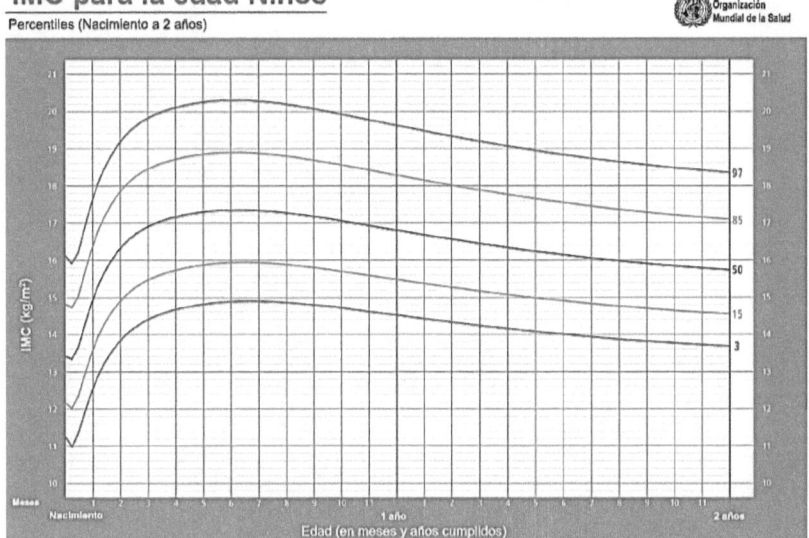

Tablas 38-1. Tabla de percentiles IMC para niñas y niños<2 años.

Tablas de percentiles de IMC de los CDC para niños y niñas >2 años

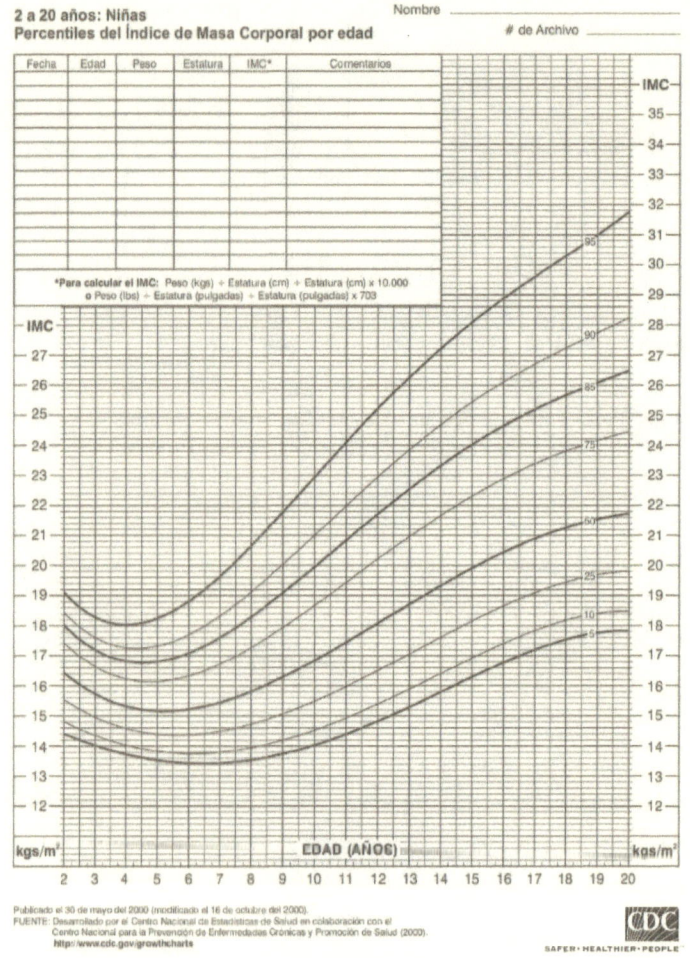

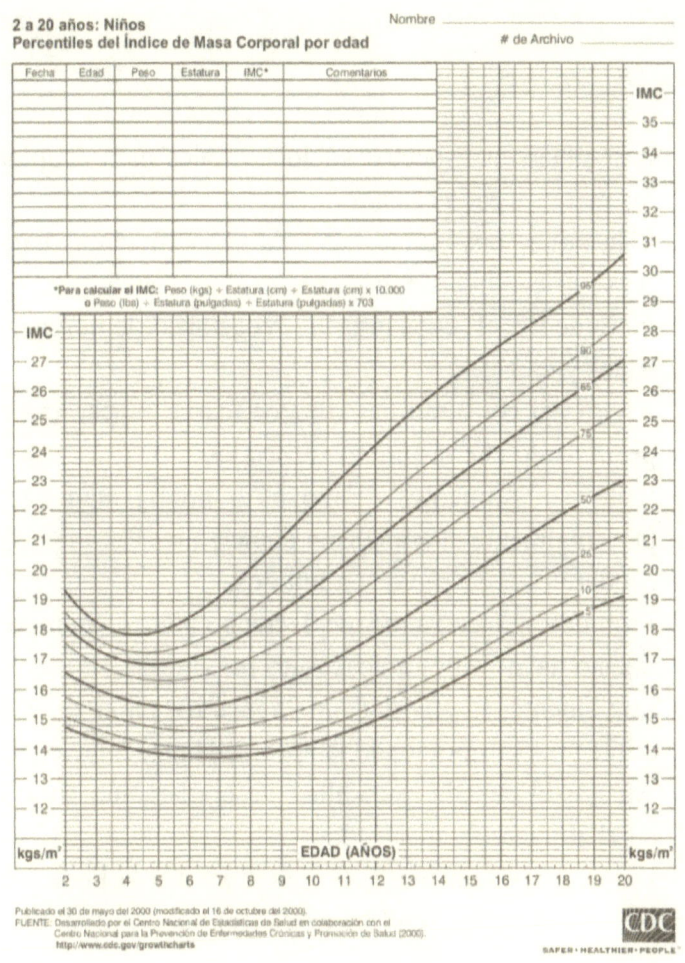

Tablas 38-2. Tabla de percentiles IMC para niñas y niños

Aspectos a considerar para confección de dietas infantiles

- Individualizar aspectos socioculturales para adaptar los menús a cada caso.
- Planifique una dieta variada y suficiente para prevenir carencias nutricionales.
- Incremente el consumo de vegetales, legumbres, frutas y cereales.
- Alterne el consumo de cárnicos (carne y pescados), priorizando el consumo de pescados.
- Incluya alimentos nuevos progresivamente, principalmente al empezar a comer.
- Modere el consumo de embutidos.
- Promueva el consumo de lácteos enteros (siempre que no haya contraindicaciones para ello).
- Implemente creatividad en la planificación de los alimentos, promoviendo la apropiada presentación.
- Aliente el uso de bocadillos de preparación casera en el almuerzo y meriendas.
- Limite el consumo de pastelería, bollería y chocolates altos en azúcares refinados y grasas saturadas.

Referencia bibliográfica

1. Jordi Salas-Salvadó, et al. Nutrición y Dietética Clínica. 2da. Edición. Elsevier. Capítulo 9. Dieta durante la infancia y la adolescencia.

2. Krause. Dietoterapia. 14.a Edición. Capítulo 17. Nutrición en la infancia.
3. Departamento de Salud y Servicios Humanos de EE. UU. Centros para el Control y la Prevención de Enfermedades, Centro Nacional de Estadísticas de Salud.
https://www.cdc.gov/growthcharts/clinical_charts.htm#Set1

Capítulo 42. Delgadez extrema

Atendiendo la creciente demanda del tratamiento del sobrepeso y la obesidad, la delgadez extrema, por el contrario, parece haber sido opacada y en ocasiones ignorada la necesidad terapéutica al respecto.

La delgadez extrema constituye en un signo desnutrición, y en ocasiones puede ser la manifestación de enfermedades subyacentes que promuevan la pérdida de peso involuntaria. Los pacientes con delgadez extrema, no deben pasar desapercibidos.

Definición

La delgadez extrema o peso insuficiente, se define como la reducción entre el 15 al 20% de los valores de referencia aceptados como peso normal. El índice de masa corporal (IMC) <18,5 se clasifica como un IMC bajo y está asociado a mayor riesgo de mortalidad en comparación las personas con IMC dentro de parámetros normales (18,5 a 24,9).

La nutrición deficiente ocasiona deficiencia funcional en las glándulas suprarrenales, hipófisis, glándula tiroidea y gónadas.

Por el contrario, la delgadez constitucional, se presenta en un individuo sano, sin patologías de base o trastornos alimenticios, quien recibe un aporte adecuado de nutrientes, sin embargo, su constitución corporal es leptosómica.

Etiología de la delgadez extrema

Nutricional	Ingesta oral deficiente de alimentos sólidos.
	Ingesta de bebidas insuficientes (no compensan gasto por pérdidas en actividad).
Actividad física	Entrenamiento deportivo compulsivo
	Trabajo físico excesivo.
Trastornos digestivos	Alteración en la capacidad de absorber y metabolizar los alimentos consumidos.
Enfermedad subyacente (que ocasione el aumento de la velocidad del metabolismo y los requerimientos energéticos)	Hipertiroidismo Cáncer Síndrome de inmunodeficiencia adquirida (SIDA).
Incremento de gasto energético	Aumento prolongado de estrés psicológico o emocional.

Diagnóstico de malnutrición en la delgadez

Realizar exámenes hematológicos, orientan acerca del estado nutricional del paciente y las posibles causas del estado de delgadez extrema.

Indicador	Resultado en la malnutrición
Colesterol total	< 200 mg/dl o 5,2 mmol/l
Leucocitos	>5-10 × 109/l o 5.000 a 10.000/mm3
Neutrófilos	Neutropenia

Examen físico en la delgadez extrema

El estudio antropométrico de la composición corporal en el paciente con delgadez extrema, es imprescindible para determinar la presencia de desnutrición grave.

Evaluación de la pérdida de grasa subcutánea

Región	Buena nutrición	Desnutrición leve a moderada	Desnutrición grave
R. Orbital	Evidencia de depósitos grasos prominentes (ligeramente)	Presencia de ojeras ligeramente oscuras. Mirada ligeramente vacía.	Mirada vacía. Ojeras oscuras. Piel suelta.
R. tríceps/bíceps	Abundante tejido adiposo entre pliegues de la piel	Pellizco de grosor ligero.	Los dedos se tocan entre sí a través del pliegue (muy poco espacio entre ellos).
R. torácica y lumbar	Tórax repleto, protrusión ligera o inexistente de crestas ilíacas, las costillas no son visibles.	Crestas ilíacas prominentes ligeramente. Las costillas son visibles y existe depresión entre ellas (no acusada).	Crestas ilíacas muy prominentes. Evidente depresión entre las costillas.

Tabla 40-1. Fuente: Krause. Dietoterapia. 14.a Edición. Apéndice 21.

Evaluación de la pérdida muscular.

Región	Buena nutrición	Desnutrición leve a moderada	Desnutrición grave
Músculo temporal	Músculo visible y palpable	Músculo ligeramente deprimido	Vacío, depresión oquedad.
R. ósea clavicular (m. pectoral mayor, trapecio y deltoides).	Discretamente visible en mujeres (no prominente), no visible en hombres.	Protrusión en mujeres. Visible en hombres.	Prominencia ósea (protrusión).
R. ósea clavicular y acromion.	Se evidencia entre el brazo, el hombro y el cuello uniones redondeadas.	Protrusión ligera del extremo del acromion.	Huesos evidentes, prominentes y visibles. Se evidencia depresiones entre costillas y omóplatos, así como entre el hombro y la espina escapular.
Dorso de la mano (m. interóseos).	El músculo sobresale (puede ser plano).	Depresión ligera.	Evidente depresión entre los dedos índice y pulgar.

Tabla 40-2. Fuente: Krause. Dietoterapia. 14.a Edición. Apéndice 21.

Otras características físicas a evaluar:

- ✓ Evalúe las prominencias óseas en la parte inferior del cuerpo como el músculo cuádriceps y el músculo gastrocnemio.
- ✓ Descarte signos de edema.

Tratamiento para la delgadez extrema

- ✓ Identificar y tratar la causa subyacente que ocasiona la delgadez extrema.
- ✓ Considerar el uso de orexígenos como los corticoesteroides, loxglumida, ciproheptadina, mirtazapina, entre otros potenciadores del apetito.
- ✓ Indique dietas de alto contenido energético (vea Capítulo 32. Dieta hipercalóricas en la delgadez).

Referencias bibliográficas

1. Krause. Dietoterapia. 14.a Edición. Capítulo 21.
2. Jordi Salas-Salvadó, et al. Nutrición y Dietética Clínica. 2da. Edición. Elsevier. Capítulo 8.
3. Uzogara, Stella. (2016). Underweight, the Less Discussed Type of Unhealthy Weight and Its Implications: A Review. American Journal of Food Science and Nutrition Research. 3. 126-142.

Capítulo 43. Anorexia nerviosa

Definición: se trata de un trastorno psiquiátrico, funcional y de la conducta alimentaria, caracterizado por la distorsión de la autoimagen corporal y el temor obsesivo a la obesidad, lo cual conduce a la abstinencia de alimentos. Es la tercera causa de enfermedad crónica entre adolescentes.

La anorexia nerviosa (AN), se relaciona con déficit de gonadotropinas en las adolescentes y pérdida de peso autoimpuesta grave (hasta menos del 85% del peso normal para la talla y edad o IMC <17,5 kg/m^2).

Estadísticas o epidemiologia

- ✓ La prevalencia se estima entre el 0,2 al 0,8% en mujeres entre los 14 y 20 años de edad.
- ✓ Trastorno psiquiátrico con mayor tasa de mortalidad: tasa de mortalidad ponderada fueron 5,1 y tasa demortalidad estandarizada fueron 5,86 en la anorexia nerviosa.
- ✓ Afecta a todas las clases sociales.
- ✓ Proporción de casos por sexos: 9 mujeres por cada hombre con anorexia nerviosa (9:1).
- ✓ Grupos o factores de riesgos: Mujeres, especialmente entre los 14 a 20 años.

Etiología o causas más frecuentes

Factores predisponentes asociados a la genética.

Factores sociales y ambientales: organización familiar, presión social (huir de la obesidad), creencias, estructuración de la personalidad.

Elementos fisiopatológicos

- ✓ Disminución de concentraciones plasmáticas de FSH, LH, estradiol y excreción urinaria de gonadotropinas.
- ✓ Modificación (inversión) del ritmo circadiano de secreción de LH, incremento asociado al sueño en la liberación episódica de LH o respuesta de LH a la GnRH. Es posible que ocurra también disminución de la amplitud de los pulsos, como ocurre en el patrón de niños antes de la pubertad.
- ✓ Disminuye las concentraciones de leptina acorde a la reducción del tejido adiposo.
- ✓ Disminución de concentraciones plasmáticas de IGF-1, DHEAS y T3 (con T4 normal, siempre que no esté presente síndrome de tiroxina baja). TSH también está normal.

Criterios diagnósticos

El diagnóstico debe ser tan precoz como sea posible. Debe realizarse evaluación antropométrica adecuada (incluyendo pliegues cutáneos, talla, peso y IMC)

Manual diagnóstico y estadístico de los trastornos mentales, (DSM-IV) de la American PsychiatricAssociation (DSM-IV)
1. Restricción de ingesta calórica respecto a requerimientos.
2. Ocasiona peso corporal bajo (en función de edad, peso, trayectoria y salud física).
3. IMC bajo (<18,5).

4. Intenso temor al incremento del peso corporal o engordar.
5. Conductas persistentes para impedir la ganancia de peso (incluyendo en bajo peso).
6. Alteración en la forma en que se experimenta el peso o forma corporal propia.
7. Exagerada influencia del peso o la forma del cuerpo sobre la autoevaluación.
8. Falta de reconocimiento sostenida respecto al bajo peso corporal propio.
9. Subtipos:
10. Restrictivo (en los últimos 3 meses no se ha presentado atracones y purga mediante vómitos, laxantes, diuréticos o enemas).
11. Con atracones/purga (episodios de atracones y purga en los últimos 3 meses).

Manifestaciones presentes en la AN

- ✓ Bradicardia (predictiva de gravedad).
- ✓ Temperatura corporal baja.
- ✓ Disminución de presión sistólica.
- ✓ Anemia y leucopenia.
- ✓ Densidad ósea reducida.

Opciones de tratamiento.

Intervenciones		
Médicas/farmacológicas	Psicológicas	Dietéticas
Antes de iniciar la realimentación, mida niveles de electrolitos y realice la corrección para evitar riesgo de síndrome de realimentación. Suplementos vitamínicos Puede asociarse anticonceptivos orales para el tratamiento de la osteopenia. En ocasiones, puede requerirse administración mediante sonda nasogástrica.	Terapia individual (enfocada en la comprensión). Terapia cognitivo-conductual (TCC). Terapia de grupo. Terapia de remediación cognitiva. Terapia familiar conjunta o separada. Entrenamiento de modificación de sesgo	Etapa inicial: proporcionar 30 a 50 kcal/kg. Etapa de recuperación: 80 a 100 kcal/kg (hasta que la persona supere déficit ponderal. Etapa de mantenimiento: 50 kcal/kg (evitar retrocesos). Promueva el consumo de los alimentos menos rechazados. Aliente al paciente a

Solicite química sanguínea cada 3 días los primeros 7 días, posteriormente solicítelos semanalmente.
Evalúe la presencia de pelagra e indique suplementos de niacina en caso de requerirlo.
La administración de fluoxetina, puede estabilizar la recuperación en pacientes que hayan conseguido al menos 85% de su peso (debe combinarse con TCC).
de atención.
Grupos multifamiliares.
Terapia interpersonal.
introducir gradualmente alimentos rechazados.
Reduzca alimentos ricos en fibra (evitar sensación de saciedad).
Cuide métodos de cocción mediante grasas.
Implemente horarios regulares, estableciendo 4 o 5 comidas al día.

Peculiaridades del seguimiento

La urgencia con la cual deba llevarse a cabo el seguimiento, se planifica en base a la individualización y gravedad del paciente.

Pacientes con etapa leve de anorexia nerviosa, deben ser reevaluados en 1 o 2 meses para comprobar efectividad del tratamiento.

El seguimiento, debe realizarse vigilancia durante al menos 4 años, evaluando cuidadosamente aspectos nutricionales y psicológicos.

Referencias bibliográficas

1. Ortega, Requejo. Nutriguía, Manual de nutrición clínica. 2da. Edición. Editorial Médica Panamericana. Capítulo 39 (páginas 467 a 473).

2. Eisenbarth GS, PolonskyKS,et al: Williams Textbook of Endocrinology. 13th ed. Philadelphia, Pa: Saunders Elsevier; 2017.Capítulo 25 (páginas 1144 – 1145).
3. Dorantes y Martínez. Endocrinología clínica 5ta edición, Editorial El Manual moderno 2016. Capítulo 80 (páginas 860 – 861).
4. Zeeck, A., Herpertz-Dahlmann, B., Friederich, H. C., Brockmeyer, T., Resmark, G., Hagenah, U., Ehrlich, S., Cuntz, U., Zipfel, S., & Hartmann, A. (2018). Psychotherapeutic Treatment for Anorexia Nervosa: A Systematic Review and Network Meta-Analysis. *Frontiers in psychiatry*, *9*, 158. https://doi.org/10.3389/fpsyt.2018.00158

Capítulo 44. Bulimia

Definición: urgencia incontrolable de ingerir alimentos con elevada densidad energética, alternado con episodios de vómitos, abuso de laxantes o diuréticos y ayunos. Se considera una enfermedad psiquiátrica y trastorno alimenticio caracterizado por repetidos episodios clandestinos de sobreingesta rápida y voraz, los cuales ocasionan sentimiento de culpa que conducen a conductas compensadoras purgativas.

Estadísticas o epidemiologia

- ✓ La prevalencia de la bulimia se estima entre el 2 al 3% de la población entre los 15 a 30 años de edad.
- ✓ Afecta principalmente a las mujeres (90 a 95% de los casos), que a los hombres (5 a 10% de los casos).
- ✓ Recuperación de los síntomas transcurridos 5 años del diagnóstico en el 50% de los casos tratados, 30% tendrá remisión parcial, mientras que otro 20% persistirá la patología activa.
- ✓ Grupos o factores de riesgos:
    - ✓ Mujeres entre 15 a 30 años de edad (universitarias).
    - ✓ Abuso sexual infantil.
    - ✓ Homosexualidad masculina.
    - ✓ Vivir en casa de hermandad.
    - ✓ Comer solo.
    - ✓ Participación en actividades centradas en el peso (atletismo).

Etiología o causas más frecuentes

Consiste en múltiples factores que interactúan entre sí y pueden influir en la aceleración del comienzo de círculos bulímicos.

Factores psicológicos	Factores sociopolíticos	Otros trastornos
Autoestima	Estrés sobre idealismo corporal. Presión social: intenso prejuicio para adelgazar.	Asociado a otros trastornos psiquiátricos: Trastorno afectivo (75%). Depresión mayor (63%). Trastorno de ansiedad (36%)

Criterios diagnósticos

Debe realizarse un completo estudio básico para descartar otras enfermedades asociadas a malnutrición. Realice apropiada medición antropométrica.

Indicador	Características
DSM-IV	Episodios recurrentes de atracones. Ingesta copiosa en un período de tiempo determinado (cantidad superior a la que la mayoría de las personas consumirían en el mismo período de tiempo y circunstancia). Sensación de falta de control sobre la ingesta durante el episodio (p. ej., sensación de que no puede detenerse de comer o incapacidad de controlar qué o cuánto comer). Conductas erróneas compensadoras recurrentes para evitar el incremento de peso. Vómitos autoinducidos. Uso incorrecto de diuréticos, laxantes y otros fármacos. Ayuno. Ejercicio físico excesivo. Presencia de atracones y purgas al menos 1 vez por semana durante

Examen físico y síntomas	3 meses. Exageración en la autoevaluación del peso y corporal. No se produce exclusivamente durante episodios de AN. No siempre puede ser evidente (pacientes con normopeso o sobrepeso). Evalúe la presencia de signos de complicaciones: Erosión dental. Cicatrización o abrasión en nudillos. Glándula parótidas inflamadas. Estreñimiento u otro trastorno gastrointestinal. Irregularidades menstruales.
Laboratorios	Regularmente normales. Alterados con incremento de episodios de purga y descenso del peso. Hipocalemia (Potasio < 3,5mEq/L). Hipocloremia (Cloro <97 mEq/L). Hiperfosfatemia (fosfato >1,46 mmol/L). Alcalosis metabólica.

Opciones de tratamiento.

- ✓ El tratamiento de elección, consiste en terapia cognitivo conductual (TCC), en 3 fases superpuestas durante 20 semanas.
- ✓ Puede complementarse con tratamiento farmacológico con fluoxetina 60 mg/día, para la reducción de atracones y vómitos.
- ✓ Puede considerarse el uso de antidepresivos.
- ✓ Peculiaridades del seguimiento: El seguimiento debe realizarse de forma periódica durante los primeros 5 años de inicio de tratamiento.

Referencias bibliográficas

1. Rushing, J. M., Jones, L. E., & Carney, C. P. (2003). Bulimia Nervosa: A Primary Care Review. Primary care companion to the Journal of clinical psychiatry, 5(5), 217–224. https://doi.org/10.4088/pcc.v05n0505.
2. Eisenbarth GS, Polonsky KS,et al: Williams Textbook of Endocrinology. 13th ed. Philadelphia, Pa: Saunders Elsevier; 2017. Capítulo 25.
3. Ortega, Requejo. Nutriguía, Manual de nutrición clínica. 2da. Edición. Editorial Médica Panamericana. Capítulo 39.
4. Dorantes y Martínez. Endocrinología clínica 5ta edición, Editorial El Manual moderno 2016.Capítulo 80.

Capítulo 45. Enfermedad celiaca

Definición: se trata de un trastorno autoinmune del tracto gastrointestinal, que se manifiesta en individuos con una susceptibilidad genética desencadenado la inflamación de la mucosa del intestino delgado, tras la exposición a la proteína conocida como gluten, contenida en trigo, centeno y cebada.

Estadísticas y epidemiologia

- ✓ Europa tiene mayor frecuencia de casos y afecta alrededor del 1% de la población (2,4% en Finlandia y 0,26% en España).
- ✓ Se manifiesta a cualquier edad, aunque la edad promedio de presentación oscila entre los 6 a 7 años de edad (primer pico común) o a los 40 años aproximadamente (segundo pico).
- ✓ Las mujeres tienen más probabilidades de desarrollarla que los hombres.
- ✓ Proporción de enfermedad celíaca silenciosa es del 20%.
- ✓ Se estima que la enfermedad celíaca refractaria oscila el 1% de casos.
- ✓ Grupos o factores de riesgos:
  - ✓ Susceptibilidad genética (antecedentes familiares de enfermedad celíaca u otros trastornos autoinmunes).

- ✓ Alimentación con fórmula al lactante (sin lactancia materna): lactancia materna reduce riesgo de enfermedad celíaca (durante la introducción del gluten a la dieta). También, cuanto mayor sea el tiempo de duración de la lactancia, menor será el riesgo de desarrollar enfermedad celíaca durante el primer año de vida.
- ✓ Parto por cesárea.
- ✓ Infección por rotavirus (en niños).
- ✓ Condiciones especiales: síndrome de Down, Williams, Turner, trastornos tiroideos autoinmunes, diabetes mellitus tipo 1, deficiencia de IgA.

Etiología

Interacción conjunta de factores que incrementan susceptibilidad a presentar enfermedad celíaca.

Factores influyentes/desencadenantes	
Factores genéticos	Asociado a haplotipos HLA como DR3, B8, DQΩ2 y especialmente el DQΩ2 (DQB1*0210 y DQA1*0501).
Factores ambientales	Gluten

Elementos fisiopatológicos

El gluten se compone de 4 componentes proteicos (gliadinas, albúminas, globulinas y gluteninas). Sin embargo, las gliadinas representan las proteínas responsables de ocasionar la afección intestinal en personas con susceptibilidad genética para celiaquía.

Proteínas similares que ocasionan trastorno intestinal: Prolaminas: hordeínas (cebada), secalinas (centeno), avena (avenina).

Teorías de la fisiopatología
Deficiencia de las enzimas proteasa o peptidasa del borde en cepillo de las células intestinales (enterocitos).
Defecto de membrana celular que ocasiona que el gluten actúe como lectina.
Respuesta inmunológica alterada, asociados a genes del sistema HLA en conjunto con otros factores genéticos y moduladores ambientales:
Linfocitos T activados actúan como mediadores celulares en la celiaquía.
Ocurre trastornos inmunológicos humorales.
Aumento de células plasmáticas secretoras de IgA (en la lámina propia).
Incremento de la producción de IgM.

Criterios diagnósticos (síntomas y signos frecuentes, exámenes laboratorio generales y hormonales e imágenes, PRUEBAS DINAMICAS).

Manifestación clínica

Manifestación	Descripción
Intestinal	Intolerancia a la lactosa (secundaria a lesión de la mucosa intestinal ocurrida por celiaquía).
	Deficiencias nutricionales (especialmente de vitaminas liposolubles A, D, E, K y vitaminas del grupo B, calcio, hierro, ácido fólico y minerales.
	Síndrome de malabsorción (diarrea, distención abdominal,

Extraintestinal	flatulencias, esteatorrea, pérdida de peso). Anemia (secundaria a malabsorción intestinal). Dermatitis herpetiforme (signo patognomónico):erupción papulovesicular en superficies excretoras secundaria a la reacción autoinmune por ingesta de gluten. Signos hepatobiliares: incremento de transaminasas entre 20 a 40%, puede haber colangitis esclerosante primaria, cirrosis biliar primaria o hepatitis autoinmune. Osteoporosis (secundario a malabsorción, ocurre en 1/3 de los pacientes con celiaquía). Alteraciones neurológicas: asociado con ataxia por gluten, neuropatía periférica, deterioro de función cognitiva y trastorno convulsivo. Trastornos reproductivos: menarquia tardía, amenorrea secundaria, infertilidad o subfertilidad, menopausia temprana. Riesgo elevado de algunos tipos de cáncer: cáncerhepatobiliar e intestinal. Lesión en cavidad oral: glositis atrófica, erupción dental tardía en niños, liquen plano
Anormalidad hematológica	Trompocitopenia. Leucopenia. Hiposplenismo. Anemia.
Signos y síntomas	Flatulencia (gases) Disminución de apetito. Pérdida de peso. Diarrea Náuseas. Dolor abdominal.
Examen físico	En presencia de malabsorción profunda secundaria a celiaquía: Palidez cutáneo-mucosa. Estomatitis. Desgaste muscular (pérdida de peso). Hematomas faciales.

Al momento de sospechar la presencia de enfermedad celíaca en base a las manifestaciones clínicas, solicite pruebas serológicas.

Pruebas diagnósticas para la enfermedad celiaca

El resultado positivo de una prueba serológica, no es suficiente para diagnosticar enfermedad celíaca. Se requiere biopsia.

Las pruebas serológicas más sensibles para celiaquía son:

- ✓ Transglutaminasa tisular e IgAo IgTtTG (recomendada).
- ✓ Anticuerpo endomisial IgA.
- ✓ Anticuerpo antigliadina IgA.
- ✓ Péptido de gliadina desaminada IgA.

La Sociedad Europea de Gastroenterología, señala que los niños y lactantes con síntomas de enfermedad celíaca y niveles de IgTtTG>10 veces el límite superior normal, no requieren biopsia para confirmar el diagnóstico de enfermedad celíaca. Cuando los resultados no son claros, puede indicarse prueba genética.

Diagnóstico diferencial: enteropatía autoinmune, enfermedad de Crohn, giardiasis, linfoma intestinal, tuberculosis, intolerancia a otros alimentos, sprue tropical, gastroenteritis eosinófila, enteritis por radiación, enfermedad de Whipple, síndrome Zollinger-Ellison.

Opciones de tratamiento

- ✓ Restricción absoluta del gluten en la dieta (Ver capítulo 33).
- ✓ Eliminar todos aquellos alimentos o productos comestibles que contengan: trigo, espelta, centeno, avena, cebada.
- ✓ Eliminar alimentos o productos derivados de los cereales mencionados por ejemplo pasta, harina, almidón, sémola, pan, bollería.

Peculiaridades del seguimiento

La mejoría de los síntomas es del 95% tras el empleo de una dieta estricta libre de gluten al cabo de unos días o semanas. No obstante, la mejora histológica puede tomar meses o años.

Considere repetir pruebas serológicas de anticuerpos al cabo de 6 a 12 meses de iniciado tratamiento nutricional. Resultados persistentemente elevados de anticuerpos con restricción nutricional del gluten requiere realizar una nueva biopsia.

El 5% de los pacientes con enfermedad celíaca, resultan refractarios al tratamiento nutricional, estos requieren derivación al gastroenterólogo para replantear el tratamiento en base a medidas más agresivas como uso de corticoesteroides, inmunomoduladores (azatioprina, 6-mercaptopurina y ciclosporina).

Referencias bibliográficas

1. Jordi Salas-Salvadó, et al. Nutrición y Dietética Clínica. 2da. Edición. Elsevier. Capítulo 28
2. Ortega, Requejo. Nutriguía, Manual de nutrición clínica. 2da. Edición. Editorial Médica Panamericana.Capítulo 17 (páginas 219 – 220).
3. Timothy d. Pelkowski, MD., anthony J. Viera, MD, MPH.Celiac Disease: Diagnosis and Management. Am. Fam. Physician. 2014 Jan 15;89(2):99-105.Disponible: https://www.aafp.org/afp/2014/0115/p99.html#sec-3

Capítulo 46. Sarcopenia

La sarcopenia es una enfermedad o falla muscular caracterizada por cambios musculares progresivos asociados a la pérdida de la función músculo esquelética y masa muscular asociada a la edad.

Es un trastorno común entre los adultos mayores, aunque también puede ocurrir en etapas más tempranas de la vida.

Epidemiologia

- ✓ Ocurre entre el 6 al 22% de los adultos mayores.
- ✓ A partir de los 40 años ocurre un descenso entre el 1 al 2% de la masa muscular en las piernas por año, y ocurre alrededor de 1,5 a 5% reducción en la fuerza muscular por año.
- ✓ Cada década disminuye entre un 10 a 15% la fuerza muscular.
- ✓ Después de los 70 años se reduce la fuerza muscular entre 25 a 40% por cada década.

Factores de riesgos

- ✓ Adultos mayores (>60 años).
- ✓ Sedentarismo o inactividad.
- ✓ Mala nutrición.
- ✓ Enfermedad o condiciones inflamatorias.
- ✓ Desórdenes neurológicos.
- ✓ Sobrenutrición (obesidad).

Etiología

Etiología	
Sarcopenia primaria	Sarcopenia secundaria
Atribuida al envejecimiento	Causas distintas al envejecimiento Enfermedades sistémicas Procesos inflamatorios crónicos (malignidad, insuficiencia orgánica). Inactividad física (inmovilidad, discapacidad o sedentarismo relacionado con otra enfermedad). Ingesta inadecuada crónica de proteínas o energía asociado a anorexia, acceso limitado a alimentos saludables, malabsorción, limitación para comer. Diabetes mellitus, EPOC, hipogonadismo.

Elementos fisiopatológicos

A medida que ocurre el envejecimiento, ocurren modificaciones funcionales en el organismo que, al interactuar entre sí, promueven la reducción de la masa muscular como consecuencia. Estos son:

- ✓ Disminución de valores de GH/IGF-1.
- ✓ Aumento de glucocorticoides.
- ✓ Aumento de masa grasa visceral.
- ✓ Reducción de masa muscular corporal.
- ✓ Ocurre reducción de testosterona y estrógenos lo que promueve la reducción de la fuerza y masa muscular.
- ✓ Disminución de motoneuronas alfa y fibras periféricas.
- ✓ Inflamación crónica de bajo grado asociado a la obesidad, las cuales aumenta la producción de

adipocinas proinflamatorias, activando un efecto catabólico directo sobre la masa muscular.
- ✓ Reducción de miocinas (proteínas derivadas del músculo), reduciendo sus propiedades protectoras frente a las adipocinas.

En los pacientes obesos además ocurre un aumento de la grasa intracelular, en los ancianos, ocasiona la interferencia con las vías de fosforilación del receptor de insulina y GLUT-4 (traslocación del transportador de glucosa tipo 4). Estudios afirman que la sarcopenia está asociada a la resistencia a la insulina debido a la alteración de la función de la mitocondria.

Aumento del estrés oxidativo con la edad, incrementa daño oxidativo en el ADN mitocondrial, ocasionando proteínas deficientes en la cadena de transporte de electrones. Esto trae como consecuencia el incremento del escape de electrones, alteración de fosforilación oxidativa y reducción de ATP, así como el aumento de ROS aumentando la disfunción de mitocondrias y la sarcopenia.

Criterios diagnósticos (síntomas y signos frecuentes, exámenes laboratorio generales y hormonales e imágenes, PRUEBAS DINAMICAS).

Definición operativa de sarcopenia (2018)

Indicadores	Criterios
El criterio 1 corresponde a la sarcopenia probable.	✓ Baja fuerza muscular.
El diagnóstico será confirmado a través de la	✓ Baja cantidad o calidad muscular.

documentación adicional correspondiente al criterio 2. El cumplimiento de los criterios 1, 2 y 3 en conjunto, se considera sarcopenia grave.	✓ Bajo rendimiento físico.

Evaluación de los parámetros de sarcopenia

- ✓ Fuerza muscular: medir fuerza de agarre. Puede emplear dinamómetro *Jamar* para medir la fuerza de agarre.
- ✓ Considere utilizar métodos de torque isométricos para realizar la medición de la fuerza de agarre en la extremidad inferior, cuando no se pueda evaluar apropiadamente la fuerza de agarre con la mano, como consecuencia de discapacidad en la mano (accidente cerebrovascular, artritis avanzada).
- ✓ Prueba de soporte de la silla: evalúa el tiempo necesario que requiere un paciente para levantarse estando sentados sin utilizar sus manos (debe realizarse 5 veces).
- ✓ Cantidad muscular: mide la cantidad de masa muscular empleando diversas técnicas y métodos de ser necesarios.
- ✓ Resonancia magnética y tomografía computarizada (estándar de oro).
- ✓ Absorciometría de rayos X de energía dual.
- ✓ Desempeño físico: función de cuerpo entero valorada objetivamente y relacionado con la locomoción.
- ✓ Velocidad de marcha: una prueba segura y rápida (altamente confiable para la sarcopenia). Se mide con cronómetro la marcha de un paciente por una

pista de 4 m. Se considera que resultados de ≤0.8 m/s se trata de sarcopenia grave.
✓ Prueba de caminata de 400 m: mide capacidad de resistencia y caminar.

Opciones de tratamiento

El tratamiento de la sarcopenia está principalmente determinado por la realización de resistencia.

Diagnóstico precoz	Prevención primaria	Prevención secundaria	Prevención terciaria
Realizar prueba de detección de SARC - F o ISHII	Ejercicio físico regular. Dieta protéica acorde a edad. Los hospitalizados requieren ejercicios de resistencia.	Ejercicio de resistencia. Dieta baja en proteína. Considere el uso de suplemento de vitamina D 1000 UI.	Terapia física. Terapia ocupacional. En caso de disfagia, emplee terapia del habla. Adecuado aporte proteico. Optimización de patologías de base. Excluir caquexia (PCR elevada más baja proteína. Descartar desnutrición energética. Considere emplear suplemento calórico.

✓ Peculiaridades del seguimiento: Solicitar visitas periódicas a consulta para evaluar sarcopenia.

Referencias bibliográficas

1. Morley J. E. (2018). Treatment of sarcopenia: the road to the future. Journal of cachexia, sarcopenia and muscle, 9(7), 1196–1199. https://doi.org/10.1002/jcsm.12386
2. Cruz-Jentoft, A. J., Bahat, G., Bauer, J., Zamboni, et al. M., & Writing Group for the European Working Group on Sarcopenia in Older People 2 (EWGSOP2), and the Extended Group for EWGSOP2 (2019). Sarcopenia: revised European consensus on definition and diagnosis. Age and ageing, 48(1), 16–31. https://doi.org/10.1093/ageing/afy169
3. Dorantes y Martínez. Endocrinología clínica 5ta edición, Editorial El Manual moderno 2016. Capítulo 81 (páginas 874 – 875).

Capítulo 47. Lipodistrofia y endocrinopatías por HIV

La infección por el virus de inmunodeficiencia humana (HIV por sus siglas en inglés), es considerada una enfermedad crónica que requiere medicamentos antirretrovirales (ART) a largo plazo. No obstante, en el transcurso de la enfermedad y su tratamiento, ocurren diversas alteraciones metabólicas y endocrinas en distintos niveles.

Siempre que se atienda a un paciente infectado con HIV, debe ejercerse un alto índice de sospecha de alteraciones endocrinas, y realizar apropiado seguimiento a aquellas que puedan poner en riesgo su vida.

Definición: el virus de HIV es un retrovirus, transmitido a través de los fluidos corporales (sangre, semen, secreciones vaginales). Realiza su replicación en la superficie de los linfocitos CD4+ para destruirlo posteriormente a su replicación viral.

No obstante, puede ocurrir la infección directa de los órganos del sistema endocrino, desencadenando enfermedades endocrinas. Por otro lado, las enfermedades oportunistas tienen lugar en etapas avanzadas de la infección por HIV, y estas pueden ocasionar disfunciones endocrinas y tumores malignos que pueden infiltrarse a los órganos endocrinos.

Enfermedades endocrinas comunes en personas con infección por HIV		
Infección directa del HIV	Asociadas a infecciones oportunistas (a órganos endocrinos)	Asociadas al tratamiento ART
Adrenalitis e Insuficiencia suprarrenal Hipogonadismo primario. Hipercortisolismo. Hiperprolactinemia. Necrosis hipofisaria idiopática.	Tiroiditis (por Pneumocitstis carinii) Adrenalitis (por citomegalovirus). Infecciones que ocasionan necrosis secundaria a hemorragia o abscesos condicionando a hipogonadismo e hipopituitarismo e insuficiencia suprarrenal: Micobacterias. Toxoplasma.	Síndrome de lipodistrofia. Dislipidemia. Alteración de electrolitos. Enfermedad de Graves (por síndrome de reconstitución inmunitaria). Diabetes mellitus (resistencia a la insulina).

Epidemiologia

- ✓ La infección por HIV, afecta a alrededor del 0,8% de la población adulta mundial.
- ✓ Existen alrededor de 34 millones de personas en el mundo con infección de HIV.
- ✓ Grupos o factores de riesgos: Personas con infección por HIV.

Función suprarrenal

En pacientes con enfermedad de HIV avanzada, se debe sospechar alteración de la función suprarrenal, especialmente cuando teste muestre hiponatremia, fatiga y otras características asociadas a insuficiencia suprarrenal.

Características del trastorno suprarrenal en infección por HIV

Epidemiología	Común en pacientes con SIDA (síndrome de inmunodeficiencia adquirida). Solo el 4% son clínicamente sintomáticos. Adrenalitis por CMV ocurre entre el 40 al 90% de

	pacientes con SIDA.
Etiología	Principalmente infecciones oportunistas, por ejemplo citomegalovirus (CMV).
Fisiopatología	Afección del eje hipotálamo-hipófisis-suprarrenal.
Efecto de los medicamentos sobre función suprarrenal	Interacción con los ART. Ketoconazol: inhibición enzimática que interviene en la síntesis de cortisol. Fenitoína y rifampicina: inducen la enzima 3A4 del citocromo P450, alterando metabolismo del cortisol.
Diagnóstico	Antecedentes: infección por CMV, o tuberculosis diseminada. Clínica infrecuente, puede haber pérdida de peso, fatiga, hiperpigmentación en piel y mucosas. Química sanguínea: hiperpotasemia, hiponatremia. Determinar cortisol basal, ACTH y prueba de estimulación con hipoglucemia inducida.
Tratamiento	Reemplazo hormonal con esteroides (prednisona o hidrocortisona).

Dado al alto riesgo de mortalidad, debe realizarse el diagnóstico de la insuficiencia suprarrenal tan pronto como sea posible.

El exceso de glucocorticoides, puede ocurrir en los pacientes con HIV como consecuencia del estrés, reducción del peso corporal y empeoramiento de la enfermedad.

Función Gonadal

Caracterizada por hipogonadismo femenino y masculino

Características de la disfunción gonadal en la infección por HIV.

Epidemiología	Hipogonadismo masculino reportado entre el 20 al 25% de los hombres con SIDA. Hipogonadismo femenino, ocurre en un 25% de las pacientes (50% de ellas presentan anovulación).
Etiología	Lesiones gonadales por infecciones oportunistas (CMV, *Pneumocystis carinii*).
Fisiopatología	Disminución de espermatogénesis.

	Infiltración por mononucleares. Infiltración proteica del virus HIV en los testículos (presencia de ADN viral en espermatogonios y espermatocitos). Disminución de síntesis y secreción de gonadotropina asociado a estrés (mujeres).
Diagnóstico	Clínica: reducción de la libido, trastornos menstruales, disfunción eréctil, fatiga, disminución del peso y masa muscular, menopausia prematura. Paraclínicos: resonancia magnética pituitaria/hipotalámica (sospecha de hipogonadismo secundario a infecciones oportunistas en hipófisis o hipotálamo). Testosterona biodisponible o libre: resultados inferiores a 500 ng/dL debe realizarse ensayo de testosterona libre.
Tratamiento	Tratamiento sustitutivo: enantato o cipionato de testosterona intramuscular, vía oral o transdérmica para aumentar la masa muscular en 8%. Terapia de reemplazo hormonal con estrógenos y progestágenos (en menopausia temprana).
Efectos de los medicamentos	Ketoconazol: inhibe la enzima de escisión de la cadena lateral, entre otras involucradas con la esteroidogénesis, puede ocasionar hipogonadismos en pacientes con HIV.

Función tiroidea

La infección por HIV, ocasiona variaciones de la función tiroidea de acuerdo a la etapa de la enfermedad. El deterioro de la función tiroidea corresponde principalmente al estrés de los estadios avanzados de la enfermedad u otras enfermedades asociadas (síndrome eutiroideo).

Características de la disfunción tiroidea en la infección por HIV.

Epidemiología	Alrededor del 35% de los pacientes con HIV pueden tener alteraciones tiroideas leves. Prevalencia del hipotiroidismo manifiesto es 2,5%. Prevalencia de hipotiroidismo subclínico 4%.
Etiología	Infección oportunista (CMV, *Pneumocystis, Cryptococcus*). Infiltración neoplásica (linfoma, sarcoma de Kaposi). Toxicidad debido a fármacos. Trastorno hipotálamo-hipofisario.
Fisiopatología	A medida que el padecimiento progresa, los niveles de hormonas tiroideas (T3 y T4) disminuyen, por el contrario, ocurre un aumento simultáneo de la globulina fijadora de

	hormona tiroidea (TBG), como resultado del factor de necrosis tumoral alfa y la interleucina 1. *TBG tiene correlación inversa con recuento de CD4+.* Aumento de citosinas en respuesta a la infección.
Diagnóstico	Clínica: signos y síntomas asociados a hipotiroidismo. Función tiroidea: disminuida.
Tratamiento	Levotiroxina.
Efecto de los medicamentos	La rifampicina y el ritonavir, incrementan aclaramiento hepático de tiroxina, conduciendo hipotiroidismo en presencia de reserva marginal de tiroides. Tratamiento con interferón, está asociado a incremento de incidencia de hipotiroidismo. ART inhibidores de la protesa o efavirenz, podrían conducir a disfunción tiroidea.
Seguimiento	Vigilancia semestral o anual, siempre y cuando haya TSH entre 4.5 a 10 mU/L.

Cambios metabólicos en la infección por HIV

Diabetes mellitus

- ✓ No es infrecuente la diabetes mellitus y la resistencia a la insulina en pacientes con infección por HIV.
- ✓ Prevalencia reportada de 2 a 14%.
- ✓ Ocurre principalmente por el aumento de la resistencia a la insulina, sirviendo de mecanismo para la intolerancia a la glucosa.
- ✓ Factores de riesgo (predictivos): lipodistrofia, aumento de IMC, disminución de recuento de CD4+ y exposición a antirretrovirales (indinavir, estavudina).

Fisiopatología:

- ✓ Alteración de células T CD4+ y CD8+ afecta glucólisis.
- ✓ Alteración de citosinas.
- ✓ Incremento de lipólisis.
- ✓ Disfunción mitocondrial.

Tratamiento: pautas actuales de acuerdo a la población general. No obstante, tratamiento con dolutegravir en conjunto con metformina, la dosis debe limitarse a 1000 mg y debe seguirse un control cuidadoso, debido a que el dolutegravir incrementa la concentración de metformina.

Lipodistrofia

Corresponde a los cambios en la composición corporal de las personas con infección por HIV. Es frecuente en pacientes con recuento bajo de linfocitos T CD4 y edad avanzada. Se incluyen en este grupo:

Lipoatrofia subcutánea.

Lipohipertrofia central.

Características de la lipoatrofia subcutánea

Lipoatrofia subcutánea
Causa iatrogénica (exposición a análogos de la timidina NRTIs como estavudina y zidovudina).
Pérdida de grasa subcutánea en brazos, piernas, abdomen, glúteos y rostro.
No asociada a la pérdida de masa muscular.
Asociada a dislipidemia y disglucemia.
Tratamiento: no claro. Fármacos como uridina, tiazolidinedionas, no han resultado efectivos. El tratamiento con leptina recombinante en lipoatrofia con reducción de leptina, podría reducir la resistencia a la insulina.

Característica de la lipohipertrofia central

Lipohipertrogia central
Prevalencia del 70% de los pacientes.
Acumulación de grasa visceral principalmente.
Tejido adiposo subcutáneo permanecer normal o ligeramente disminuido.
Aumento de circunferencia abdominal.
Acumulación de grasa en área dorsocervixal, tronco y región superior

del tórax.
Asociado con dislipidemia y resistencia a la insulina.
Depósitos de grasa mamario o lipomas subcutáneos.
Ocurre alteración en adiponectinas.
Puede coexistir con lipoatrofia.
Tratamiento: tesamorelin (análogo de GHRH).

Referencias bibliográficas

1. Eisenbarth GS, Polonsky KS,et al: Williams Textbook of Endocrinology. 13th ed. Philadelphia, Pa: Saunders Elsevier; 2017. Capítulo 41.
2. Dorantes y Martínez. Endocrinología clínica 5ta edición, Editorial El Manual moderno 2016. Capítulo 82.
3. Zaid, D., & Greenman, Y. (2019). Human Immunodeficiency Virus Infection and the Endocrine System. Endocrinology and metabolism (Seoul, Korea), 34(2), 95–105. https://doi.org/10.3803/EnM.2019.34.2.95

Capítulo 48. Riesgo cardiovascular

Las enfermedades cardiovasculares constituyen la principal causa de muerte a nivel mundial. Sin embargo, la modificación precoz del estilo de vida y corrección de los factores de riesgo, reducen la morbimortalidad asociada a las enfermedades cardiovascular.

El riesgo cardiovascular constituye todos aquellos factores modificables o no modificables, capaces de incrementar la probabilidad de desarrollar enfermedades cardiovasculares.

Epidemiologia

El 2015 ocurrieron 17,7 millones de muertes a causa de las enfermedades cardiovasculares. Ocupando el 31% de muertes registradas a nivel mundial.

82% de las defunciones corresponde a países de ingresos bajos, otro 37% corresponde a países de ingresos medios.

Factores de riesgo

Riesgos modificables	Riesgos no modificables
Hipercolesterolemia primaria LDL entre 160 a 189 mg/dL o entre 4.1 a 4.8 mmol/L HDL entre 190 a 219 mg/dL o 4.9 a 5.6 mmol/L.	Antecedentes familiares de enfermedad cardiovascular aterosclerótica prematura (hombre <55 años o mujer <65 años).
Síndrome metabólico:	Antecedente de menopausia

Aumento de circunferencia abdominal. Triglicéridos >150 mg/dL sin ayuno. Hiperglicemia HDL<40 mg/dL en hombres y <50 mg/dL mujeres.	prematura (<40 años).
Biomarcadores lipídicos asociados a riesgo cardiovascular Hipertrigliceridemia primaria persistentemente elevada ≥175 mg /dL, sin ayuno Lipoproteína elevada ≥50 mg/dL o ≥125 nmol/L. ApoB>130 mg/dL	Antecedente de obstétricos que incrementen riesgo de enfermedad cardiovascular aterosclerótico. Preeclampsia.
Proteína C-reactiva de alta sensibilidad ≥2.0 mg/L	Raza o etnia (ascendencia del sur de Asia).
Enfermedad renal crónica TFGe entre 15 a 59 ml/min/1.73m2 Con o sin albuminuria. No tratado con diálisis o trasplante renal.	
Modificables asociados al estilo de vida	
Tabaquismo Sedentarismo Alcoholismo Dietas altas en sodio. Sobrepeso y obesidad	

Recomendaciones para reducir riesgo cardiovascular

Nutricionales y dietéticas

- ✓ Dieta rica en frutas, vegetales, granos, legumbres y pescado (Ver capítulo 5. Dieta mediterránea).
- ✓ Reemplace el uso de grasas saturadas con grasas monoinsaturadas y poliinsaturadas.
- ✓ Reduzca el sodio dietético.
- ✓ Reduzca los alimentos altos en colesterol.

- ✓ Minimice el consumo de carnes procesadas, bebidas azucaradas, carbohidratos refinados.
- ✓ Evite grasas trans.

Actividad física

- ✓ Aconseje rutinariamente a sus pacientes acerca de optimizar el estilo de vida activo.
- ✓ Realizar mínimo 150 minutos de ejercicio de intensidad moderada a la semana o 75 minutos de actividad aeróbica de vigorosa intensidad. En caso de no poder cumplir el tiempo recomendado, realice actividades físicas de moderada a vigorosa intensidad durante menor cantidad de tiempo.
- ✓ Reduzca comportamiento sedentario.

Sobrepeso y obesidad

- ✓ Promueva el asesoramiento integral del estilo de vida e intervenciones que incluyan la restricción calórica para conseguir objetivos de reducción de peso y mantenerlo.
- ✓ Calcule mínimo 1 vez al año el índice de masa corporal (IMC) para identificar adultos con sobrepeso u obesidad y ajuste de tratamiento para reducir peso corporal.
- ✓ Mida circunferencia abdominal para evaluar e identificar riesgo cardiometabólico.

Diabetes mellitus

- ✓ Programe un plan nutricional individualizado y centrado en una dieta saludable para el corazón y

apropiada para el control de la glicemia, pérdida de peso y control de otros factores de riesgo.
- ✓ Considere iniciar tratamiento con metformina en pacientes con DM tipo 2, como primera línea de tratamiento, en conjunto con modificación de estilo de vida.
- ✓ Considere emplear cotransportador de sodio-glucosa 2 o un péptido similar al glucagón-1 agonista del receptor para mejorar niveles de glicemia y reducir riesgo cardiovascular.

Colesterol elevado

- ✓ Cuando exista riesgo intermedio cardiovascular ($\geq 7.5\%$ a $<20\%$ riesgo de riesgo cardiovascular a 10 años), inicie terapia con estatinas de intensidad moderada para reducir el riesgo cardiovascular.
- ✓ Pacientes entre 40 a 75 años de edad con diabetes mellitus independientemente de los años estimados para el riesgo cardiovascular, debe iniciarse la terapia con estatina de intensidad moderada.
- ✓ Iniciar con estatinas más alta y máximamente tolerada cuando el nivel de colesterol LDL sea 190 mg/dL (o ≥ 4.9 mmol/L). en adultos entre 20 a 75 años.

Seguimiento

- ✓ Los adultos requieren evaluación rutinaria a manera de pesquisa de factores estresante psicosociales y proporcionarles asesoramiento.

✓ Para maximizar la efectividad, instruya y alfabetice a sus pacientes cada 4 o 6 años sobre recomendaciones del riesgo cardiovascular.

Referencias bibliográficas

1. The American Heart Association requests that this document be cited as follows: Arnett DK, Blumenthal RS,Albert MA, Buroker AB, Goldberger ZD, Hahn EJ, Himmelfarb CD, Khera A, Lloyd-Jones D, McEvoy JW, MichosED, Miedema MD, Muñoz D, Smith SC Jr, Virani SS, Williams KA Sr, Yeboah J, Ziaeian B. 2019 ACC/AHA guideline on the primary prevention of cardiovascular disease: executive summary: report of the American College of Cardiology/American Heart Association Task Force on Clinical Practice Guidelines. Circulation. 2019;140:e563–e595.DOI: 10.1161/CIR.0000000000000677.
2. Amani, Reza & Sharifi, Nasrin. (2012). Cardiovascular Disease Risk Factors. 10.5772/34374.

Capítulo 49. Obesidad del adulto

La obesidad se define como el índice de masa corporal (IMC) >30. Es el incremento de energía almacenada en forma de grasa en el tejido adiposo.

IMC	Grado
Bajo peso	< 18
Normal	18,5 a 24,9
Sobrepeso	25 a 29,9
Obesidad grado I	30,0 a 34,9
Obesidad grado II	35 a 39,9
Obesidad grado III	>40

Tabla 53 – 1. Clasificación del índice de masa corporal (IMC).

Estadísticas o epidemiologia

- ✓ La OMS afirma que existen 1500 millones de adultos con sobrepeso a nivel mundial y al menos 310 millones de personas con obesidad.
- ✓ La prevalencia de obesidad en mujeres es del 73%, mientras que en hombres fue del 69,4%
- ✓ Se pronostica que para el año 2030 la obesidad en adultos será de 51,1% y el sobrepeso será de 86,3%.

Factores de riesgos

- ✓ Dieta.
- ✓ Sedentarismo.
- ✓ Susceptibilidad genética.

- ✓ Factores emocionales.
- ✓ Factores socioculturales.
- ✓ Edad (entre 30 a 50 años).
- ✓ Alcoholismo y tabaquismo.
- ✓ Sexo (femenino).
- ✓ Etnia (hispanos y afrodesencientes).
- ✓ Patrones conductuales.
- ✓ Uso de ciertos fármacos.

Etiología

Causa	Característica
Genética	Monogénicas (poco frecuentes)
	Mutaciones del gen de la leptina.
	Mutaciones del receptor de la leptina.
	Mutación en el gen de la prohormona convertasa 1.
	Alteración del gen de la proopiomelanocortina.
	Alteración del receptor de la melanocortina 4.
	Síndromes pleiotróicos.
	Síndromes de reorganización cromosómica
	S. de Prader Willi.
	Mutación del gen SIM1.
	Poligénicas
	Bardet-Biedl
	Alström
Factores ambientales	Factores nutricionales: dieta hipercalórica.
	Actividad física reducida.
Factores hormonales	Hipotiroidismo.
	Síndrome de Cushing
Microbiota	Disminución de bacteroides.
	Aumento de fimicutes.

Elementos fisiopatológicos

- Incremento de la ingesta calórica supera el gasto calórico diario, por lo que ocurre un almacenamiento de energía como grasa.
- Mutaciones genéticas que intervienen en el metabolismo lipídico.
- Alteraciones de señalización de la leptina (alteración en el receptor o en la acción de la leptina).
- Resistencia a la leptina.
- Disminución de la sensibilidad a la insulina.
- Alteración de la colecistocinina (CCK).

Criterios diagnósticos

Historia clínica

- Identificar enfermedades subyacentes (diabetes, hipertensión, asma, cardiopatías otras).
- Interrogar acerca de antecedentes familiares de obesidad y patologías crónicas, disfunción tiroidea y otras.
- Obtenga información de la dieta actual, actividad física, historia de ganancia de peso, tratamientos previos para bajar de peso.
- Interrogue acerca del estado de ánimo del paciente y trastornos de la conducta alimentaria, por ejemplo, anorexia nerviosa, bulimia (vea capítulo 41 y 42).

Examen físico

- Medidas antropométricas (peso, talla, perímetro de cintura).

- ✓ Describa tipo de obesidad (patrón de acumulación de grasa).
- ✓ Busque signos físicos de orientación a patología subyacente, por ejemplo, giba dorsal o estrías abdominales características del síndrome de Cushing.
- ✓ Mida presión arterial.
- ✓ Busque hiperpigmentación en pliegues, cuello, y axila, característico de la acantosis nigricans sugerente de diabetes mellitus y resistencia a la insulina.
- ✓ Revise pulsos periféricos.
- ✓ Busque signos sugerentes de hepatopatías.

Laboratorios

- ✓ Indispensables para identificar complicaciones de la obesidad y patologías crónicas asociadas a la obesidad.
- ✓ Glucosa, insulina en ayuna y hemoglobina A1C (para descartar diabetes mellitus y resistencia a la insulina).
- ✓ Perfil de lípidos (busque dislipidemias).
- ✓ Pruebas de función hepática.
- ✓ Biometría hepática (descartar policitemia).
- ✓ ACTH sérica (solo con clínica sugerente de Síndrome de Cushing).
- ✓ Perfil tiroideo (solo con clínica sugerente de hipotiroidismo).

Opciones de tratamiento.

El tratamiento para la obesidad en el adulto, comprende estrategias que pueden ser indicadas simultáneamente. No obstante, se recomienda iniciar con terapias conductuales como primera línea de intervención.

Tipo de tratamiento	Características
Intervención del estilo de vida	Actividad física alta (1 h/día). Entrenamiento aeróbico. Dieta baja en calorías y grasa. Mantenimiento de patrón alimenticio constante. Autovigilancia de peso por el paciente. Terapia conductual.
Intervención farmacológica	Fentermina: 25 a 37,5 mg/día. Sibutramina: 10 a 15 mg/día. Orlistat: 60 a 120 mg (cada 8 horas). Asociados con pérdida de pesa sin hacer mención en el prospecto de este uso: Topiramato (anticonvulsivo): 96 o 192 mg/día. Zonisamida (anticonvulsivo): 100 a 600 mg/día. Bupropión (antidepresivo): 300 a 400 mg/día. Fluoxetina (inhibidor selectivo de recaptación de serotonina): 60 mg/día.
Intervención quirúrgica (cirugía bariátrica)	Indicado en pacientes con IMC >40 o 35 con comorbilidades, los cuales no han obtenido resultados con cambios del estilo de vida, dieta y farmacoterapia. Banda gástrica ajustable. Gastroplasia vertical en banda. *By-pass* gástrico en Y de Roux. Derivación biliopancreática con o sin *Switch* duodenal.

Complicaciones asociadas a la obesidad

- Hipertensión arterial.
- Accidente cerebrovascular.
- Cataratas.
- Cardiopatía coronaria.
- Neumopatías (apnea obstructiva, enfermedad pulmonar restrictiva, y otras).
- Hepatopatías.
- Enfermedades de la vesícula biliar.
- Anomalías ginecológicas.
- Osteoartritis.
- Enfermedades gastrointestinales (enfermedad por reflujo gastroesofágico, cálculos biliares).
- Incontinencia urinaria por esfuerzo.
- Flebitis.
- Gota.
- Dislipidemias.
- Síndrome metabólico.
- Diabetes mellitus tipo 2.
- Cáncer.

Referencias bibliográficas

1. Eisenbarth GS, Polonsky KS, et al: Williams Textbook of Endocrinology. 13th ed. Philadelphia, Pa: Saunders Elsevier; 2017. Capítulo 36.
2. Dorantes y Martínez. Endocrinología clínica 5ta edición, Editorial El Manual moderno 2016. Capítulo 29.

3. David G. Gardner, Dolores Shoback. Greenspan, Endocrinología básica y clínica. 9na edición. Editorial Mc. Graw Hill Lange. 2012. Capítulo 20.

Capítulo 50. Dislipidemia primaria

También conocidas como dislipidemias monogénicas, consiste en un grupo heterogéneo de trastornos caracterizados por el incremento grave del colesterol, o una combinación de ambas. Las hipercolesterolemias monogénicas se caracterizan por niveles elevados de colesterol unidos a una lipoproteína de baja densidad (C-LDL), así como al elevado riesgo de enfermedad aterosclerótica prematura.

Estadísticas y epidemiologia

La hipercolesterolemia familiar autosómica dominante heterocigótica, ocurre en 1 persona entre 270, mientras que puede la forma homocigota ocurre en alrededor de 1 caso por cada 1,6 a 3 x10^5.

La Apo B-100 familiar defectuoso, ocurre en 1 de cada 1000 (heterocigoto), y en alrededor de 1 caso en 4 X10^6 (homocigoto).

La mutación del gen *PCSK9* ocurre en menos de 1 caso por cada 10.000. Alrededor de 3 a 5 casos de xantomatosis cerebrotendinosa ocurren en 1x10^5 personas. La hipercolesterolemia familiar autosómica recesiva ocurre en <1 en 1 X 10^6.

Grupos o factores de riesgos: Antecedente familiar con dislipidemias primarias.

Etiología y elementos fisiopatológicos

Hipercolesterolemias monogénicas	Ocurren como resultado de mutaciones en genes asociados a la captación de LDL mediada por receptores de LDL en hepatocitos.
Hipercolesterolemia familiar autosómica dominante	Ocurre debido a mutaciones en: LDLR. Apolipoproteína B-100 (*APOB*) FH3. Kexina tipo 9 de proproteína convertasa tipo subtilisina (*PCSK9*).
Hipercolesterolemia autosómica recesiva	Mutaciones en la proteína adaptadora 1 de LDLR (*LDLRAP1*) gen. Sitosterolemia (mutación de *ABCG5/ABCG8*). Xantomatosis cerebrotendinosa (mutación en gen *CYP27A1*). Deficiencia de lipasa ácida lisosómica (*LIPA*).
Hiperlipoproteinemia tipo 1 (síndrome de quilomicronemia familiar)	Mutaciones en uno o más genes asociados a lipolisis y aclaramiento de quilomicrones. Herencia autosómica recesiva. *Mutaciones en:* La lipoproteína lipasa (*LPL*). Mutaciones en la apolipoproteína C-II (*APOCII*). Mutaciones en factor de maduración de la lipasa 1 (*LMF-1*). Apolipoproteína AV *(APOAV)*. Glucosilfosfatidilinositol de alta densidad anclada a la proteína 1 (proteína de unión a lipoproteínas de alta densidad 1).
Hipercolesterolemia familiar combinada	Ocurre principalmente en adultos. Es una enfermedad genética compleja.

Los mecanismos fisiopatológicos principales incluyen:

- ✓ Disminución del aclaramiento de LDL.
- ✓ Aumento de la degradación de LDLR.
- ✓ Disminución de la excreción de colesterol
- ✓ Reducción de la conversión de colesterol en ácido quenodesoxicólico y ácido cólico (xantomatosis cerebrotendinosa).

Criterios diagnósticos

Presentación clínica	Debe sospecharse en: Niños con LDL-C elevado en conjunto con antecedentes familiares de dislipidemias primarias. Xantomas de tendones. Cardiopatía coronara prematura. Muerte cardiaca prematura súbita. Aterosclerosis (presente desde la primera infancia). Disfunción endotelial y aumento del grosor de la íntima-media carotídea.
	Síndrome de clomicronemia familiar (hiperlipoproteinemia tipo 1). Se presenta en la adolescencia, aunque suele no ser reconocido son hasta la adultez. Suelen ser diagnosticados cuando los pacientes presentan pancreatitis. Hipertrigliceridemia superior a 1000 mg/dl en ayunas. Presencia de xantomas eruptivos o tuberosos. Lipemia retinal Hepatoesplenomegalia. Pancreatitis recurrente. Retraso de crecimiento. Hemorragia intestinal. Anemia Encefalopatía.

Criterios del registro de Simon Broome

Criterio	
A	Colesterol plasmático Colesterol total > 7,5 mmol/L (adulto) o >6,7 mmol/L (niños menores de 16 años). Colesterol LDL > 4,9 mmol/L (adulto) o > 4,0 mmol/L (niños menores de 16 años).
B	Presencia de xantoma tendinoso en paciente o en pariente de primer o segundo grado
C	Evidencia de mutación de ADN en el *LDLR* o en otro gen asociado a Dislipidemia primaria.
D	Historia familiar de infarto miocardio en familiar de segundo grado menor de 50 años de edad o en familiar de primer grado menor de 60 años de edad.
E	Historia familiar de colesterol total en plasma superior a 7,5 mmol/L en familiar de primer o segundo grado.
Diagnóstico **Definitivo: A + B o C** **Probable: A + D o A + E**	

Opciones de tratamiento

Modificación del estilo de vida (dieta dentro del rendimiento calórico apropiado, actividad física aeróbica moderada a intensa al menos 3 o 4 veces por semana durante 40 minutos).

Estatinas (pacientes con alto riesgo cardiovascular deben recibir estatinas de alta intensidad).

Pacientes con mutaciones heterocigotos deben recibir inhibidores de la HMGCoA reductasa.

Los pacientes homocigotos, deben recibir un control con aféresis de LDL, estatina potente en conjunto con ezetimiba y niacina.

En ocasiones, puede ser necesaria combinaciones binarias o terciarias mediante secuestradores de ácido biliar, ezetimiba, inhibidores de la reductasa y niacina.

Inclisiran, un fármaco de ácido ribonucleico interferente que detiene la producción de *PCSK9*.

En caso de intolerancia a las estatinas, puede utilizarse el ácido bempedoico.

Referencias bibliográficas

1. Patni N, Ahmad Z, Wilson DP. Genetics and Dyslipidemia. [Updated 2020 Feb 11]. In: Feingold KR, Anawalt B, Boyce A, et al., editors. Endotext [Internet]. South Dartmouth (MA): MDText.com, Inc.; 2000-.
2. Shlomo Melmed, Richard J. Auchus, Allison B. Goldfine, Ronald J. Kowning, Clifford Rosen. Williams Textbook of Endocrinology 14Th edition. ELSEVIER, 2020.

Capítulo 51. Dislipidemias secundarias

En el grupo de las dislipidemias secundarias se describen todas aquellas alteraciones cuantitativas y/o cualitativas que ocurren en el metabolismo de las lipoproteínas y las cuales complican el curso de otros trastornos médicos.

Estos trastornos o alteraciones, pueden manifestarse como una elevación del colesterol total, las concentraciones de lipoproteínas de baja densidad (LDL) y triglicéridos séricos, en conjunto con una reducción de las concentraciones del colesterol de lipoproteínas de alta densidad (HDL).

Estadísticas y epidemiologia

La hipercolesterolemia atribuida por causas secundarias, ocurre alrededor del 31,7% de toda la población.

Se estima que alrededor del 39% de los varones obesos y alrededor del 32% de las mujeres con obesidadtienen hipertrigliceridemia.

Aproximadamente el 35% de las personas con diabetes tipo 2, presentan triglicéridos superiores a los 200 mg/dl.

Grupos o factores de riesgos:

- ✓ Antecedente familiar de cardiopatía coronaria prematura.
- ✓ Hábitos alimenticios inadecuados.

- ✓ Obesidad.
- ✓ Diabetes mellitus.
- ✓ Hipertensión arterial.
- ✓ Trastornos tiroideos.
- ✓ Uso de fármacos y drogas.
- ✓ Alcoholismo.
- ✓ Tabaquismo.
- ✓ Hombre de más de 45 años de edad.
- ✓ Mujer de más de 55 años de edad o posmenopáusica en ausencia de terapia de reemplazo.
- ✓ Colesterol HDL menor a 35 mg/dL.

Etiología y elementos de la fisiopatología

Aumento del nivel de colesterol LDL	Aumento de triglicéridos	Disminución del nivel de colesterol HDL
Hipotiroidismo. Diabetes mellitus. Enfermedad hepática obstructiva. Síndrome nefrótico. Drogas. Uso de progestinas. Esteroides anabólicos. Bloqueadores beta-adrenérgicos (sin acción intrínseca simpaticomimética). Tiazidas.	Drogas. Insuficiencia renal. Bloqueadores beta-adrenérgicos (sin acción simpaticomimética intrínseca). Hipotiroidismo. Diabetes mellitus. Alcoholismo. Estrógenos. Resinas fijadoras de ácidos biliares. Ticlopidina.	Progestinas. Bloqueadores beta-adrenérgicos (sin acción simpaticomimética intrínseca). Esteroides anabólicos. Drogas. Tabaquismo. Hipertrigliceridemia. Obesidad. Menopausia. Pubertad masculina. Uremia. Diabetes mellitus.

Otras causas

- ✓ Síndrome de ovarios poliquísticos.

- ✓ Acromegalia.
- ✓ Inflamación.

Las elevaciones de las concentraciones de lípidos o grasas en la sangre en las dislipidemias secundarias, son el resultado de diversos factores adquiridos como el uso de medicamentos, hipotiroidismo, estilo de vida no saludable, diabetes mellitus no controlada, entre otras. Especialmente las LDL elevadas se asocian con el factor de riesgo más prevalente en el desarrollo de la aterosclerosis y enfermedad vascular.

Criterios diagnósticos

Clínica	Los pacientes con dislipidemias a menudo son asintomáticos. Pueden presentarse manifestaciones clínicas asociadas a sus causas subyacentes o manifestaciones asociadas a la cronicidad de la dislipidemia: Obesidad (central). Dolor abdominal Hepatomegalia. Esplenomegalia. Acantosis nigricans. Pancreatitis. Xantomas. Hipertensión arterial. Aquilodinia. Arco senil. Xantelasmas. Ictericia.
Paraclínicos	Oriente los paraclínicos en función a la causa subyacente de sospecha de acuerdo a los hallazgos clínicos: Glucosa en ayuno (Diabetes mellitus). Nivel de TSH (hipotiroidismo).

	Tasa de filtración glomerular estimada de creatinina sérica (Enfermedad renal crónica).
	Examen de orina con tira reactiva (síndrome nefrótico).
	Fosfatasa alcalina (colestasis).
	Bilirrubina sérica.

Clasificación de Friedrickson de las dislipidemias

Fenotipo	Lipoproteína elevada	Nivel de colesterol sérico	Nivel de triglicérido sérico	Aterogenicidad
I	Quilomicrones	Normal a ↑	↑↑↑↑	No
IIa	LDL	↑↑	Normal	+++
IIb	LDL y VLDL	↑↑	↑↑	+++
III	IDL (lipoproteína de densidad intermedia).	↑↑	↑↑↑	+++
IV	VLDL	Normal a ↑	↑↑	+
V	VLDL y lo quilomicrones	Normal a ↑	↑↑↑↑	+

Opciones de tratamiento

- ✓ Dejar el tabaquismo y/o alcoholismo.
- ✓ Iniciar dieta saludable (especialmente para la reducción del peso corporal. Ver capítulo 18).
- ✓ Actividad física (al menos 150 minutos a la semana de ejercicio aeróbico).

Tratamiento farmacológico:

Fármaco	Dosis
Resinas fijadoras de ácidos biliares	
Colestiramina	4 g, 8 g, 12 g, 16 g. (dos veces al día).
Colestipol	5 g (dos veces al día) o 30 g diarios (dosis divididas).
Inhibidores de la HMG-CoA reductasa (estatinas).	
Atorvastatina	10 a 80 mg por día en cualquier momento.
Lovastatina	20 mg, 40 mg u 80 mg (con la cena)
Prevastatina	10 mg, 20 mg o 40 mg (al acostarse).
Simvastatina	5 mg, 10 mg, 20 mg o 40 mg (al acostarse).
Análogos del ácido fíbrico	
Clofibrato	500 mg (cuatro veces al día).
Gemfibrozil	600 mg (dos veces al día).

El tratamiento debe establecerse de manera individualizada en función a la causa subyacente y los aspectos clínicos del paciente. Considere las condiciones especiales de sus pacientes al momento de elegir el tratamiento. Considere el riesgo cardiovascular de cada paciente y las intervenciones en función a su nivel de riesgo.

Referencias bibliográficas

1. Shlomo Melmed, Richard J. Auchus, Allison B. Goldfine, Ronald J. Kowning, Clifford Rosen. Williams Textbook of Endocrinology 14Th edition. ELSEVIER, 2020.
2. Feingold KR. Approach to the Patient with Dyslipidemia. [Updated 2020 May 11]. In: Feingold KR, Anawalt B,

Boyce A, et al., editors. Endotext [Internet]. South Dartmouth (MA): MDText.com, Inc.; 2000-.
3. Tsimihodimos V. Editorial – Secondary Dyslipidemias. TOCMJ. 24 de febrero de 2011;5(1):22-3.

Capítulo 52. Dislipidemia aterogénica

La dislipidemia aterogénica (DA), se refiere a niveles plasmáticos elevados de triglicéridos y lipoproteínas de baja intensidad (LDL), y niveles reducidos de colesterol de lipoproteínas de alta densidad (HDL). Además, presenta niveles elevados de apolipoproteína B (ApoB) y fracciones pequeñas de lipoproteína de muy baja densidad (VLDL).

Constituye un factor de riesgo importante para el desarrollo de placas ateroscleróticas y la consecuente manifestación de enfermedades cardiovasculares. La dislipidemia aterogénica puede ser considerada como factor predictivo de las enfermedades cardiovasculares.

Estadísticas o epidemiología

La prevalencia de DA, oscila alrededor del 25% en Latinoamérica, mientras que en países europeos tiene una prevalencia de 20%, con presencia de marcadores de dislipidemia en el 50% de la población. La incidencia es mayor en hombres que en mujeres.

Factores de riesgos

- ✓ Hipertrigliceridemia primaria.
- ✓ Sobrepeso y obesidad.
- ✓ Diabetes mellitus.
- ✓ Dieta malsana.

- ✓ Sedentarismo.

Etiología o causas más frecuentes

El fenotipo de lipoproteínas aterogénicas podrían tener una base genética fuerte, reflejada en las contribuciones genéticas.

Interacción con factores ambientales (dieta, actividad física, tabaquismo, alcoholismo, otros).

Elementos fisiopatológicos

Alteración de la señalización de insulina, lo que aumenta la lipolisis. Por lo tanto, se promueve la conversión de triglicéridos en ácidos grasos libres en adipocitos. La mayoría de los ácidos grasos se reesterifican a triglicéridos, ocurre en conjunto la estabilización postraduccional de apolipoproteínas B. Ambos procesos mejoran el ensamblaje y secreción de partículas de VLDL.

Ocurre oxidación de partículas densas de LDL, incrementando las VLDL.

Ocurre superproducción hepática de VLDL-1

El incremento de la secreción de VLDL, conduce al aumento de la producción de sdLDL y disminución de HDL, promoviendo sustancialmente la aterogénesis.

Criterios diagnósticos

Clínica

- ✓ Asintomática en la mayoría de los casos. Puede sospecharse en pacientes con:
- ✓ Sobrepeso y obesidad, especialmente central.
- ✓ Xantomas tendinosos, planos o tuberosos.
- ✓ Xantelasmas.
- ✓ Arcos corneales.

Marcadores diagnósticos

Marcadores	Efecto aterogénico
Triglicéridos 300 a 1000 mg/dL (>1000 mg/dL sospechar hipertrigliceridemia familiar).	Niveles plasmáticos por debajo de 150 mg/dL se asocia a menor riesgo cardiovascular.
Colesterol LDL >200mg/dL	Asociado a mayor riesgo ECV
Colesterol HLD <35 mg/dL	Protector cardiovascular, su descenso incrementa riesgo de ECV.
Apolipoproteína B (ApoB)	Aporta una medida directa del número de partículas aterogénicas (LDL, VLDL, IDL).
Apolipoproteína A-1 (ApoA-1)	Refleja nivel plasmático de partículas de HDL antiaterogénicas. Representan menor riesgo cardiovascular.
Relación Apo B/Apo-A1	Mejor estimación del riesgo de ECV.
Lipoproteina (a) [Lp (a)]	Asociación fuerte y positiva. Elevación genética de Lp.
Lipoproteína asociada a fosfolipasa A [Lp-PLA$_2$]	La actividad y los niveles plasmáticos de Lp-PLA$_2$, tienen una correlación positiva con el riesgo de enfermedades cardiovasculares.
Proteína C reactiva (PCR)	Niveles plasmáticos elevados de PCR, predicen la evolución de resistencia a la insulina, síndrome metabólico y diabetes mellitus tipo 2. Incrementa la captación de LDL por los macrófagos e incrementa la capacidad para formar células.

Opciones de tratamiento

- ✓ Corrección de factores de riesgo
- ✓ Modificaciones dietéticas y nutricionales (Ver capítulo 18).
- ✓ Incrementar actividad física a 150 minutos/semana de ejercicio moderado – intenso.

Tratamiento farmacológico

- ✓ Estatinas: alternativas recomendadas. Indicar 1 dosis diaria de medicamento por 6 a 12 semanas.
- ✓ Rosuvastina 10 a 40 mg/día. Dosis a 20 a 40mg/día, tiene mejor resultado.
- ✓ Atorvastatina a dosis entre 10 a 80 mg /día. Simvastatina a dosis 10 a 80 mg/día.
- ✓ Prevastatina a dosis 10 a 40 mg/día.
- ✓ Omega-3 (suplementos): 2 a 4 gr/día.
- ✓ Otros: Niacina, fibratos.

Metas terapéuticas de acuerdo al nivel de riesgo

Nivel de riesgo	C-LDL (mg/dL)	C-No-HDL (mg/dL)
Bajo	<130	<160
Intermedio	<100	<130
Alto	<70	<100

Peculiaridades del seguimiento

Tras el diagnóstico e indicación inicial del medicamento, debe realizarse seguimiento tras las primeras 6 semanas del tratamiento. Consecutivamente se recomienda realizar seguimientos 1 vez al año o cada 6 meses de acuerdo al factor de riesgo.

Referencias bibliográficas

1. Eisenbarth GS, PolonskyKS,et al: Williams Textbook of Endocrinology. 13th ed. Philadelphia, Pa: Saunders Elsevier; 2017.
2. Dorantes y Martínez. Endocrinología clínica 5ta edición, Editorial El Manual moderno 2016.
3. Musunuru K. (2010). Atherogenic dyslipidemia: cardiovascular risk and dietary intervention. Lipids, 45(10), 907–914. https://doi.org/10.1007/s11745-010-3408-1.
4. Manjunath, C. N., Rawal, J. R., Irani, P. M., &Madhu, K. (2013). Atherogenic dyslipidemia. Indian journal of endocrinology and metabolism, 17(6), 969–976. https://doi.org/10.4103/2230-8210.122600.
5. Ponte-N Carlos I, Isea-PerezJesus E, Lorenzatti Alberto J, Lopez-Jaramillo Patricio, Wyss-Q Fernando Stuardo, et al.Dislipidemiaaterogénica en Latino América: prevalencia, causas y tratamiento. Rev. Venez. Endocrinol.Metab. [Internet]. 2017 Jun,15(2): 106-129. Disponible en: http://ve.scielo.org/scielo.php?script=sci_arttext&pid=S1690-31102017000200006&lng=es.

Capítulo 53.
Hipercolesterolemia

Comúnmente se define la hipercolesterolemia como el ascenso de los niveles plasmáticos de colesterol de lipoproteína de baja densidad (LDL-C) o el colesterol de lipoproteína de alta densidad (HDL-C). La hipercolesterolemia, representa un importante factor de riesgo para el desarrollo de enfermedad cardiovascular aterosclerótica.

De acuerdo a su etiología, esta puede clasificarse en:

Hipercolesterolemias primarias.

Hipercolesterolemias secundarias.

Estadísticas o epidemiologia

- ✓ La hipercolesterolemia primaria o familiar, ocurre en 1 de cada 500 personas.
- ✓ La hiperlipidemia familiar combinada tiene una prevalencia alrededor del 1 al 2% de la población y es responsable de casos de cardiopatía isquémicas familiar prematuras en un 30 a 50%. Ocupa un 10% de las causas de cardiopatías isquémicas.
- ✓ Hipercolesterolemia secundaria ocurre en alrededor de 31,7% de la población.

✓ Grupos o factores de riesgos: Antecedente familiar de hipercolesterolemia en ausencia de hipertrigliceridemia marcada.

Diagnóstico y manejo de las hipercolesterolemias

Hiper-colesterolemia	Causas	Patogenia	Características
Primaria	Rasgo autosómico dominante de penetrancia alta.	Aumento selectivo de LDL a partir del nacimiento Ocasionado por defecto subyacente en los receptores de LDL de las membranas celulares.	Aumenta en la niñez y adolescencia. El colesterol en adultos heterocigotos varía entre 260 hasta 400 mg/dL. Concentraciones elevadas de VLDL e IDL. Pacientes homocigotos, tienen hipercolesterolemia grave (>1000 mg/dL) y pueden experimentar aterosclerosis fulminante.
Secundaria	Nefrosis. Trastornos de inmunoglobulina. Anorexia nerviosa. Colestasis. Estilo de vida. Hipotiroidismo.	Multifactorial asociado al metabolismo lipídico y su alteración ocasionando el incremento plasmático de colesterol de LDL y HDL.	Influenciada por la presencia de factores de riesgo: población industrializada, sedentarismo, dieta alta en grasas saturadas. Puede haber disminución de colesterol HDL asociado a tabaquismo y obesidad.

Manej de las hipercolesterolemias primarias o familiares

Indicador	Características
Antecedentes familiares	Familiares en primer grado con diagnóstico de hipercolesterolemia familiar.

Clínica	Xantomas tendinosos. Aquilodinia (pacientes activos). Arco senil (A partir de 30 años). Xantelasma.
Diagnóstico	Colesterol plasmático > 300 mg/dL(o 7.8 mmol/L) sin evidencia de hipertrigliceridemia importante.
Tratamiento	Heterocigotos: indicar inhibidores de la HMGCoA reductasa (para normalizar LDL). Puede requerirse combinaciones binarias o terciarias con inhibidores de la reductasa, niacina, ezetimibe y secuestradores de ácido biliar. Homocigotos: difícil manejo. Puede controlarse parcialmente mediante aféresis de LDL, conjunto con ezetimibe, niacina y una estatina potente.
Hiperlipidemia familiar combinada	Elevación solo de los niveles plasmáticos de LDL e IDL. Puede haber incremento dominante de VLDL o incremento combinado de LDL y VLDL. Colesterol tan bajo como 250 mg/dl (6.5 mmol/L) sin xantomas. Aumento de secreción de VLDL. Tratamiento: dieta y niacina o inhibidor de la reductasa o ambos.
Hipercolesterolemia poligénica	Colesterol LDL <190 mg/dL. No presenta xantomas. Antecedente de 2 familiares de primer grado. Relacionado con cardiopatía isquémica.

Diagnóstico y manejo de hipercolesterolemia secundaria

Indicador	Características
Antecedentes familiares	Sin antecedentes familiares de hipercolesterolemia primaria. Patrón dietético familiar alto en grasas.
Clínica	Puede no manifestar signos y síntomas. Puede presentarse xantelasmas y xantomas.
Diagnóstico	Colesterol total >200mg/dL Colesterol LDL: >100 mg/dL Colesterol HDL >35 o 40 mg/dL (frecuentemente reducido en hipercolesterolemia secundaria). *Fórmula de perfil lipídico:* Colesterol LDL= colesterol total - (colesterol HDL

	+ TG/5) Se acompaña frecuentemente con hipertrigliceridemia (>150 mg/dL).
Tratamiento	Tratar la causa subyacente. Corrección de hábitos y estilo de vida, mediante la actividad física regular y dieta balanceada sin grasas trans, ácidos grasos y colesterol. Estatinas 20 a 40 mg/ día de rosuvastina o 40 a 80 mg/día de atorvastatina.

Referencias bibliográficas

1. Dorantes y Martínez. Endocrinología clínica 5ta edición, Editorial El Manual moderno 2016. Capítulo 30.
2. Eisenbarth GS, PolonskyKS,et al: Williams Textbook of Endocrinology. 13th ed. Philadelphia, Pa: Saunders Elsevier; 2017. Capítulo 37.
3. David G. Gardner, Dolores Shoback. Greenspan, Endocrinología básica y clínica. 9na edición. Editorial Mc. Graw Hill Lange. 2012. Capítulo 19.
4. Trentman, T. L., Avey, S. G., & Ramakrishna, H. (2016). Current and emerging treatments for hypercholesterolemia: A focus on statins and proprotein convertase subtilisin/kexin Type 9 inhibitors for perioperative clinicians. Journal of anaesthesiology, clinicalpharmacology, 32(4), 440–445. https://doi.org/10.4103/0970-9185.194773

Capítulo 54.
Hipertrigliceridemia

La hipertrigliceridemia consiste en el nivel plasmático de triglicéridos ≥200 mg/dL (≥2.3 mmol/L) en ayunas.

Grado de triglicéridos	Nivel de triglicéridos plasmáticos
Normal	<150 mg/dL.
Hipertrigliceridemia leve	150 a 199 mg/dL
Hipertrigliceridemiamoderada	200 a 999 mg/dL
Hipertrigliceridemiasevera	1000 a 1999 mg / dL
Hipertrigliceridemia muy grave	>2000 mg/dL

Estadísticas o epidemiologia

- ✓ Entre el 25 a 32% de las personas en América tienen hipertrigliceridemia superior o igual a 150 mg/dL.
- ✓ La prevalencia de las mujeres con hipertrigliceridemia aumenta con la edad, por el contrario, en los hombres aumenta hasta la mediana edad, tras lo cual tiende a disminuir.
- ✓ 39% de los hombres obesos tienen hipertrigliceridemia, mientras tanto, el 32% de las mujeres obesas tienen triglicéridos elevados.
- ✓ Alrededor del 35% de los pacientes con diabetes mellitus tipo 2, tienen niveles plasmáticos de triglicéridos ≥ 200 mg/dL.

Factores de riesgos

- ✓ Personas con obesidad o sobrepeso.
- ✓ Antecedentes familiares de hiperlipidemia.
- ✓ Antecedentes familiares de diabetes mellitus.
- ✓ Dieta alta en grasas saturadas.

Etiología

Hipertrigliceridemia primaria:

- ✓ Hiperlipidemia familiar combinada.
- ✓ Hipertrigliceridemia familiar.
- ✓ Disbetalipoproteinemia familiar
- ✓ Quilomicronemia familiar y trastornos relacionados.
- ✓ Susceptibilidad genética primaria (síndrome metabólico, diabetes tipo 2).

Hipertrigliceridemia secundaria:

- ✓ Trastornos autoinmunes.
- ✓ Embarazo.
- ✓ Enfermedad renal.
- ✓ Enfermedad hepática.
- ✓ Trastornos endocrinos.
- ✓ Consumo excesivo de alcohol.
- ✓ Inducida por fármacos (tiazidas, isotretinoína, otros).
- ✓ Estilo de vida (factores dietéticos).

Hipertrigliceridemia primaria	Datos clínicos	Laboratorio	Diagnóstico	Tratamiento	Aspectos
Deficiencia de actividad de lipoproteína lipasa	Hepatomegalia Esplenomegalia (en presencia de lipemia grave 2 000 a 25 000 mg/dL). Infarto esplénico Dolor abdominal Hiperesplenismo con anemia. Xantomas eruptivos. Generalmente no hay obesidad.	Trombocitopenia Granulocitopenia. Niveles de colesterol por encima de 500 mg/dL.	Puede llevarse a cabo diagnóstico presuntivo al reducir la ingesta de grasa a 10 o 15 g/día por 3 o 4 días obteniendo cifras de 200 a 600 mg/dL (2.3-6.9 mmol/L). Confirmación: medir actividad lipolítica plasmática 10 minutos después de administrar 0,2 mg/kg de heparina IV. Electroforésis: para diagnosticar falta del cofactor ApoC-II.	Corrección dietética (reducir grasa a 19% o menos de las grasas totales). Indicar 500 mg/día de omega-3 (origen marino).	Presencia de células escamosas en el hígado, bazo y medula ósea.
Lipemias endógena y mixta	Manifestaciones dependen de la gravedad: Xantomas eruptivos. Lipemia retinalis. Dolor epigástrico recurrente. Pancreatitis. Obesidad central. Hipertensión arterial.	Síndrome metabólico. Hiperuricemia.		Restricción estricta de grasas en la dieta. Abstinencia de alcohol. Pérdida de peso. Alternativa: Fibratos o ácido nicotínico (sin resistencia a la insulina). Metformina (cuando hay resistencia a la insulina).	Trastornos determinados por mecanismos genéticos. La concentración de VLDL produce saturación obstaculizando eliminación apropiada de quilomicrones. A medida que aumenta lipemia endógena puede producir patrón de lipemia mixta. Puede haber defecto parcial en el catabolismo de lipoproteínas ricas en TG.*

Hiperlipidemia familiar combinado	Sin manifestaciones cutáneas de TG* elevadas.	Colesterol alrededor de 250 mg/dl (6.5 mmol/L). Aumento de VLDL y LDL.	Tratamiento enérgico para reducir riesgo cardiovascular. Dieta estricta. Tratamiento con inhibidor de HMG-CoA reductasa. Puede incluirse niacina o fenofibrato.	Sobreproducción de VLDL
Disbetalipoproteinemia familiar	No hay evidencias clínicas antes de los 20 años. Suele haber hipotiroidismo y obesidad en niños. En adultos, hay xantomas tuberoeruptivos, tuberosos y planos. Obesidad.	Hiperlipidemia grave Disminución de hormonas tiroideas.	Dieta orientada a la pérdida de peso, disminución de colesterol grasa y alcohol. Resultados no satisfactorios con dieta: Asociar niacina o fibrato a baja dosis.	Requiere factores ambientales para expresar los factores genéticos subyacentes hiperlipidemia. Alteración de la captación de los remanentes de lipoproteínas ricas de TG* hepáticas.

Tabla: 49-1. * TG: triglicéridos.

Opciones de tratamiento y manejo de hipertrigliceridemias secundarias

El tratamiento está orientado principalmente a tratar la causa subyacente desencadenante de las hipertrigliceridemias, incluyendo modificación nutricional para la reducción de grasas saturadas en la dieta, incorporación de dietas ricas en ácidos grasos poliinsaturados y omega-3, frutas, vegetales y legumbres.

Modificar estilo de vida sedentario. Pueden añadirse estatinas de acuerdo al nivel de riesgo.

Secundaria a diabetes mellitus

- ✓ La administración de insulina, por lo general restituye los niveles plasmáticos de triglicéridos.
- ✓ El tratamiento debe enfocarse al control de la glucemia y mejoría de la sensibilidad a la insulina.

Uremia

- ✓ Mecanismo subyacente: trastorno en el catabolismo de las VLDL y resistencia a la insulina.
- ✓ Evaluar si el paciente está recibiendo glucocorticoides, ya que estos inducen el aumento de LDL.

Referencias bibliográficas

1. Eisenbarth GS, Polonsky KS,et al: Williams Textbook of Endocrinology. 13th ed. Philadelphia, Pa: Saunders Elsevier; 2017.
2. Dorantes y Martínez. Endocrinología clínica 5ta edición, Editorial El Manual moderno 2016.
3. David G. Gardner, Dolores Shoback. Greenspan, Endocrinología básica y clínica. 9na edición. Editorial Mc. Graw Hill Lange. 2012. Capítulo 19.

4. Karalis D. G. (2017). A Review of Clinical Practice Guidelines for the Management of Hypertriglyceridemia: A Focus on High Dose Omega-3 Fatty Acids. Advances in therapy, 34(2), 300–323. https://doi.org/10.1007/s12325-016-0462

Capítulo 55. Colesterol HDL bajo

El colesterol HDL bajo, ocurre como consecuencia de mecanismos multifactoriales que interactúan en el metabolismo lipídico. También llamada hipocolesterolemia, se trata del descenso plasmático del colesterol HDL a niveles inferiores de 40 mg/dL.

El colesterol HDL, posee un efecto protector cardiovascular, por lo tanto, la permanencia crónica de niveles de colesterol HDL inferiores a la normalidad, constituyen un riesgo elevado de enfermedades cardiovasculares prematuras.

Grupos o factores de riesgos

- ✓ Antecedentes familiares de hipolipidemias de base genética.
- ✓ Trastornos alimenticios.
- ✓ Deficiencias nutricionales.
- ✓ Infecciones.
- ✓ Obesidad.
- ✓ Eventos de estrés agudo.
- ✓ Tabaquismo.
- ✓ Uso de fármacos (glucocorticoides, diuréticos).

Etiología o causas más frecuentes

Causas primarias:

- ✓ Genéticas hereditarias.
- ✓ Causas secundarias:
- ✓ Malabsorción.
- ✓ Sepsis
- ✓ Insuficiencia hepática.
- ✓ Malnutrición.

Tipos:

- ✓ Hipolipidemia primaria asociada a deficiencias de colesterol HDL
- ✓ Enfermedad de Tangier.
- ✓ Hipoalfalipoproteinemia familiar.
- ✓ Deficiencia de lecitina-colesterol-acetiltransferasa.

Enfermedad de Tangier

Enfermedad autosómica recesiva, con mutación en el transportador de ABCA1 dependiente de ATP. Se caracteriza por una deficiencia de HDL grave. Por lo general, los pacientes heterocigotos carecen de manifestaciones clínicas a pesar de tener niveles plasmáticos de HDL y ApoA-1 a la mitad o menos de la mitad del valor normal. Por el contrario, las personas homocigóticas, carecen de HDL dentro del parámetro normal, mientras que Apo A-1 y Apo A-II se encuentran en niveles reducidos.

Colesterol sérico: <120 mg/dL (3,12 mmol/L), asociado a hipertrigliceridemia leve y aumento de LDL.

Clínica:

- ✓ Amígdalas grandes (anacaradas y llenas de lípido).

- ✓ Neuropatía periférica episódica recurrente con debilidad motora.
- ✓ Pigmento carotenoide en mucosas (faringe y recto).
- ✓ Esplenomegalia.
- ✓ Infiltración corneal.

Tratamiento: restricción de grasas y colesterol en la dieta.

Hipoalfalipoproteinemia familiar

Ocurre debido a mutaciones de la apolipoproteína A1 (Apo A1). Debe diferenciarse de personas con dietas vegetarianas o poblaciones asiáticas, donde el nivel de HDL suele ser reducido como causa secundaria a dieta.

Mecanismo de afección coronaria

La mutación principal ocurre en la proteasa PCPE-2, la cual altera a la Apo A-1, que es la proteína principal de las HDL. Por otro lado, ocurre la mutación de la oxidorreductasa con dominio WW, el cual funciona como regulador transcripcional en el metabolismo de las HDL. Estas alteraciones condicionan el descenso de las HDL plasmáticas a niveles inferiores de 35 mg/dL, con lo cual incrementa el riesgo de aterosclerosis, incrementado el riesgo cardiovascular.

Tratamiento

- ✓ Ejercicio intenso (abordarse con cuidado en pacientes con enfermedad coronaria).
- ✓ Niacina.
- ✓ Inhibidores de la reductasa.
- ✓ Derivados de ácido fíbrico.

Deficiencia de lecitina-colesterol-acetiltransferasa

Se trata de un trastorno autosómico recesivo poco común. Ocurre un déficit de lecitina-colesterol-acetiltransferasa que ocasiona la conversión defectuosa del colesterol en esteres de colesterilo.

Se diagnostica a través de la determinación del cociente entre el colesterol libre y esteres de colesterilo. En presencia de esta mutación genética, el porcentaje es de 90%, a diferencia de condiciones normales que el colesterol libre supone solo el 30% del total.

Clínica:

- ✓ Proteinuria.
- ✓ Anemia normocrómica (leve a moderada).
- ✓ Hiperbilirrubinemia.
- ✓ Neuropatía periférica.

Laboratorios: frecuente hipertrigliceridemia (200 a 1000 mg/dL), colesterol plasmático oscila entre normal baja hasta 500 mg/dL

Una variación de esta mutación, recibe el nombre de *"enfermedad del ojo de pez"* donde se presentan manifestaciones fenotípicas con presencia de opacidades corneales. No desarrollan anemias ni nefropatías.

Tratamiento: dieta altamente restrictiva de grasas y colesterol.

Disminución de colesterol HDL plasmático asociado a causas secundarias

El tratamiento está orientado hacia la causa subyacente. Es recomendable incluir dietas bajas en grasas saturadas, incrementar la actividad física, dejar hábito tabáquico, reducir el peso corporal, entre otras terapéuticas basadas en el nivel de riesgo del paciente.

Referencias bibliográficas

1. Eisenbarth GS, PolonskyKS,et al: Williams Textbook of Endocrinology. 13th ed. Philadelphia, Pa: Saunders Elsevier; 2017.
2. Dorantes y Martínez. Endocrinología clínica 5ta edición, Editorial El Manual moderno 2016.

Capítulo 56. Transaminasas elevadas

Se trata del aumento plasmático de las enzimas hepáticas como la alanina transaminasa (ALT >40 UI/L) y aspartato transaminasa (AST >40 UI/L), que ocurre como consecuencia de factores capaces de alterarel hígado.

Estadísticas o epidemiologia

Aproximadamente el 10% de la población estadounidense tiene transaminasas elevadas.

Entre el 25 al 51% de los casos de aumento de transaminasas se deben a enfermedad del hígado graso no alcohólico (NAFLD)

Grupos o factores de riesgos

- ✓ Alcoholismo.
- ✓ Uso de fármacos.
- ✓ Antecedentes de trastornos autoinmunes.
- ✓ Infecciones

Elementos fisiopatológicos

Las transaminasas son enzimas encontradas en los hepatocitos, realizando funciones de transaminación.

La ALT es más específica en las lesiones o daño hepático ya que se encuentra en el citosol del hepatocito, a diferencia de la AST que se encuentra además en el músculo esquelético, corazón, cerebro, riñones, páncreas, y otros.

Las transaminasas se elevan cuando el contenido enzimático del hepatocito es vertido en la sangre producto de daño hepático.

Etiología y orientación diagnóstica

Etiología	Clínica	Diagnóstico inicial
NAFLD	Síndrome metabólico.	Niveles de lípidos en ayunas. Glucosa A1C. Ecografía y puntuación de fibrosis de NAFLD.
Enfermedad hepática alcohólica	Antecedente alcohólico. Signos sugerentes de alcoholismo	Cociente AST/ALT >2. Volumen corpuscular medio (VCM) aumentado.
Poco común		
Medicamentos	Antecedente	Interrogatorio
Hepatitis	Antecedente de viajes a países endémicos. Uso de drogas inyectables. Signos y síntomas sugerentes de hepatitis (ictericia, hepatomegalia, etc).	Prueba de antígeno de superficie de hepatitis A, B, C, D, E, G. Cociente AST/ALT ≤ 1.
Hemocromatosis hereditaria	Antecedente familiar	Hierro sérico. Capacidad total de unión al hierro. Ferritina.
Deficiencia de	Antecedente familiar	Alfa1-antitripsina

303

alfa1-antitripsina	Enfisema de inicio temprano	plasmático <0,5 g/L. Análisis de fenotipos (M, S, Z).
Hepatitis autoinmune	Trastorno autoinmune en mujeres	Electroforesis de proteínas séricas. Prueba de anticuerpos antinucleares.
Enfermedad de Wilson	Síntomas neuropsiquiátricos. Anillos de Kayser-Fleisher	Ceruloplasmina en suero.
Causas extrahepáticas		
Enfermedad celíaca	Dolor abdominal Diarrea Malabsorcion	Prueba de anticuerpos transglutaminasa tisular.
Hemólisis	Anemia falciforme Infección Deficiencia de glucosa-6-fosfato deshidrogenasa.	Nivel plasmático de lactato deshidrogenasa y haptoglobina. Recuento de reticulocitos
Trastornos musculares	Antecedente de ejercicio extenuante Dolor y debilidad muscular	Niveles de creatinina quinasa y aldolasa.
Trastornos tiroideos	Signos y síntomas sugerentes de hipotiroidismo o hipertiroidismo.	Nivel de TSH

Medicamentos asociados a niveles elevados de transaminasas.

Grupo de fármacos	Ejemplo
Antihipertensivos	Lisinopril

	Losartan
Antimicrobianos	Ciprofloxacina
	Isoniacida
	Ketoconazol
	Rifampicina
Quimioterápicos	Imatinib
	Metotrexato
Analgésicos	Paracetamol
	Alopurinol
	Aspirina
Psiquiátricos	Bupropión
	Risperidona
	Trazodona
	Ácido Valproico
Otros	Amiodarona
	Omeprazol
	Baclofeno
	Acarbose

Puede solicitarse estudios de imagen complementarias para el diagnóstico: resonancia magnética, ultrasonido, tomografía computarizada, espectroscopia de resonancia magnética.

Si posterior a 6 meses de haber realizado medidas de tratamiento, todavía las transaminasas persisten elevadas, solicite biopsia hepática.

Considere derivación al gastroenterólogo en pacientes con transaminasas elevadas persistentes, especialmente con riesgo de progresión de daño hepático.

Opciones de tratamiento

Priorizar la búsqueda de la causa subyacente y orientar el tratamiento a dicha patología.

Promueva las modificaciones del estilo de vida con seguimiento apropiado, cuando los antecedentes, clínica y evaluación inicial sugieran enfermedad del hígado graso no alcohólico.

Peculiaridades del seguimiento

El seguimiento debe realizarse 15 días después de instauradas las medidas de tratamiento iniciales. En caso de persistir elevación, se indican estudios de imagen y posterior a 2 a 4 meses del diagnóstico inicial, se indican estudios complementarios para determinar otras causas.

El seguimiento debe realizarse durante 6 meses, tras los cuales, de no haber mejoría de niveles de transaminasas, debe solicitarse biopsia hepática.

Referencias bibliográficas

1. Oh, R. C., Hustead, T. R., Ali, S. M., &Pantsari, M. W. (2017). Mildly Elevated Liver Transaminase Levels: Causes and Evaluation. American family physician, 96(11), 709–715.

2. Giannini, E. G., Testa, R., &Savarino, V. (2005). Liver enzyme alteration: a guide for clinicians. CMAJ : Canadian Medical Association journal = journal de l'Association medicale canadienne, 172(3), 367–379. https://doi.org/10.1503/cmaj.1040752

Capítulo 57. Hígado graso no alcohólico

La enfermedad del hígado graso no alcohólico (NAFLD, *non-alcoholic fatty liver disease*) consiste en el incremento del contenido de grasa hepática superior al 5% del peso del órgano, en pacientes sin antecedentes de consumo excesivo de alcohol (es decir, <20 g/día en mujeres y <30 g/día en hombres) y que además ya se ha excluido previamente otras causas de enfermedad hepática.

Puede manifestarse como:

- Esteatosis simple (grasa sin inflamación importante y lesión hepatocelular).
- Esteatohepatitis (grasa con lesión e inflamación hepática).
- Fibrosis avanzada y cirrosis.
- Estadísticas o epidemiologia
- En países occidentales, es la causa más común de enfermedad hepática crónica.
- Presente en la mayoría de los grupos étnicos.
- Puede ocurrir a cualquier edad.
- Ocurre entre el 14 a 30% de las personas estadounidenses y entre el 20 al 30% de la población occidental.
- Alrededor del 70% de las personas con diabetes tipo 2 sufren de NAFLD.

- ✓ La prevalencia aumenta en relación al peso corporal: >90% de pacientes con IMC >39 sufren de esteatosis.
- ✓ Ocurre en el 3% de la población pediátrica y en el 53% de los niños con obesidad.

Factores de riesgos para NAFLD

Se puede clasificar los factores de riesgo como:

- ✓ Factores constitucionales.
- ✓ Factores genéticos.
- ✓ Factores dietéticos.

De forma práctica, puede ser orientado hacia factores modificables y no modificables.

Factores de riesgo modificables	Factores de riesgo no modificables
Obesidad visceral	Género masculino.
Consumo excesivo de fructosa.	Ascendencia hispana.
Consumo excesivo de sacarosa.	Factores genéticos:
Ingesta elevada de ácidos grasos poliinsaturados (omega-6).	PNPLA3 (rs738409) GCKR (rs1260326)
Consumo deficiente de ácidos grasos omega-3.	
Resistencia a la insulina.	

Etiología o causas más frecuentes

La evidencia señala una asociación etiológica entre el NAFLD primario y la resistencia a la insulina y el síndrome metabólico. De este modo, se considera que el NAFLD, es una manifestación hepática del síndrome metabólico como agente etiológico frecuente.

Puede ser ocasionado por el desequilibrio de la ingesta de ácidos grasos omega-6 y omega-3, contribuyendo al perfil metabólico desfavorable.

Elementos fisiopatológicos

Mecanismo fisiopatológico primario: esteatosis ligada a la resistencia a la insulina, debido al incremento de la lipolisis en los tejidos periféricos de modo que aumenta el aporte de los ácidos grasos libres al hígado, promoviendo:

- ✓ Síntesis de triglicéridos (TG).
- ✓ Reducción de apolipoproteína B-100 plasmática.
- ✓ Inhibición de la oxidación de los ácidos grasos hepática.

En conjunto, estos mecanismos incrementan la acumulación de grasa hepática en forma de TG.

Por otro lado, la acumulación de grasa hepática es incrementada por la expresión de genes lipogénicos, promovida por la hiperinsulinemia ocasionada por la resistencia a la insulina.

Factores que intervienen en la fisiopatología de NAFLD	
Esteatosis	Resistencia a la insulina
	Incremento del consumo de fructosa y omega-6.
	Susceptibilidad genética.
Esteatohepatitis	Incremento de radicales libres.
	Aumento de citosinas proinflamatorias (TNFα, IL-6, Leptina, Resistina).

	Disminución de adiponectina. Microbiota intestinal. Interacción de productos finales de la glicación avanzada y su receptor.

Tabla 52-1. Fuente: Dorantes y Martínez. Endocrinología clínica 5ta edición

Criterios diagnósticos

Clínica	A menudo asintomática. Puede haber: Fatiga. Dolor en hipocondrio derecho (mal definido). Hepatomegalia no dolorosa. Eritema palmar. Esplenomegalia. Angiomas cutáneos.
Antecedentes Personales importantes	Hipertensión arterial. Enfermedad coronaria. Diabetes mellitus. Colelitiasis.
Estudios de imagen	Ultrasonido (poco sensible para esteatosis leve <33%). Tomografía. Resonancia magnética. Espectroscopía por resononacia magnética de protón (altamente sensible). Parámetro de atenuación controlada (CAP): permite medir rigidez hepática y esteatosis emplenadoelastografía transitoria.
Laboratorios	Aumento de las transaminasas. Relación AST/ALT <1. Nota: las transaminasas plasmáticas, no siempre se correlacionan con el estado real del daño.
Biopsia	Estándar de oro (100% sensible y específica). Útil para distinguir del diagnóstico diferencial de enfermedad hepática alcohólica (NASH).
Puntaje BARD	Identifica NAFLD con bajo riesgo. Incluye: IMC >28 =1 punto.

	Relación AST/ALT >0,8 = 2 puntos. Diabetes mellitus = 1 punto. Nota: >2 puntos se asocia con valor predictivo negativo de 96%.
Puntaje FIB-4	Útil para diagnóstico de fibrosis avanzada. Incluye parámetros de edad, AST, ALT y recuento de plaquetas. Enlace a calculadora FIB-4: http:/gihep.com/calculators/hepatology/fibrosis-4-score/

Tabla 52-2.

Opciones de tratamiento.

- ✓ Reducción de peso
- ✓ Dieta baja en grasas saturadas, trans, y omega-6, ejercicio físico aeróbico.
- ✓ Restricción calórica alrededor de 1.100 kcal/día.
- ✓ Sensibilidadores de la acción de la insulina
  - ✓ Metformina: 1000 mg/día x 6 a 12 meses.
  - ✓ Tiazolinedionas (TZD): 30 a 45 mg/día
- ✓ Antioxidantes: Vitamina E: 800 mg/día.
- ✓ Antagonistas de la angiotensina: Losartan: 50 mg/día x 48 semanas.
- ✓ Hipolipemiantes: Atorvastatina: 10 a 80 mg/día x 6 a 12 meses.

Peculiaridades del seguimiento

El seguimiento puede llevarse a cabo mensualmente o cada 3 meses durante 6 a 12 meses para evaluar efectividad del tratamiento y ajuste del mismo.

El seguimiento puede prolongarse hasta 5 años de acuerdo al nivel de riesgo.

Referencias bibliográficas

1. Dorantes y Martínez. Endocrinología clínica 5ta edición, Editorial El Manual moderno 2016.Capítulo 34. Páginas 368 – 377.
2. Eisenbarth GS, PolonskyKS, et al: Williams Textbook of Endocrinology. 13th ed. Philadelphia, Pa: Saunders Elsevier; 2017.Capítulo 36.

Capítulo 58. Adipomastia, colgajos y anillos adiposos

Cada vez más, el tejido adiposo es reconocido como un órgano endocrino rico en células madre mesenquimales. Las células madre derivadas de los adipocitos, poseen el potencial para diferenciarse en células como los condrocitos, osteocitos, mioblastos y pueden secretar factores angiogénicos. No obstante, la promoción de la angiogénesis, representa una limitación para el uso de los injertos adiposos y su uso puede ser controvertido.

Adipomastia

Se trata de un exceso de piel y grasa acumulado a nivel de la región pectoral del varón, pero sin que esté presente una hipertrofia glandular mamaria verdadera. También recibe el nombre de pseudoginecomastia, el cual clínicamente puede ser confundido con la ginecomastia evidenciada en los hombres, la cual consiste propiamente en el crecimiento del tejido glandular mamario masculino y que puede representar un proceso fisiológico o un signo patológico de acuerdo a diversas variables (ver capítulo 297).

Actualmente, el incremento de la incidencia de la obesidad, también conlleva al incremento de los casos de pseudoginecomastia.

Causa de Adipomastia

Principalmente se encuentra asociado a la obesidad, aunque también puede ser resultado de otras circunstancias patológicas en las cuales ocurre una acumulación excesiva de tejido graso bilateral y en ocasiones, puede coexistir con la ginecomastia propiamente.

Opciones terapéuticas

Liposucción simple	Indicada cuando existe un predominio del tejido graso en la región pectoral (Adipomastia). Dirigida por marcaje. Debe realizarse una pequeña incisión alrededor de unos 4mm. Esta se realiza generalmente en la línea axilar anterior, axilar o la inframamaria a nivel del pseudosurco a través del cual puede ser infiltrada una solución tumescente. Se procede a aspirar la grasa directamente desde el plano profundo hacia el superficial con el objetivo de eliminarla y obtener a su vez una retracción cutánea. Se aplica un vendaje de Micropore®, aplicando sobre la piel del territorio lipoaspirado directamente. En caso de persistir el edema, puede indicarse un drenaje linfático y masaje a las 3 semanas luego del procedimiento. La cantidad media de grasa es aproximadamente 200 gr.
Adenectomía y liposucción	Se indica cuando coexiste un componente mixto entre la hipertrofiaglandular mamaria y la acumulación excesiva de grasa. Deben realizarse marcas preoperatorias bien delimitadas, demarcando las áreas que serán resecadas tanto en la extirpación glandular mamaria, como la

| | lipoaspiración.
La hemostasia puede ser realizada a través de la incisión areolar caudal con fibra ótica también debe ser controlado cada segmento mediante una minuciosa revisión. |
|---|---|

Injertos de grasa autóloga

Los injertos de grasa autóloga, es utilizado para la corrección de deformidades congénitas y heridas traumáticas complejas con pérdida de tejidos blandos luego de un procedimiento oncológico.

Aplicaciones

Indicación	Descripción
Reconstrucción mamaria femenina	El autotransplante de la grasa es utilizado ampliamente en la cirugía de reconstrucción mamaria. Este procedimiento puede realizarse de manera inmediata o tardía en el postoperatorio de una mastectomía.
Cicatrices	El lipofilling, es un tratamiento útil para pacientes que presentan cicatrices retráctiles y dolorosas las cuales puedan comprometer la actividad y movilidad diaria normal de la articulación que se encuentra afectada. El injerto de grasa puede además ser utilizada para reducir la contractura de la cicatrizcomo unaalternativa regenerativa.
Quemadura	El lipofilling podría colaborar con mejorar el aspecto de las cicatrices de quemaduras para que sea mucho más parecido al tejido sano, desde el punto de vista histológico.
Radiodermatitis	Estudios han informado que el trasplante de lipoaspirados con un contenido de células madre derivadas de tejido adiposo (ASC), es un enfoque

	terapéutico altamente eficaz para tratar lesiones crónicas degenerativas inducidas como efectos tardíos debido a tratamientos donde fue utilizada radiación para terapias oncológicas.
Lipodistrofia asociada a VIH	Debido a la redistribución de tejido adiposo en la lipodistrofia asociada a la infección por VIH, el lipofilling de grasa autóloga puede ser un tratamiento confiable para aumento del tejido subcutáneo facial.
Cirugía estética	Rejuvenecimiento facial. Rejuvenecimiento de manos. Rinoplastia. Aumento de senos y asimetría. Aumento de glúteos.

Referencias bibliográficas

1. Simonacci F, Bertozzi N, Grieco MP, Grignaffini E, Raposio E. Procedure, applications, and outcomes of autólogous fat grafting. Annals of Medicine and Surgery. agosto de 2017;20:49-60.
2. Calderón, W., Cabello, R. et al. Tratamiento quirúrgico de la regiónmamaria masculina prominente. Cir.plást. iberolatinoam. - Vol. 36 - N° 1. Enero - Febrero - Marzo 2010 / Pag. 19-24

Capítulo 59. Niño con obesidad

Actualmente, hay un incremento gradual en la prevalencia de la obesidad, diabetes y enfermedades cardiovasculares, así como algunas formas de cáncer. Recientes estudios, afirman que la obesidad infantil, representa un factor importante en el desarrollo y el inicio de la diabetes tipo 2, así como las enfermedades coronarias.

Definición

La obesidad se define como el exceso de grasa corporal.

Sobrepeso: entre 85° a 95° percentil.

Obesidad: >95° percentil.

Epidemiologia

La prevalencia de la obesidad aumentó a finales del siglo XX y comienzos del siglo XXI, consiguiendo un relativo balance entre 2007 y 2010. No obstante, la mayoría de los estudios señalan, que la prevalencia de obesidad infantil sigue en aumento.

La Encuesta Nacional de Examen de Salud y Nutrición (NHANES) entre el 2011 al 2012, informó acerca de la prevalencia de obesidad infantil del 16,9% en niños entre 2 a 19 años. También señaló un aumento del índice de masa corporal (IMC), por encima del percentil 85° del 31,8%.

Por el contrario, para niños con edades comprendidas entre 2 a 5 años, la prevalencia de obesidad se redujo, encontrando una prevalencia del 8,4%.

Factores que influencia el aumento del IMC en niños.

Genética	IMC es heredable entre 25 a 40% (combinado con factores ambientales). Tasa metabólica basal. Trastornos genéticos (deficiencia de leptina).
Causas médicas	Hipotiroidismo, deficiencia de hormona de crecimiento, síndrome de Down, síndrome de Prader-Willi.
Factores dietéticos	Consumo de energía excede el gasto calórico. Acceso fácil a la comida rápida. Consumo de bebidas azucaradas. Aumento de la ingesta de grasas. Incremento de raciones.
Actividad física	Sedentarismo: Actividades de ocio sedentarias. Nivel de actividad reducido (cada hora adicional de televisión por día, incrementa la prevalencia de la obesidad y el sobrepeso en 2%.
Factores medioambientales	Limitación de espacio para actividades al aire libre. Preocupación por seguridad en exteriores. Dependencia del automóvil para el traslado.
Factores socioculturales	Alimentos como mecanismo de interacción interpersonal (alimentos como recompensa, socializar, entre otros).
Factores familiares	Dieta y patrón alimenticio familiar.
Factores psicológicos	Ansiedad, depresión, insatisfacción corporal, autoestima, trastornos alimentarios, entre otros.

Elementos fisiopatológicos

Los niños estadounidenses, ingieren alrededor de 3 veces al día, alimentos como patatas, golosinas, y otros alimentos de reducido valor nutricional, incrementando a más del 27% del requerimiento calórico diario, esto equivale a 168 kcal extras al día, fomentando un balance positivo y ganancia de peso.

Consecuencias de la obesidad infantil

- ✓ Cuanto mayor sea el tiempo en el que se mantenga la obesidad o el sobrepeso, mayor será el riesgo de que esta permanezca o se presente en la adolescencia o adultez.
- ✓ Trastornos psicosociales, problemas para socializar, discriminación, autoimagen negativa, depresión.
- ✓ Incremento de factores de riesgo cardiovascular (hiperlipidemia, hiperinsulinemia, hipertensión).
- ✓ Mayor incidencia de diabetes mellitus tipo 2 en niños y adolescentes.

Recomendaciones para el tratamiento

- ✓ Individualice el tratamiento en función a las características del niño. Las estrategias pueden estar orientadas hacia la disminución de la velocidad del aumento de peso o el mantenimiento del peso corporal. Solo en casos graves se indica medidas para la pérdida gradual de peso corporal.

- ✓ Evite indicar dietas muy restrictivas o medicamentos, a excepción de existir enfermedades subyacentes que lo ameriten.
- ✓ Emplee intervenciones que involucre a la familia.
- ✓ Implementar planes orientados a la modificación de los patrones alimenticios y el desarrollo de actividades físicas regulares.
- ✓ Reducción de conductas sedentarias para la disminución del impulso de comer y aumento del gasto calórico. Por ejemplo, máximo 2 horas de televisión al día.
- ✓ Fomente a los padres a realizar cuidados positivos en el desarrollo del niño.

Estrategias de intervención

Entorno	Localizar senderos seguros para caminar, ciclismo, instalaciones recreativas seguras y económicas.
Actividad física	Promover participación deportiva
	Mejorar modos de trasporte activo (caminar), hacia y desde la escuela.
	Incrementar tiempo de educación física.
Viendo televisión	Restricción a 2 horas diarias de televisión
	Desalentar el consumo de alimentos al ver televisión.
	Restricción de publicidad orientada hacia los niños.
Nutrición	Elegir productos alimenticios de alto valor nutricional (confitería, bocadillos, refrescos).
	Emplear 2 dosis diarias de lácteos está asociada a reducir riesgo de sobrepeso hasta un 70%. El consumo de calcio, está asociado a la reducción del 21% de la resistencia a la insulina y menor adiposidad.
	Adaptar nutrición del núcleo familiar al consumo balanceado y saludable de alimentos.

Fuente: Nutrition Journal volume 4, Article number: 24 (2005).

Perspectivas a futuro

De acuerdo con un estudio publicado en la Pediatric Obesity en el 2016, en colaboración con Global Burden of Disease (2000-2013), se estima que para el año 2025, habrá 268 millones de niños entre 5 a 17 años con sobrepeso, y entre ellos al menos 91 millones tendrán obesidad.

Se estima el incremento de comorbilidades relacionadas con la obesidad como intolerancia a glucosa (12 millones de casos), diabetes mellitus tipo 2 (4 millones de casos), hipertensión arterial (27 millones de casos), esteatosis hepática (38 millones de casos).

Referencia bibliográfica

1. Krause. Dietoterapia. 14.ª Edición. Capítulo 17.
2. Jordi Salas-Salvadó, et al. Nutrición y Dietética Clínica. 2da. Edición. Elsevier.
3. Dehghan, M., Akhtar-Danesh, N. & Merchant, A.T. Childhoodobesity, prevalence and prevention. Nutr J 4, 24(2005).https://doi.org/10.1186/1475-2891-4-24
4. Lobstein, T., and Jackson-Leach, R. (2016) Planningfortheworst: estimates of obesity and comorbidities in school-agechildren in 2025. Pediatric Obesity, 11: 321– 325. doi: 10.1111/ijpo.12185.

Capítulo 60. Obesidad y embarazo

La obesidad en el embarazo se define siguiendo los parámetros establecidos de obesidad en el adulto (IMC >30), y está asociada a mayor riesgo de complicaciones gestacionales para la madre y el niño.

Epidemiología

- ✓ Alrededor de 1/3 de las mujeres en edad fértil tienen obesidad o sobrepeso.
- ✓ A partir del IMC 29 kg/m², disminuye en 4% la fertilidad por cada 1kg/m².
- ✓ Se estima que alrededor del 11% de las muertes gestacionales son consecuencia de sobrepeso y obesidad materna.
- ✓ El incremento del 10% del IMC pregestacional incrementa en 10% el riesgo de diabetes gestacional y preeclampsia.

Recomendaciones de ganancia de peso durante el embarazo

Objetivos del aumento de peso recomendado

Clasificación de acuerdo al peso pregestacional	IMC	Aumento de peso total en embarazo único	Velocidad de aumento de peso semanal	Aumento de peso total en embarazo gemelar (directrices	Aumento de peso semanal después de cirugía

			en segundo y tercer trimestre	provisionales)	bariátrica (lb)
Bajo peso	<18,5	12,5 – 18 kg	0,51 kg (0,44 – 0,58)	No hay información disponible suficiente	.5
Peso normal	18,5 – 24,9	11,5 - 16 kg	0,42 (0,35 – 0,5)	17 – 25 kg	.5
Sobrepeso	25 – 29,9	7 – 11,5 kg	0,28 kg (0,23 – 0,33)	14 – 23 kg	.3
Obesidad	>30	5 – 9 kg	0,22 kg (0,17 – 0,27)	11 – 19 kg	.2

Riesgos de enfermedades maternas en el embarazo en relación al IMC

Enfermedad	IMC 18,5 – 24,9	IMC >40
	Prevalencia (%)	Prevalencia (%)
Diabetes gestacional	0,93	9,29
Enfermedad hipertensiva gestacional	5,04	17,26
Preeclampsia	3,09	10,64
Eclampsia	0,037	0,070
Eventos tromboembólicos	0,044	0,099
Hemorragia postparto severa	0,422	0,312
Septicemia	0,332	0,4
Morbilidad o mortalidad materna severa combinada	1,43	2,02

Riesgos congénitos de malformación fetal asociada a obesidad materna

Enfermedad	IMC (>18,5 – 24,9)	IMC >40
	Prevalencia (%)	Prevalencia (%)
Malformaciones congénitas severas	3,4	4,7
Malformaciones del sistema nervioso	0,09	0,18
Defecto cardiaco congénito	1,56	2,26
Hendidura orofacial	0,14	0,21

Riesgo de aborto espontáneo en relación de IMC materno>40

- Aborto espontáneo (≤ 20 semanas de gestación) 14,3% de riesgo.
- Muerte fetal intrauterina (> 22 semanas de gestación) 0,55 % de riesgo.
- Nacimiento prematuro (entre las 22 a 27 semanas de gestación) 0,52% de riesgo.
- Sepsis neonatal 3,8 % de riesgo.
- UCI neonatal 14,46% de riesgo.

Criterios diagnósticos

- Mida IMC, en la primera consulta y en controles siguientes realice seguimiento del peso.
- Toda mujer con obesidad durante el embarazo, debe realizarse prueba de glucemia en ayunas, al menos 1 vez cada trimestre.
- Realizar pruebas tiroideas en presencia de signos hipotiroideos.
- Priorice la búsqueda de signos y síntomas sugerentes a complicaciones gestacionales asociadas

a IMC >30 (preeclampsia, diabetes gestacional, etcétera).
✓ En el 3er trimestre pese a su paciente para planificar estrategias apropiadas para el parto.

Opciones de tratamiento

✓ Instruya a la paciente acerca de los riesgos de asociados a la obesidad en el embarazo.
✓ No se recomienda pérdida de peso durante el embarazo, y que incrementa riesgo de hipotrofia neonatal.
✓ Indique orientación nutricional apropiada en base a ganancia de peso saludable (ver capítulo 37).
✓ Oriente el tratamiento hacia ganancia de peso dentro de los parámetros recomendados por IMC.
✓ Priorice las intervenciones del estilo de vida (control nutricional y actividad física).
✓ Las mujeres con IMC >40 deben remitirse a un anestesista obstétrico para evaluación prenatal.
✓ Priorice control en relación a factores de riesgo.

Suplementos durante el embarazo en mujeres con IMC >30

Ácido fólico: 5 mg/día (preferiblemente 1 mes antes de la concepción).

Vitamina D: su uso es controversial, aunque puede asociarse en relación al riesgo/beneficio.

Recomendaciones acerca de medicamentos

- ✓ Pacientes con factor de riesgo moderado (IMC >35, edad materna >40, entre otros), pueden beneficiarse al tomar aspirina 150 mg/día, a partir de las 12 semanas.
- ✓ Los medicamentos orientados a la pérdida de peso no deben indicarse durante el embarazo debido al riesgo fetal asociado.
- ✓ Tratamiento antihipertensivo: labetalol, nifedipino, metildopa.

Peculiaridades del seguimiento

El seguimiento será priorizado de acuerdo al nivel de riesgo gestacional. A mujeres de riesgo moderado a alto, indicar control y seguimiento 1 vez al mes a 15 días.

El control de peso debe evaluarse durante el 3er mes para establecer plan de parto y evaluar riesgos durante el parto.

Referencias bibliográficas

1. Denison F, Aedla N, Keag O, Hor K, Reynolds R, Milne A, et al. Care of Women with Obesity in Pregnancy: Green-top Guideline No. 72. BJOG: Int J Obstet Gy. febrero de 2019;126(3):e62-106.
2. Krause. Dietoterapia. 14.ª Edición. Capítulo 15.
3. Ahmed, S. R., Ellah, M. A., Mohamed, O. A., &Eid, H. M. (2009). Prepregnancy obesity and pregnancy outcome. International journal of health sciences, 3(2), 203–208.

4. Stubert, J., Reister, F., Hartmann, S., &Janni, W. (2018). The Risks Associated With Obesity in Pregnancy. Deutsches Arzteblatt international, 115(16), 276–283. https://doi.org/10.3238/arztebl.2018.0276

Capítulo 61. Obesidad en adultos mayores

Consiste en la acumulación excesiva de grasa corporal. El Colegio Americano de Cardiología (American College of Cardiology) y la Asociación Americana del Corazpon (American Heart Association) lo definen como el índice de masa corporal (IMC) >30, independiente al rango de edad. La obesidad incrementa el riesgo de complicaciones asociadas a la obesidad o empeoramiento del pronóstico de enfermedades crónicas subyacentes.

La obesidad en el adulto mayor, requiere evaluar consideraciones especiales debido al desarrollo de "obesidad sarcopénica" que involucra el aumento del tejido graso y reducción de la masa muscular.

Estadísticas o epidemiologia

- ✓ La prevalencia de la obesidad en el adulto mayor es de 27,8% aproximadamente.
- ✓ El riesgo de mortalidad asociada a la obesidad se incrementa hasta los 75 años.
- ✓ La prevalencia de la DM tipo 2 en personas entre 40 a 79 años, se incrementa al aumentar el IMC.
- ✓ Alrededor de un 7 a 15% del cáncer de mama son atribuibles a la obesidad, mientras que al menos 11 a 14% de los cánceres de intestino, se atribuyen a esta causa.

- Las mujeres postmenopáusicas con IMC >28, tienen 26% más riesgo a desarrollar cáncer de mama que las mujeres con IMC <21.

Grupos o factores de riesgos

- Hábitos tabáquicos y alcohólicos.
- Dieta inadecuada (hipercalórica, alta en carbohidratos y grasa).
- Reducción de actividad física.

Etiología o causas más frecuentes

- Susceptibilidad genética.
- Factores psicológicos y psiquiátricos.
- Factores metabólicos.
- Aspectos conductuales.
- Factores socioculturales.
- Trastornos endocrinos.
- Uso de fármacos (esteroides).

Elementos fisiopatológicos

- Desequilibrio entre el gasto de energía y la ingesta excesiva energética acentuada en el adulto mayor.
- La sarcopenia en conjunto con el envejecimiento, tienen como resultado tasa metabólica más baja.
- Disminución de hormonas endógenas (testosterona, estrógenos, factor de crecimiento similar a la insulina).
- Modificaciones en los moduladores neurohumorales del apetito (leptina y grelina).

Criterios diagnósticos

El uso del IMC como estimación de la grasa corporal, no es muy útil para establecer nivel de riesgo en cardiopatía, priorice la medición de cintura para indicar la grasa corporal total como mecanismo predictor en estos pacientes.

La pérdida de peso involuntaria, conduce a mayor mortalidad entre adultos mayores, investigue causas predisponentes para la pérdida de peso.

Historia clínica	Investigar antecedentes familiares y personales.
	Interrogar acerca de la pérdida o ganancia de peso involuntaria.
	Interrogue acerca de los hábitos alimenticios y nivel de actividad física.
	Indague acerca de la medicación y suplementos que toma.
Examen clínico	Mida IMC, centímetros de cintura, masa y fuerza muscular.
	Busque signos de síndrome metabólico y dislipidemias.
	Evalúe la presencia de signos de resistencia a la insulina y DM
	Mida la tensión arterial empleando el brazalete adecuado.
Paraclínicos	Perfil lipídico.
	Enzimas hepáticas.
	Perfil tiroideo.
	Glucemia e insulina en ayunas, hemoglobina A1C.
	Pruebas hormonales (cuando haya clínica sugerente de trastornos endocrinos).

Otros mecanismos útiles que mejoran la precisión de la medición de la grasa corporal en adultos mayores son:

- ✓ Densitometría hidrostática (pesaje subacuático).
- ✓ Absorciometría de rayos X de energía dual (DXA)

Opciones de tratamiento

El tratamiento incluye intervenciones del estilo de vida, no difiere de las medidas de tratamiento para el adulto obeso, sin embargo, debe orientarse hacia la reducción de la grasa corporal, sin comprometer la pérdida de masa muscular. Para ello se recomienda seguir un régimen de dieta en conjunto con ejercicio regular que incluya carga de peso.

Recomendaciones:

- ✓ Actividad física moderada (2,5 horas/semana).
- ✓ Reducción de la grasa dietética < 25% total de calorías.
- ✓ Sugiera consejería de estilo de vida semanal, que incluya plan de estudios de 16 sesiones al menos bimensuales.
- ✓ Evite emplear dietas de muy baja energía o dietas líquidas de baja energía, ya que podría incrementar el riesgo de cálculos biliares en el adulto mayor u ocasionar efectos adversos con la medicación antidiabética y antihipertensiva. Realice una revisión médica completa antes de iniciarla.
- ✓ Priorice nutrición equilibrada para reducir riesgo de deficiencias nutricionales y aceleración de sarcopenia.

- ✓ Puede emplearse el uso de fármacos para la pérdida de peso como el Orlistat, para conseguir la reducción del 8 al 10% del peso, luego de 1 año de uso. Considere la medicación que toma el adulto mayor para evitar la interacción medicamentosa.
- ✓ El uso de cirugía bariátrica no está contraindicado en los adultos mayores, no obstante, se ha documentado mayor riesgo de complicaciones perioperatorias en personas >60 años y menor éxito en la reducción de peso. Evalúe la relación riesgo/beneficio individualizando cada paciente.
- ✓ Considere la paradoja de la obesidad

Estudios afirman que IMC entre 25 a 29,5, han tenido menor tasa de mortalidad en enfermedades crónicas como diabetes mellitus y cardiopatías, que personas con IMC <18,5 o superior a 30.

Peculiaridades del seguimiento

Sugiera consultas de seguimiento cada 6 a 12 meses de acuerdo al nivel de riesgo. Evaluando paraclínicos y efectividad de las intervenciones de vida. Realice adaptaciones siempre que sea conveniente, considerando la polifarmacia y enfermedades subyacentes.

Referencias bibliográficas

1. T. S. Han, Abdelouahid Tajar, M. E. J. Lean, Obesity and weight management in the elderly, British Medical Bulletin, Volume 97, Issue 1, March 2011, Pages 169–196, https://doi.org/10.1093/bmb/ldr002

2. McKee A, Morley JE. Obesity in the Elderly. [Updated 2018 Oct 12]. In: Feingold KR, Anawalt B, Boyce A, et al., editors. Endotext [Internet]. South Dartmouth (MA): MDText.com, Inc.; 2000-. Available from: https://www.ncbi.nlm.nih.gov/books/NBK532533/

Capítulo 62. Obesidad mórbida

La obesidad mórbida consiste en la acumulación excesiva de grasa corporal, asociada a mayor riesgo del desarrollo de enfermedades graves, y sus complicaciones como discapacidad y muerte.

Es clasificada como obesidad grado III o superior a >40 kg/m^2 de acuerdo a la medición del índice de masa corporal (IMC).

Estadísticas o epidemiologia

La obesidad mórbida se ha incrementado entre un 3 a 5% en los últimos 10 años.

El incremento de las tasas de obesidad mórbida es más alto entre población de hispanos y afrodescendientes.

En todo el mundo el IMC se incrementa en 0,4 kg/m^2 por década.

Grupos o factores de riesgos

- ✓ Personas con IMC >30.
- ✓ Hábitos alimenticios compulsivos.
- ✓ Susceptibilidad genética.

Etiología o causas más frecuentes

Los aspectos etiológicos destacados que influyen en el desarrollo de la obesidad mórbida, son los mismos descritos en el capítulo 53. *"Obesidad del adulto"*. La ausencia de intervenciones de los aspectos etiológicos y factores de riesgo, eventualmente conducirán a obesidad mórbida.

Elementos fisiopatológicos

La obesidad mórbida, es resultado de la interacción de factores ambientales, tasa metabólica basal y probable predisposición genética. La mayoría de los casos, se relaciona con el desequilibrio entre la ingesta y el gasto calórico y puede estar asociado a trastornos hormonales (Ver capítulo 57).

Criterios diagnósticos

El diagnóstico se realiza principalmente base a las medidas antropométricas especialmente índice de masa corporal >40 kg/m². No obstante, esta medición no considera la edad, masa muscular y origen étnico, por lo que puede realizarse otro tipo de mediciones para precisar la masa grasa, como:

- ✓ Grosor del pliegue de la piel.
- ✓ Circunferencia de la cintura.
- ✓ Relación cintura –cadera.

Opciones de tratamiento

La obesidad mórbida, es considerada criterio para recibir cirugía bariátrica especialmente cuando se encuentra asociada comorbilidades como enfermedades cardiovasculares y diabetes mellitus, y además, han fracasado otras medidas de intervención de estilo de vida.

No obstante, en pacientes con obesidad mórbida sin riesgo elevado de comorbilidades y complicaciones de salud, priorice medidas de intervención del estilo de vida, como dieta, ejercicio regular y farmacoterapia, de ser necesaria.

Intervenciones dietéticas para bajar de peso

Dieta	Principios	Mecanismos de acción	Variantes
Dieta baja en calorías	800 a 1600 kcal/día	Balance energético negativo (restricción calórica)	Ayuno intermitente Dieta Cambridge, SlimFast
Dieta muy baja en calorías	200 a 800 kcal/día		Variante de ayuno intermitente
Dieta baja en calorías (reemplazo de comidas)	Comidas precocidas baja en calorías.		
Dieta baja en grasas	Ingesta de grasas menor a 30% de la energía total.	Balance negativo logrado por reducción de grasa nutricional	LEARN Ornish Rosemary Conley
Dieta baja en hidratos de carbono	Reducción de ingesta de carbohidratos menor a 130 gr/día	Reducción de carbohidratos para conseguir balance negativo. Promueve movilización de glucógeno y reducción de agua asociada.	South Beach Zona Atkins
Dieta muy baja en carbohidratos	Restricción de ingesta de carbohidratos < 60 gr/día		Dieta cetogénica
Dieta alta en proteínas	Incremento del consumo de proteínas >30% del total de energía.	Incremento de la saciedad, para lograr balance negativo bajo.	
Dieta mediterránea	Incremento de frutas, granos, verduras, ingesta moderada de grasas, lácteos, reducción de carnes e incremento de pescados y aves de corral.	Disminución de lípidos y estrés oxidativo. Efecto antiinflamatorio. Mejora microbiota intestinal.	

Tabla 56-1. Fuente: Current treatments for obesity. Clinical medicine (London, England), 19(3), 205–212.

No es recomendable la indicación de dietas de 200 a 800 kcal/día, a menos que se requiera pérdida de peso rápida como necesidad clínica.

Evalúe la necesidad de medicación antihipertensiva o hipoglucemiante.

Intervenciones de actividad física

Se recomienda el empleo de ejercicios cardiovasculares aeróbicos de moderada a vigorosa intensidad, por lo menos 150 minutos a la semana, especialmente para reducir riesgo cardiovascular. Sugiera principalmente ejercicios de bajo impacto para reducir riesgo de lesiones.

Intervenciones farmacológicas

Las intervenciones farmacológicas son recomendables para mantener la pérdida de peso en conjunto con dieta y actividad física. (Ver capítulo 60).

Intervenciones quirúrgicas

Se recomienda su uso, principalmente cuando el riesgo de comorbilidades es elevado y otras terapias de intervención han fracasado en los últimos 6 meses. (Ver capítulo 58).

Peculiaridades del seguimiento

Evaluar cada 3 a 6 meses para comprobar pérdida de peso y ajustar terapéutica a seguir. Considere indicar cirugía bariátrica para aquellos pacientes refractarios a intervenciones del estilo de vida.

Referencias bibliográficas

1. Ruban, A., Stoenchev, K., Ashrafian, H., &Teare, J. (2019). Current treatments for obesity. Clinical medicine (London, England), 19(3), 205–212. https://doi.org/10.7861/clinmedicine.19-3-205
2. Wyatt H. R. (2013). Update on treatment strategies for obesity. The Journal of clinical endocrinology and metabolism, 98(4), 1299–1306. https://doi.org/10.1210/jc.2012-3115

Capítulo 63. Obesidad endocrina

La obesidad se encuentra asociada a alteraciones endocrinas que ocurren como resultado de modificaciones en los ejes de las hormonas hipotalámicas-hipofisarias.

Estadísticas o epidemiologia

En Europa, la prevalencia del hipotiroidismo manifiesto oscila entre el 0,2 al 5,3%, mientras tanto, la prevalencia del hipotiroidismo subclínico se estima alrededor del 4 al 10%.

Los pacientes con obesidad tienen hasta un 50% más riesgo de sufrir cáncer de tiroides.

Alrededor del 45% de los pacientes varones con obesidad moderada a grave, presentan hipogonadismo secundario.

Aproximadamente el 50% de las mujeres con síndrome de ovarios poliquísticos (PCOS) son obesas.

Grupos o factores de riesgos

- ✓ Antecedentes familiares o personales de trastornos endocrinos.
- ✓ Antecedentes familiares o personales de trastornos autoinmunes.

Etiología

- ✓ Hipotiroidismo.
- ✓ Enfermedad de Cushing.
- ✓ Síndrome de ovario poliquístico.
- ✓ Trastornos hipotalámicos.
- ✓ Insulinoma.
- ✓ Pseudohipoparatiroidisimo.
- ✓ Hipogonadismo.
- ✓ Deficiencia de hormona del crecimiento (GH).
- ✓ Elementos fisiopatológicos
- ✓ Los elementos fisiopatológicos varían de acuerdo al trastorno endocrino subyacente.
- ✓ Exposición prolongada a exceso de glucocorticoides derivado de tumores pituitarios (enfermedad de Cushing), suprarrenales, secreción ectópica de hormona adrenocorticotrópica y glucocorticoides exógenos.
- ✓ Acumulación de ácido hialurónico en varios tejidos, retención de líquido como consecuencia de reducción del gasto cardiaco y disminución de termogénesis (hipotiroidismo).
- ✓ Incremento de depósitos de grasa (deficiencia de hormona del crecimiento).
- ✓ Reducción de la lipolisis y GH (pseudohypoparatiroidismo).
- ✓ Disminución de la tasa metabólica basal.
- ✓ Incremento de glicosaminoglucanos.
- ✓ Polifagia (síndromes hipotalámicos).
- ✓ Estimulación androgénica en el ovario, células teca por hiperinsulinemia. Además, se suprime la

producción de globulina fijadora de hormonas sexuales hepáticas (PCOS).

Criterios diagnósticos

- ✓ Enfatice desarrollar una historia médica que reúna antecedentes familiares y personales completos. Busque factores de riesgo y signos y síntomas sugerentes de endocrinopatías.
- ✓ Indague acerca de los medicamentos o suplementos que se encuentra tomando el paciente que podrían interferir con mediciones hormonales.
- ✓ Recomendaciones sobre la función tiroidea en obesos
- ✓ Se recomienda realizar prueba de función tiroidea a todos los pacientes con obesidad. Priorice la medición de TSH (parámetros normales descarta hipotiroidismo primario).
- ✓ Hipotiroidismo manifiesto: TSH elevada y T4 disminuida.

Recomendaciones sobre hipercortisolismo

No indique de forma habitual pruebas de hipercortisolismo a pacientes obesos, salvo a aquellos que tengan signos o síntomas de síndrome de Cushing.

Considere realizar prueba de supresión de dexametasona durante la noche de 1mg como primera línea de detección de hipercortisolismo. En caso de resultar positiva, emplee una segunda prueba bioquímica (por ejemplo, cortisol en orina de 24 horas o cortisol salival nocturna).

A los pacientes con hipercortisolismo confirmado, debe indicarse medición de ACTH y estudios de imagen.

Diferencias clínicas entre el síndrome de Cushing y obesidad

Signos	Obesidad	S. Cushing
Estrías amplias y moradas	No	Sí
Moretones con facilidad	No	Sí
Piel delgada	No	Sí
Miopía proximal	No	Sí
Osteoporosis	No	Sí
Grasa similar a almohadilla dorsocervical	No	Sí
Plétora facial y plenitud supraventricular	No	Sí
Edema periférico	No	Sí
Anormalidades menstruales y/o hiperandrogenismo	Frecuentemente asociada a síndrome de ovarios poliquísticos	Sí
Disfunción eréctil o infertilidad	Sí	Sí
Grasa distribuida en patrón troncal (cara, cuello, abdomen)	Sí (no en todos los casos)	Sí
Diabetes mellitus tipo 2	Sí. Puede estar presente, sin hipercortisolismo asociado	Sí
Hipertensión y/o antecedente de enfermedad cardiovascular	Puede estar presente sin estar asociado a hipercortisolismo	Sí
Masa suprarrenal incidental	Frecuente	No siempre
Depresión, irritabilidad, psicosis, insomnio, deterioro cognitivo	Sí, pero no siempre. Puede estar presente sin hipercortisolismo asociado	Sí
Incremento de peso con retardo de crecimiento en niños	No	Sí

Tabla 57-1. Fuente: *European Journal of Endocrinology*

Recomendaciones sobre hipogonadismo en varones

- Evalúe la presencia de clínica de hipogonaidsmo masculino y solicite pruebas hormonales (testosterona total y libre, SHBG, FSH y LH) a los pacientes con signos y síntomas presentes:
- Disfunción eréctil.
- Deseo sexual reducido.
- Debilidad en erecciones matutinas.
- Disminución de masa muscular corporal.
- Patrón de obesidad ginecoidea.
- Sofocos.
- Osteoporosis.
- Cambios de humor, deterioro cognitivo.
- Ginecomastia.
- Volumen testicular reducido.

Recomendaciones sobre disfunción gonadal femenina

Evalúe función gonadal en mujeres con obesidad que presentan irregularidades menstruales, anovulación o infertilidad (mida LH, FSG, testosterona total, SHBG, androstenediona, estradiol, 17-hidroxiprogesteron, progesterona y prolactina).

Si considera PCOS presente, evalúe exceso de andrógeno, realice pruebas hormonales pertinentes incluyendo glicemia y pruebas de imagen para evaluar morfología ovárica.

Evalúe signos y síntomas sugerentes de PCOS:

- ✓ Hirsutismo.
- ✓ Acné.
- ✓ Alopecia androgénica.
- ✓ Infertilidad.
- ✓ Trastornos menstruales.
- ✓ Acantosis nigricans.
- ✓ Recomendaciones de otras hormonas
- ✓ Indique pruebas de IGF1/GH, a pacientes obesos con signos clínicos de hipopituitarismo.
- ✓ Solicite pruebas de leptina y grelina cuando sospeche obesidad sindrómica.

Ejemplos de trastornos endocrinos más comunes y cuándo sospecharlos

Trastorno	Cuándo pensarlo	Primer procedimiento diagnóstico
Deficiencia androgénica (hombres) Común	Obesidad extrema Síntomas y signos de hipogonadismo	LH, FSH, Testosterona
Hiperandrogenismo (mujer) Común	Obesidad central. Menstruaciones irregulares. Hirsutismo Acantosis nigricans	LH, FSH, Testosterona, Estradiol
Disfunción endocrina inducida por fármacos. Común	Trastornos psiquiátricos Tratamiento co glucocorticoides	1 mg de ODST, para exclusión de Síndrome de Cushing.
Síndrome de Cushing. Raro.	Hipertensión arterial. Obesidad central.	1 mg de ODST

Deficiencia de GH. Raro.	Diabetes tipo 2. Clínica de Cushing. Enfermedad hipotalámica o hipofisaria, cirugía pituitaria o hipotalámica, radioterapia.	Pruebas estimulantes de la GH. Suero IGF-I.
Hipopituitarismo. Raro.	Cirugía o radioterapia pituitaria. Sospecha de obesidad hipotalámica.	T4, TSH, LH. Testosterona o estradiol. GH, IGF-1, PRL. ACTH, prueba de estimulación H
Hipotiroidismo severo (raro)	Rasgos mixedematosos. Enfermedad autoinmunes concurrentes	T4, TSH
Insulinoma (muy raro)	Síntomas de hipoglicemia.	Glucosa en sangre, insulina, péptido.

Tabla 57-2. Fuente: *European Journal of Endocrinology*

Opciones de tratamiento

Enfatice la pérdida de peso como tratamiento clave en la obesidad para restaurar el desequilibrio hormonal.

Oriente el tratamiento en función a los hallazgos clínicos y paraclínicos hormonales.

Actualmente no está indicado tratar la obesidad empleando hormonas tiroideas cuando la función tiroidea es normal.

Considere emplear el uso de tratamiento con testosterona cuando no se puede lograr la pérdida de peso y hay persistencia de hipogonadismo clínico y subclínico en el varón.

Las mujeres obesas con PCOS, pueden iniciar tratamiento con metformina, especialmente en presencia de síndrome metabólico.

Referencias bibliográficas

1. Pasquali, R., Casanueva, F., Haluzik, M., van Hulsteijn, L., Ledoux, S., Monteiro, M., Salvador, J., Santini, F., Toplak, H., & Dekkers, O. (2020). European Society of Endocrinology Clinical Practice Guideline: Endocrine work-up in obesity, European Journal of Endocrinology, 182(1), G1-G32. Retrieved Jun 18, 2020, from https://eje.bioscientifica.com/view/journals/eje/182/1/EJE-19-0893.xml
2. Karam JG, McFarlane SI. Secondary causes of obesity. Therapy. septiembre de 2007;4(5):641-50.
3. Sidhu S, Parikh T, Burman KD. Endocrine Changes in Obesity. [Updated 2017 Oct 12]. In: Feingold KR, Anawalt B, Boyce A, et al., editors. Endotext [Internet]. South Dartmouth (MA): MDText.com, Inc.; 2000-. Available from: https://www.ncbi.nlm.nih.gov/books/NBK279053/

Capítulo 64. Cirugía bariátrica

Es considerado el tratamiento más efectivo para conseguir pérdidas de peso importante en pacientes con obesidad extrema.

Criterios de indicación de cirugía bariátrica

Criterios	Indicador
IMC	>35 (con comorbilidades asociadas a la obesidad) >40
Terapia previa	Fracaso de terapias intervencionistas (obesidad refractaria a dieta, ejercicios, farmacoterapia y terapia conductual). Incapacidad de mantener pérdida de peso sostenida.

Reducción probable de peso: hasta 20 a 30% del peso inicial.

Beneficios de salud adicionales:

- ✓ Reducción de glicemia en ayuno.
- ✓ Disminución de insulinemia en ayuno.
- ✓ Reducción de incidencia de diabetes mellitus tipo 2 en 10 años.
- ✓ Remisión de diabetes (en ocasiones).
- ✓ Mejora de parámetros lipídicos (especialmente en la reducción de las concentraciones de triglicéridos e incremento del colesterol HDL).
- ✓ Mejoría de calidad de vida en evaluaciones a largo plazo (2 a 10 años postcirugía).

Riesgos y eventos adversos:

- ✓ Mortalidad 0 a 2%.
- ✓ Trombosis venosa profunda o tromboempolismo pulmonar 0,4%.
- ✓ Necesidad de reoperación entre el 3 al 5%.
- ✓ Atelectasia.
- ✓ Fugas anastomóticas con peritonitis.
- ✓ Infección de la herida quirúrgica.
- ✓ Hemorragia gastrointestinal.
- ✓ Hernias internas.
- ✓ Síndrome de vaciamiento rápido (riesgo del procedimiento DGYR).
- ✓ Hipoglicemia pospandrial con hiperinsulinemia (poco frecuente, puede ocurrir como consecuencia de DGRY).
- ✓ Deficiencias nutricionales y complicaciones a largo plazo (anemia, desmineralización ósea entre otras).

Tipos de procedimientos

Actualmente, son empleados 5 tipos diferentes de cirugías bariátricas:

- ✓ Inserción de banda gástrica ajustable por vía laparoscópica.
- ✓ Derivación gástrica en Y de Roux (DGYR).
- ✓ Gastrectomía en manga.
- ✓ Derivación biliopancreática.
- ✓ Derivación biliopancreática con cruce duodenal.

Procedimiento DGYR

	Descripción	Procedimiento	Observaciones
Figura 58-1. Fuente:. Gastroenterology. 2012;143:897-912).	Creación de bolsa gástrica < 30 ml, conectada a un segmento del yeyuno (previamente se realiza una transección a una distancia entre 30 a 75 cm del ligamento Treitz para conformar tramo de Y de Roux).	Se restaura a continuidad intestinal a través de la anasomoosis entre tramo de Roux y tramo biliopancréatico excluido, en la posición distal (entre 75 a 150 cm de la gastroyeyunostomía).	Pérdida de peso aproximada: 30% del peso inicial.

Inserción de banda gástrica ajustable por vía laparoscópica

	Descripción	Procedimiento	Observaciones
Figura 58-2. Fuente: Gastroenterology. 2012;143:897-912).	Inserción de anillo de silicona con un tubo interno hinchable alrededor del fondo gástrico y parte superior del estómago.	El tubo interno del anillo, debe estar conectado a un puerto subcutáneo mediante el cual se ajustará el diámetro de la banda, inyectando o extrayendo solución.	Deben realizarse al menos 6 ajustes durante el primer año del procedimiento para impulsar la pérdida de peso. Pérdida de peso aproximada: 20% del peso inicial.

Gastrectomía en manga

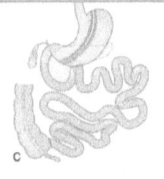

Figura 58-3. Fuente: Gastroenterology. 2012;143:897-912).

Descripción	Procedimiento	Observaciones
Eliminación del 75% del estómago y creación de manga en forma de plátano.	Se realiza una sección del estómago a lo largo de su eje vertical.	Pérdida de peso aproximada: 30%

Derivación biliopancreática

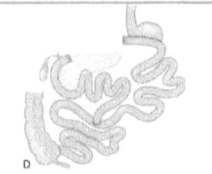

Figura 58-4. Fuente: Gastroenterology. 2012;143:897-912).

Descripción	Procedimiento	Observaciones
Gastectomía horizontal para reducir el volumen estomacal entre 200 a 500 ml.	La porción de estómago restante, se une al intestino delgado a 250 cm de la válvula ileocecal. El tramo biliopancreático previamente excluido, se anastomosa al íleon a unos 50 cm de la válvula ileocecal.	Ocasiona estado de malabsorción. Pérdida de peso aproximada: 35%

Derivación biliopancreática con cruce duodenal

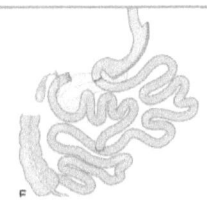

Figura 58-5. Fuente: Gastroenterology. 2012;143:897-912).

Descripción	Procedimiento	Observación
Gastectomía vertical en manga (entre 150 a 200 ml), preservando el píloro y formando anastomosis duodenoileal.	El tramo biliopancreático excluido, se une con el íleon a unos 100 cm de la válvula ileocecal, en donde se unen las secreciones digestivas y los nutrientes.	Genera estado de malabsorción considerable. Pérdida de peso aproximada: 35% del peso inicial.

351

Observación: la cirugía bariátrica debe ser acompañado con terapias intervencionistas de estilo de vida como terapia conductual, actividad física y dieta (ver capítulo 10). De lo contrario, se incrementa el riesgo de volver a ganar el peso.

Recomendaciones preoperatorias

Los procedimientos bariátricos tienen tasas más elevadas de pacientes propensos a psicopatías, considere indicar evaluación psicológica antes y después del procedimiento.

La reducción de peso antes del procedimiento es útil para reducir el volumen del hígado y mejorar el acceso a procedimientos bariátricos laparoscópicos.

Referencias bibliográficas

1. Eisenbarth GS, Polonsky KS, et al: Williams Textbook of Endocrinology. 13th ed. Philadelphia, Pa: Saunders Elsevier; 2017. Capítulo 16.
2. Dorantes y Martínez. Endocrinología clínica 5ta edición, Editorial El Manual moderno 2016. Capítulo 29.

Capítulo 65. Cirugía metabólica

La cirugía metabólica, son un conjunto de intervenciones quirúrgicas gastrointestinales similares a la cirugía bariátrica, pero empleadas para el control de glucemia y reducción de factor de riesgo cardiovascular debido al papel regulador metabólico que desempeña el tracto gastrointestinal, constituye un objetivo clave para manejar la diabetes mellitus tipo 2.

Indicación:

- ✓ Diabetes mellitus tipo 2, con obesidad clase III (IMC > 40 kg/^{2}).
- ✓ Obesidad clase II (IMC > 35,0 a 39,9 kg/m^2) con hiperglucemia mal controlada por el estilo de vida y terapia médica óptima.
- ✓ Pacientes con DM tipo 2, IMC 30.0 a 34.9 kg/m^2 cuando la hiperglucemia se controla de forma inadecuada empleando tratamiento óptimo con medicamentos orales o inyectables.

Procedimientos bariátricos metabólicos recomendados para el control de la diabetes

- ✓ Bypass gástrico en Y de Roux.(DGYR).
- ✓ Gastrectomía en manga. (VSG).
- ✓ Derivación biliopancreática. (BOD)
- ✓ Banda gástrica ajustable por laparoscopia.(LAGB)

Objetivos:

- ✓ Remisión de la diabetes
- ✓ Control glucémico.
- ✓ Disminuir riesgo cardiovascular.
- ✓ Criterios para selección del paciente

Evaluar riesgos quirúrgicos y riesgos a largo plazo, así como posibles beneficios a largo plazo con el procedimiento quirúrgico y riesgos a largo plazo de mal control glucémico y ECV.

Se requiere evaluación por un equipo multidisciplinario

Elección del procedimiento

No existe hasta el momento el estándar de oro en cirugía metabólica, por lo tanto, debe individualizarse el paciente y elección del procedimiento quirúrgico en función de la relación riesgo beneficio, considerando riesgos nutricionales a largo plazo y efectividad en el control glucémico y riesgo de enfermedades cardiovasculares.

Algoritmo para el tratamiento de diabetes mellitus e indicación de cirugía metabólica

En la siguiente página se presenta un algoritmo para el tratamiento de la diabetes en relación a la cirugía metabólica.

Figura 59-1. Fuente: 1. Rubino F, Nathan DM, Eckel RH, Schauer PR, Alberti KGMM, Zimmet PZ, et al. Metabolic Surgery in the Treatment

Algorithm for Type 2 Diabetes: A Joint Statement by International Diabetes Organizations. Diabetes Care. 1 de junio de 2016;39(6):861

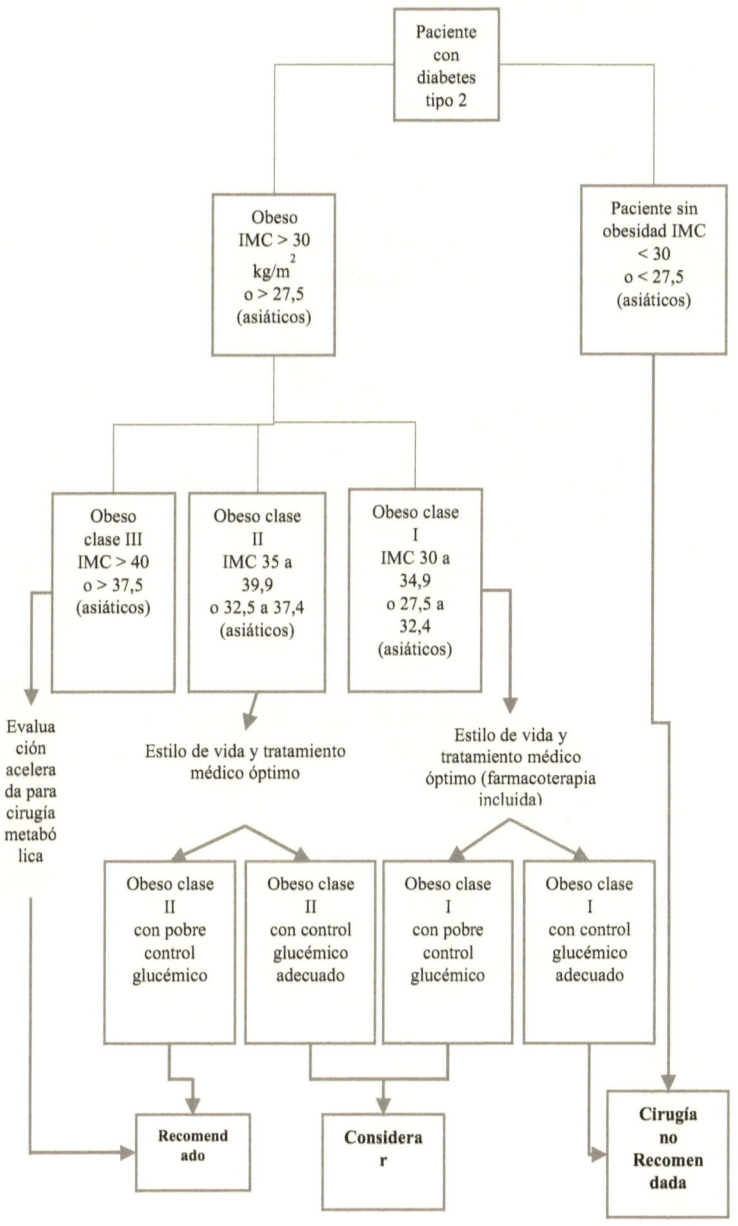

Seguimiento posoperatorio

El seguimiento posoperatorio debe incluir monitoreo del control glucémico para evaluar remisión de la diabetes y, además, incluir evaluación de riesgos cardiovasculares, priorizando pruebas de detección de posibles complicaciones posoperatorias regulares para el desarrollo de complicaciones microvasculares de la DM tipo 2.

Referencias bibliográficas

1. Rubino F, Nathan DM, Eckel RH, Schauer PR, Alberti KGMM, Zimmet PZ, et al. Metabolic Surgery in the Treatment Algorithm for Type 2 Diabetes: A Joint Statement by International Diabetes Organizations. Diabetes Care. 1 de junio de 2016;39(6):861.
2. Pareek M, Schauer PR, Kaplan LM, Leiter LA, Rubino F, Bhatt DL. Metabolic Surgery. Journal of the American College of Cardiology. 13 de febrero de 2018;71(6):670.

Capítulo 66. Medicación anti-obesidad

El objetivo es mantener constante la pérdida de peso a largo plazo (pérdida de peso inducida por terapias convencionales referentes a la modificación del estilo de vida).

El tratamiento farmacológico anti obesidad, no debe ser empleado como medida exclusiva. El riesgo de efectos secundarios al tratamiento es mayor que el beneficio de pérdida de peso como monoterapia para la obesidad.

Indicaciones:

- ✓ Pacientes sin contraindicaciones asociadas al medicamento.
- ✓ IMC > 30 kg/m².
- ✓ IMC entre 27 a 29,9 kg/m² y comorbilidad asociada a la obesidad.

Actualmente, existen 4 categorías de medicamentos aprobados por la FDA, para el tratamiento de la obesidad. Estos son:

- ✓ Agentes adrenérgicos.
- ✓ Agentes serotoninérgicos.
- ✓ Combinación de adrenérgicos como serotoninérgicos.
- ✓ Inhibidores de la lipasa.
- ✓ Otros disponibles: antidepresivos, anticonvulsivos.

Tratamiento farmacológico para la obesidad

Fármaco	Dosis	Mecanismo de acción	Efectos Adversos	Observaciones
Fentermina	25 a 37,5 mg/día.	Promueve liberación de noradrenalina en las terminaciones nerviosas y menor liberación de serotonina y dopamina.	Cefalea, insomnio, irritabilidad, boca seca, taquicardia, estreñimiento.	Pérdida de peso alrededor de 6 a 13% más que el placebo.
Orlistat	60 a 120 mg/cada 8 horas (360 mg/día).	Síndrome de malabsorción de grasas: Bloquea la digestión de los triglicéridos de la dieta al unirse a las lipasas del tracto gastrointestinal, disminuyendo de la absorción de los ácidos grasos de cadena larga, colesterol y algunas vitaminas liposolubles.	Alrededor del 70 al 80% de los pacientes experimentan efectos adversos gastrointestinales: Diarrea, defecación imperiosa e incontinencia fecal, flatulencia, dolor abdominal, dispepsia.	Pérdida de peso alrededor de 5 a 10% más en comparación con el placebo. Promueve la disminución acusada de LDL-C. Indique suplementos multivitamínicos conjuntamente con Orlistat, no obstante, no debe tomarse por lo menos 2 horas antes de suplementos multivitamínicos.
Lorcaserina	10 mg/cada 12 horas (20 mg/día).	Efecto anorexígeno central: Agonista selectivo de los receptores 5-HT2C	Sequedad en la boca, cefalea, mareos, náuseas.	Pérdida de peso aproximada 2 a 5% frente al placebo. Suspenda su uso si transcurridas

				12 semanas, no se logra la pérdida de al menos 5% de peso corporal inicial.
Sibutramina	10 a 15 mg/día	Inhibidor de la recaptación de noradrenalina/serotonina	Estreñimiento, boca seca, insomnio, taquicardia.	Pérdida de peso alrededor de 4,45 kg en comparación al placebo.
Fentermina y topiromato de liberación prolongada	Fentermina/ Topiromato Dosis de inicio: 3,75 mg/23 mg Dosis recomendada: 7,5 mg /46 mg Dosis de transición: 11,25 mg/69 mg Dosis Máxima: 15 mg/92 mg.	Anorexígeno central. Efecto sinérgico de pérdida de peso reduciendo efectos adversos.	Boca seca, mareos, estreñimiento, disgeusia, insomnio, parestesias, déficit de atención, trastornos de memoria. Alta toxicidad fetal en embarazadas.	Pérdida de peso aproximado 6,5 a 9% más que el placebo. En caso de no conseguir pérdida de peso de al menos 3% del peso inicial, dentro de las primeras 12 semanas, progrese a dosis máxima o interrumpa el tratamiento. Luego de 12 semanas a dosis máxima sin conseguir pérdida de peso de al menos 5%, inicie medicación en días alternos durante 1 semana hasta suspenderlo completamente.
Antidiabétic	Metformina: discreta reducción del peso corporal (< 2 kg).			

os que inducen pérdida de peso (metformina, amilina, agonistas GLP-1, inhibidores del co-transportador de sodio y glucosa 2.	Agonista GLP-1: el tratamiento durante 12 semanas en los pacientes diabéticos, ha resultado en una reducción media del IMC alrededor de 0,4kg/m².
	Liraglutida: combinado con metformina y rosiglitazona, ha demostrado ser inductor de la pérdida de peso de 1 a 2 kg en 6 meses. Dosis: 1,2, 1,8, 2,4 o 3 mg/día, promueve la pérdida de peso entre 2 a 4 kg superior al Orlistat.
	Pramlintida: es un análogo sintético de la amilina humana. Romueve pérdida de peso alrededor de 3% superior al placebo en 16 semanas.
	Inhibodres SGLT2: disminuyen absorción renal de la glucosa en el túbulo contorneado proximal, promoviendo la excreción de glucosa. Se observa reducción del peso alrededor del 2%.

Tabla 60-1. Medicación Anti diabética.

Recientemente, han sido aprobados por la FDA, combinaciones de fármacos que favorecen la reducción del apetito y mejoran las modificaciones conductuales, consiguiendo reducción del 5% del peso corporal inicial. Algunas de las combinaciones son:

- ✓ Naltrexona + bupropión.
- ✓ Zonisamida + bupropion.
- ✓ Fentermina + bupropión.

Considere derivar al paciente a valoración psicológica o psiquiátrica, al momento de identificar comorbilidades físicas y mentales asociadas.

Referencias bibliográficas

1. Eisenbarth GS, PolonskyKS,et al: Williams Textbook of Endocrinology. 13th ed. Philadelphia, Pa: Saunders Elsevier; 2017.
2. Dorantes y Martínez. Endocrinología clínica 5ta edición, Editorial El Manual moderno 2016.

Capítulo 67. Síndrome metabólico

También conocido como síndrome X y síndrome cardiometabólico, consiste en una entidad clínica conformada por un conjunto de signos y síntomas con base fisiopatológica en la obesidad central y resistencia a la insulina.

Estadísticas y epidemiologia

Resistencia a la insulina presente en el 78% de las personas con síndrome metabólico (SM).

48% de las personas con resistencia a la insulina tienen síndrome metabólico.

Alrededor del 16% de las mujeres y 14,2% de los hombres desarrollaron SM en 6 años de seguimiento en México.

Factores de riesgo

- ✓ Obesidad (especialmente central).
- ✓ Vulnerabilidad genética.
- ✓ Dietas inadecuadas (altas en grasas, hipercalóricas, etcétera).
- ✓ Actividad física reducida.
- ✓ Tabaquismo.
- ✓ Sexo (Mujeres>hombres).

Etiología o causas más frecuentes

- ✓ Obesidad.
- ✓ Dislipidemias.
- ✓ Hipertrigliceridemias.
- ✓ Diabetes mellitus 2, mal controlada.

Elementos fisiopatológicos

Factores genéticos y ambientales interactúan desarrollando obesidad visceral, el tejido graso a su vez incrementa mediadores de la inflamación, estableciendo inflamación crónica de bajo grado que promueve la resistencia a la insulina y disfunción endotelial. Ocurre entonces acentuación de la alteración metabólica desarrollando dislipidemias, intolerancia a la glucosa, hemostasia anormal e hipertensión arterial. Estos factores elevan el riesgo de enfermedad cardiovascular.

Criterios diagnósticos

Criterios diagnósticos				
La OMS introduce tasa de excreción de albúmina urinanaria>20 μg/min o relación alb:cr> 30mg/mL.				
	Componente OMS (resistencia a la insulina incluyendo 2 de los siguientes: Obesidad abdominal/central. Relación cintura	NCEP (Debe incluir al menos 3)	IDF (debe incluir al menos 3 de los siguientes)	Definición mundial (debe incluir 2 o más)
Obesidad central		Circunferencia de cintura >102 cm Hombres. >88 cm mujeres.	Circunferencia cintura >94 cm hombres >80 cm mujeres.	Circunferencia de cintura (puntos de corte raza-específico).

	cadera: Hombres > 0,90 Mujeres >0,85			
Hipertrigliceridemia	>150 mg/dL	>150 mg/dL	>150 mg/dL	>150 mg/dL o tratamiento farmacológico para hipertrigliceridemia
HDL bajo	< 35 mg/dL hombres < 39 mg/dL mujeres	< 40 mg/dL hombres < 50 mg/dL mujeres	< 40 mg/dL hombres < 50 mg/dL mujeres	< 40 mg/dL hombres < 50 mg/dL mujeres
Hipertensión arterial	> 140/90 mmHg (o tratamiento antihipertensivo)	> 130/85 mmHg (o tratamiento antihipertensivo)	> 130/85 mmHg (o tratamiento antihipertensivo)	> 130/85 mmHg (o tratamiento antihipertensivo o diagnóstico de HTA previo)
Glucosa en ayuno	Intolerancia a la glucosa (medido por curva de tolerancia a la glucosa), alteración de la glucosa en ayuna, resistencia insulinica o DM tipo2).	> 100 mg/dL	> 100 mg/dL o DM tipo2	> 100 mg/dL o - Diagnóstico previo de DM - Glucosa en ayuno > 100 mg/dL CTGO recomendada (no necesaria para diagnóstico de SM).

Tabla: 61-1. OMS: Organización Mundial de la salud, NCEP; National Cholesterol Education Program, IDF: International Diabetes Federation.

Opciones de tratamiento.

El tratamiento para el síndrome metabólico, es similar al tratamiento recomendado para la obesidad, y consiste en la intervención de estilo de vida, orientadas a la reducción del 5 al 10% del peso corporal y resolver factores de riesgo cardiovascular.

- Actividad física regular.
- Dieta baja en grasas
- Farmacoterapia
  - Tetrahidrolipstina: reduce absorción de lípidos un 30% (dosis: 120 mg con las comidas).
  - Bupropión con naltrexona (dosis: 16, 32 y 48 mg de naltrexona, combinado con 400 mg de bupropión).
  - Fentermina con topiromato de liberación prolongada.
  - Metformina.
  - IECA, ECA.
  - Fibratos o estatinas.

Referencias bibliográficas

1. Eisenbarth GS, Polonsky KS, et al: Williams Textbook of Endocrinology. 13th ed. Philadelphia, Pa: Saunders Elsevier; 2017.
2. Carvajal Carvajal Carlos. Síndrome metabólico: modificaciones, epidemiología, etiología, componentes y tratamiento. Medicina. pierna. Costa Rica [Internet]. 2017 Mar [consultado el 19 de junio de 2020]; 34 (1): 175-193. Disponible en:

http://www.scielo.sa.cr/scielo.php?script=sci_arttext&pid=S1409-00152017000100175&lng=en.
3. Dorantes y Martínez. Endocrinología clínica 5ta edición, Editorial El Manual moderno 2016.

Capítulo 68. Resistencia a la insulina en pediatría

La resistencia a la insulina (RI), se define como un proceso patológico caracterizado por la reducción de respuesta de los tejidos del cuerpo a las accionescelulares,en las cuales interviene la insulina y es la inversa de la sensibilidad de la insulina. Esto implica una disminución en la absorción de la glucosa en todo el cuerpo frente a los niveles fisiológicos de insulina ocasionando efectos sobre el metabolismo de la glucosa y la insulina.

Estadísticas y epidemiologia

Estudios epidemiológicos y clínicos afirman que los hijos de madres con diabetes mellitus (DM) preexistente antes del embarazo o DM gestacional, tiene mayor riesgo de obesidad y trastornos del metabolismo de glucosa.

Al menos un 55% de la variación en la sensibilidad a la insulina en los niños puede ser explicada por adiposidad total.

Se estima que alrededor del 30% de los niños entre 2 a 19 años, tienen un IMC superior al percentil 85 y al menos un 17% superior al percentil 95.

Grupos o factores de riesgos:

- ✓ Madre con DM preexistente o DM en el embarazo.

- ✓ Pequeño o grande para edad gestacional al nacer.
- ✓ Sobrepeso u obesidad.

Etiología

La etiología, puede ser asociada a una interacción entre factores ambientes y predisposición genéticaque puede estar asociada a lipodistrofias hereditarias.

Elementos fisiopatológicos

Incapacidad de la insulina sérica en concentraciones normales para metabolizar la glucosa periférica y suprimir la glucosa del hígado y bloquear la producción de lipoproteínas de muy baja densidad.

Debido a los estudios de pinzamiento hiperinsulinémico euglucémico, ha sido demostrado que la resistencia a la insulina esta principalmente determinada por la respuesta del músculo esquelético con más de un 75% de glucosa absorbida por este y tansolo un 2 a 3% absorbida por el tejido adiposo.

Puede ocurrir de forma fisiológica y normal durante la pubertad.

Criterios diagnósticos

Clínica	La clínica es variable y depende de la etiología subyacente. Acantosis nigricans. Hiperandrogenismo ovárico. Lipodistrofia. Crecimiento lineal acelerado o alterado. Calambres musculares.

	Obesidad central (frecuente).
	Puede haber signos de pubarquia precoz.
	Hirsutismo.
	Adipomastia y/o ginecomastia.
Paraclínicos	Puede haber hiperinsulinismo (insulina superior a 15 µU/mL en ayunas o superior a 150 µU/mL obtenidos en una curva de tolerancia a la glucosa oral).
	Puede haber nivel elevado de glucosa en sangre.
	Pinza euglucémica hiperinsulinémica (estándar de oro): esta prueba implica la administración por vía intravenosa de insulina, manteniendo una velocidad constante, la cual aumenta y mantiene la insulinemia sistémica, mientras tanto se produce una infusión de glucosa intravenosa a velocidades variables, procurando mantener niveles normales de glucosa.
	Prueba de tolerancia a la insulina.
	Prueba de tolerancia a la glucosa intravenosa.
	Prueba de supresión de insulina.
	Dislipidemias (colesterol total elevado, HDL bajo, VLDL y triglicéridos elevados.

Opciones de tratamiento

Cambios de hábitos alimenticios: indique dietas adecuadas para los requerimientos de crecimiento para el niño y adolescente, promoviendo las comidas sanas en cantidades apropiadas. Indique una dieta alta en granos integrales o fibra dietética, bajo contenido glucémico. Considere referir al nutricionista cuando esto lo amerite y especialmente frente a factores de riesgo elevado.

Cambios de estilo de vida: iniciar y mantener actividad física regular diaria, limitando el tiempo frente al televisor o equipos electrónicos que impliquen comportamiento sedentario.

Tratamiento farmacológico: está indicado en pacientes que han fracaso con el tratamiento convencional.

Puede indicarse metformina, cuandose quiera reducir el riesgo de desarrollar DM y para tratar síndrome metabólico.

Orlistat y sibutramina, colaboran en la reducción de peso y mejoran la sensibilidad a la insulina.

Peculiaridades del seguimiento:

El seguimiento debe seguir un acompañamiento a largo plazo para monitorear acerca de la reducción de los factores de riesgo, evitando la progresión a DM, mientras se evalúa la efectividad del tratamiento.

Referencias bibliográficas

1. Levy-Marchal, Claire et al. "Insulin resistance in children: consensus, perspective, and future directions." The Journal of clinical endocrinology and metabolism vol. 95,12 (2010): 5189-98. doi:10.1210/jc.2010-1047
2. Tagi, Veronica Maria et al. "Insulin Resistance in Children." Frontiers in endocrinology vol. 10 342. 4 Jun. 2019, doi:10.3389/fendo.2019.00342

Capítulo 69. Acantosis nigricans

Consiste en la hiperpigmentación en el cuello, axilas y los pliegues del cuerpo. Constituye un indicador predictor acerca del índice de sensibilidad a la insulina.

Puede presentarse en personas con o sin diabetes mellitus. Son descritas como placas hiperplásicas aterciopeladas, hiperpigmentadas, papilomatosas, las cuales se localizan en el cuello, ingle, pliegues y axilas. Puede presentarse como placas verrugosas, los cuales representan su forma de manifestación más grave, incluyendo fibromas, péndulos e hiperqueratosis palmoplantar.

Microscopía: modificaciones en la epidermis exhibiendo aspecto de hiperqueratosis, ortoqueratósica, papilomatosis acentuada, alternado con áreas de acantosis regular. Sin cambios patológicos en la dermis.

Estadísticas o epidemiologia

- En niñas con IMC mayor a 25 kg/m^2, tienen mayor riesgo de cursar con diabetes mellitus tipo 2.
- Los niños de cualquier etnia con un IMC > percentil 98m tienen 62% de prevalencia de *acantosis nigricans*.
- La acantosis es más común en personas con piel oscura.

- ✓ La prevalencia en un estudio fue del 5,5% en los afroamericanos, mientras que en los blancos fue <1%.
- ✓ Prevalencia aproximadamente 13,3%.
- ✓ Incidencia en los nativos americanos es de 34,2%.
- ✓ Puede ocurrir a cualquier edad, incluyendo recién nacidos.

Grupos o factores de riesgos

- ✓ Obesos.
- ✓ Acromegalia.
- ✓ Síndrome de Cushing.
- ✓ Síndrome de ovarios poliquísticos.
- ✓ Algunos tipos de cáncer.

Etiología o causas más frecuentes

- ✓ Asociado de forma directa a la resistencia a la insulina en cualquiera de sus tipos:
- ✓ Defectos de los receptores de insulina.
- ✓ Anticuerpos circulares contra los receptores de insulina.
- ✓ Defecto en los posreceptores de insulina.

Elementos fisiopatológicos

En el estado de resistencia insulínica se encuentra involucrado el factor de crecimiento similar a la insulina. La presencia de hiperinsulinemia inducida por la resistencia a la insulina, compite con el factor de crecimiento similar a la insulina a nivel de sus receptores encontrados en los fibroblastos y los queranocitos. Ocurre un estímulo de crecimiento.

En el caso del hipercortisolismo, del síndrome de Cushing, se induce la resistencia a la insulina ocasionando la *acantosis nigricans*.

Criterios diagnósticos

Características:

- ✓ Frecuente en pacientes con obesidad.
- ✓ Distribución de lesiones marrón oscuro en cuello posterior, axilas, vulva, ombligo, parte interna de los muslos e ingle.
- ✓ Lesiones de aspecto aterciopelado.
- ✓ Diagnóstico clínico: evalúe posibles diagnósticos diferenciales:
- ✓ Dermatitis atópica.
- ✓ Candidiasis.
- ✓ Papilomatosis confluente reticulada.
- ✓ Eritrasma.
- ✓ Manifestaciones dermatológicas de hemocromatosis.
- ✓ Enfermedad de Addison.
- ✓ Pénfigo vegetans.

Laboratorios

- ✓ Glicemia en ayunas.
- ✓ Insulina en ayunas.
- ✓ Otros: TC abdominal, Biopsia de piel.

Opciones de tratamiento

Identifique y trate las causas desencadenantes de la resistencia a la insulina, habitualmente se consigue mejorar las lesiones al resolver la causa.

Puede emplearse tratamientos dermatológicos para conseguir mejorar el aspecto de la piel. La tretinoína y el calcitriol tópicos permiten conseguir buen resultado. Otros tratamientos incluyen terapia láser y escisión quirúrgica.

Peculiaridades del seguimiento: La *acantosis nigricans*, produce engrosamiento de la pared de los capilares y vénulas, por lo tanto, los leucocitos encuentran dificultad para extravasarse adecuadamente, esto incrementa el riesgo de infecciones y retardo de cicatrización de heridas, como consecuencia de la disfuncionalidad metabólica en los fibroblastos. Oriente a sus pacientes acerca de la importancia de establecer medidas higiénicas regulares.

Referencias bibliográficas

1. Dorantes y Martínez. Endocrinología clínica 5ta edición, Editorial El Manual moderno 2016. Capítulo 56 (páginas 579 – 581).
2. Kapoor, Shailendra. (2009). Diagnosis and treatment of Acanthosis nigricans. Skinmed. 8. 161-4; quiz 165.

Capítulo 70. Acrocordones

También conocidas como etiquetas o marcas cutáneas, son crecimientos benignos en la piel. Ocurren en mayor frecuencia en personas con obesidad, diabetes y síndrome metabólico.

Estadísticas o epidemiologia

Se estima que al menos entre el 50 al 60% de los adultos, desarrollarán acrocordones a lo largo de sus vidas.

La prevalencia es igual tanto en hombres como en mujeres.

El desarrollo de un acrocordon, incrementa el riesgo de que estas aumenten en número y en tamaño a medida que avanza la edad.

Entre la 5ta y 6ta década de vida, al menos 2/3 de personas desarrollarán acrocordones.

Factores de riesgo

- ✓ Personas con obesidad.
- ✓ Trastornos metabólicos.
- ✓ Diabéticos.
- ✓ Etiología o causas más frecuentes
- ✓ Trastornos en el perfil lipídico.
- ✓ Diabetes mellitus tipo 2.
- ✓ Enfermedad cardiovascular.
- ✓ Obesidad.

- ✓ Factores genéticos.
- ✓ Infección viral (VPH, controversial).

Elementos fisiopatológicos

Ocurren frecuentemente con consecuencia de irritación crónica de la piel especialmente en personas obesas.

Desbalances hormonales, pueden incrementar el desarrollo de acrocordones (aumento de hormonas sexuales femeninas o aumento de hormona de crecimiento en la acromegalia).

La histopatología, muestra una epidermis atenuada, aumento de la pigmentación y una capa de células basales aplanadas. El tejido del acrocordon, está conectado a la piel mediante un pedículo delgado y estrecho. Epidermis hiperqueratócica leve, presentación aplanada acantótica.

Diagnóstico y manejo de los acrocordones

Diagnóstico	Tratamiento
Clinica	Extirpación del acrocordon:
Acrocordon pequeño: pápulas surcadas de 1 a 2 mm de ancho y alto. Aparecen principalmente en las axilas y el cuello.	Escisión de corte. Cauterización por radio. Criocirugía.
Acrocordon mediano: aspecto filiforme, individuales o múltiple, miden alrededor de 5 mm de largo y 2 mm de ancho. Aparecen en diversas regiones del cuerpo.	Nanosegundo Q-Switched Nd: Yag o el láser CO2 (acrocordones pequeños).
Acrocordon grande: protuberancia pedunculada con apariencia similar a un glúteo, nevoide, glánula o fibromas blandos. Se encuentran ubicados en la parte inferior del cuerpo (ingle) generalmente.	Algunos pacientes pueden requerir cirugía local. Interrogue acerca de alergias medicamentosas.
Estas protuberancias pueden ser sintomáticas y causar molestias, especialmente a mayor	

tamaño.

Laboratorios
La clínica es suficiente para diagnosticar acrocordones, no obstante, todo paciente debería ser sometido a evaluación de comorbilidades subyacentes, por lo que se recomienda solicitar:
Niveles de A1C.
Glicemia en ayunas.
Glicemia pospandrial.
Perfil lipídico.
Se recomienda registrar el IMC del paciente y realizar seguimiento en serie.

Tabla 64-1. Diagnóstico y manejo de los acrocordones.

Diagnóstico diferencial

- ✓ Neurofibromatosis tupo 1.
- ✓ Verrugas no genitales.
- ✓ Tumor fibroepitelial premaligno (tumor de Pinkus).
- ✓ Queratosis seborreica.
- ✓ Nevos melanocíticos.

Riesgos del tratamiento de eliminación de etiquetas de piel

La precisión de la técnica, reduce el riesgo de complicaciones por la eliminación de acrocordones.

- ✓ Sangrado.
- ✓ Infecciones.
- ✓ Irritación de la piel.
- ✓ Neuroma.

Peculiaridades del seguimiento: Se recomienda, indicar hidratantes adecuados para minimizar el riesgo de dermatitis irritante.

Priorice la búsqueda de comorbilidades asociadas al desarrollo de acrocordones.

Aliente a sus pacientes a iniciar una dieta saludable e incrementar el ejercicio regular de modo que puedan reducir el peso corporal, para prevenir desarrollo de diabetes, obesidad y el desarrollo de nuevos acrocordones.

Referencias bibliográficas

1. Farag, A., Abdu Allah, A., El-Rebey, H. S., Mohamed Ibraheem, K. I., Mohamed, A., Labeeb, A. Z., Elgazzar, A. E., & Haggag, M. M. (2019). Role of insulin-like growth factor-1 in skin tags: a clinical, genetic and immunohistochemical study in a sample of Egyptian patients. Clinical, cosmetic and investigational dermatology, 12, 255–266. https://doi.org/10.2147/CCID.S192964
2. Pandey A, Sonthalia S. Skin Tags. [Updated 2020 Jun 1]. In: StatPearls [Internet]. Treasure Island (FL): StatPearls Publishing; 2020 Jan-. Available from:
https://www.ncbi.nlm.nih.gov/books/NBK547724/

Capítulo 71. Hipoglucemias de ayuno

También conocida como hipoglucemia post-absorción. Consiste en la disminución del nivel plasmático de glucosa, en ayunas, inferior a los parámetros de normalidad. Constituye un problema grave que tiene alto potencial de mortalidad. Debe seguirse una valoración minuciosa del paciente para localizar la causa.

Estadísticas o epidemiologia

Los alelos del síndrome hipoglucémico autoinmune son 10 a 30 veces más comunes en japoneses y coreanos.

La hipoglucemia autoinmune, es más común en mujeres con antecedentes de enfermedades autoinmunes.

Los insulinomas, son más comunes entre la cuarta y sexta década de la vida, aunque pueden desarrollarse a cualquier edad.

Etiología o causas más frecuentes

Con hiperinsulinismo	Sin hiperinsulinismo
Reacción a la insulina	Disfunción hepática grave
Sobredosis de sulfonilureas	Insuficiencia renal crónica
Autoadministración subrepticia de insulina o sulfonilureas	Inanición
Hipoglucemia autoinmune (anticuerpos idiopáticos antiinsulina, anticuerpos contra	Hipocortisolismo

el receptor de insulina	
Hipoglicemia inducida por pentamidina	Tumores no pancreáticos
Tumores pancreáticos de células β	Uso de alcohol

Elementos fisiopatológicos

Los betabloqueadores no cardioselectivos, pueden inhibir la liberación de ácidos grasos y sustrato gluconeogénico, lo que reduce las concentraciones de glucagón plasmático al ser tomado en estado de ayuno, conduciendo a la hipoglucemia.

Los inhibidores de ACE incrementan el riesgo de hipoglucemia en pacientes con diabetes que emplean insulina o sulfonilureas, ya que incrementa la sensibilidad a la insulina.

La ingesta de alcohol sin consumo de alimentos, podría ocasionar hipoglucemia debido a la actividad del alcohol deshidrogenasa hepática, la cual agota el NADH, limitando la conversión de lactato a piruvato, el cual es el principal sustrato de la gluconeogénesis hepática.

En la hipoglucemia autoinmune, hay presencia de anticuerpos antiinsulina circulantes, autoanticuerpos contra los receptores de insulina

Los tumores de células β- pancreáticas o insulinomas, secretan insulina, reduciendo la concentración de glucosa plasmática.

Tumor con células no insulares (NICTH), el cual ocasiona la expresión y liberación de un factor de crecimiento insulínico II (IGF-II) de forma incompleta.

Criterios diagnósticos

Historia clínica:

- ✓ Antecedentes de enfermedades autoinmunes o endocrinas.
- ✓ Indague acerca de los fármacos y suplementos que se encuentra tomando.

Clínica

Los signos y síntomas habitualmente se encuentran dominados en general por la causa médica subyacente a la hipoglucemia, siendo esta, una manifestación posterior.

Clínica hipoglucémica
Somnolencia
Inestabilidad
Nerviosismo o ansiedad.
Sudoración y escalosfríos.
Visión borrosa.
Hormigueo o entumecimientos de labios o lengua.
Cefalea
Fatiga o debilidad
Pérdida de conciencia o convulsiones.

Específicos

Síntomas de neuroglucopenia: desorientación episódica, somnolencia, cambios de personalidad, trastornos de memoria (amnesia), pérdida de conciencia.

Hipoglucemia desencadenada tras el ejercicio, es sugerente de insulinoma.

Inspeccione aliento alcohólico.

Triada de Whipple
Antecedentes o síntomas consistentes con hipoglucemia.
Asociado con bajas concentraciones de glucosa en plasma.
Alivio de los síntomas luego de elevar niveles de glucosa.

Laboratorios:

- ✓ Mida glicemia en ayunas.
- ✓ Insulina en ayunas.
- ✓ Concentración sérica de insulina de >6 µU/ml en conjunto con glicemia <45 mg/dl, sugieren la presencia de insulinoma.
- ✓ Hipoglucemia de ayuno con concentración de insulina <5µU/ml, sugieren la presencia de NICTH.
- ✓ Niveles de hormona de crecimiento.
- ✓ IGF-I, IGF-II plasmáticos.

Otras medidas:

Si se sospecha insulinoma, sugiera a su paciente acudir al consultorio en condición de ayuno para ser evaluado, indíquele ir acompañado por un familiar. Durante la observación, aliente al paciente a la actividad (por ejemplo, caminar). Realice mediciones de glucosa capilar por punción digital. (Ver capítulo 203).

Cromatografía ácida de exclusión constituye el método estándar para la detección de pro-IGF-II en NICTH.

Opciones de tratamiento

Realice las medidas básicas para estabilizar los niveles de glucosa del paciente de acuerdo a su estado de conciencia:

Paciente consciente: administre vía oral 15 a 20 gramos de glucosa o carbohidratos (azúcar disuelta en agua, tabletas de glucosa, jugos azucarados, entre otros). Mida glicemia capilar transcurridos 15 minutos de la toma.

Paciente inconsciente (intolerancia a la vía oral): administre vía endovenosa 15 g de glucosa en forma de glucosa hipertónica al 33% (puede emplearse 2 a 3 dosis esperando 5 minutos entre dosis y midiendo glicemia hasta estabilizar al paciente). De ser necesario, administre glucagón intramuscular o subcutáneo. Considere administrar hidrocortisona (100mg vía endovenosa) y adrenalina (1mg vía subcutánea), cuando pese a las medidas previas, el paciente persiste en hipoglicemia y afectación neurológica.

Medidas específicas

- ✓ Administre dextrosa intravenosa a todos los pacientes con estupor o comatosos.
- ✓ La hipoglucemia autoinmune, responde a la administración de glucocorticoides.
- ✓ Recesión quirúrgica de insulinoma.

- El tratamiento de NICTH, es dirigido hacia el tumor primario, incluyendo terapia de sostén mediante comidas frecuentes. Puede emplearse diazóxido para revertir hipoglucemia.

Referencias bibliográfias

1. David G. Gardner, Dolores Shoback. Greenspan, Endocrinología básica y clínica. 9na edición. Editorial Mc. Graw Hill Lange. 2012.
2. Eisenbarth GS, PolonskyKS,et al: Williams Textbook of Endocrinology. 13th ed. Philadelphia, Pa: Saunders Elsevier; 2017.
3. Joana Nicolau, Marga Giménez y Òscar Miró. Hipoglucemia. JANO 3-9 Nov- 2006 N° 1.627.

Capítulo 72. Hipoglucemias reactivas

También conocido como hipoglicemia alimentaria o hipoglicemia postprandial, se trata de un descriptor de la temporización de la hipoglucemia, la cual tiene lugar dentro de las primeras 4 horas después de las comidas.

Estadísticas y epidemiologia

Es informada con mayor frecuencia en mujeres entre 25 a 35 años.

La hiperplasia insular ocurre mayormente en hombres (70% de los casos).

Grupos o factores de riesgos:

- ✓ Obesos.
- ✓ Diabetes mellitus tipo 2.
- ✓ Antecedentes de enfermedades autoinmunes.

Etiología o causas más frecuentes

- ✓ Síndrome de vaciamiento gástrico rápido tardío.
- ✓ Hipoglucemia autoinmune.
- ✓ Hiperplasia insular (síndrome de hipoglucemia pancreatógena sin insulinoma).
- ✓ Diabetes oculta.

Síndrome de vaciamiento gástrico rápido tardío

Fisiopatología	Diagnóstico	Tratamiento	Observación
Los alimentos llegan rápido al intestino delgado, acelerando la absorción de glucosa en el intestino delgado proximal. Desencadena respuesta hiperinsulinémica, ocasionando la hipoglucemia. Probable intervención de hormonas gastrointestinales (GIP, GLP-1).	Clínica de hipoglicemia entre 1 a 3 horas después de las comidas. Prueba de alimentos combinado (Ver tabla 66-1), con hiperinsulinemia e hipoglucemia a los 30 minutos con alimentos altos en carbohidratos.	Modificaciones dietéticas (alimentos más frecuentes en proporciones más pequeñas, incluyendo carbohidratos con asimilación lenta). Octreótido 50 µg (2 o 3 veces al día), vía subcutánea, 30 minutos antes de comidas.	Posterior a cirugía gástrica (gastrectomía, vagotomía, derivación gástrica en Y de Roux, etcétera).

Síndrome de hipoglucemia pancretógena sin insulinoma (NIPHS)

Fisiopatología	Diagnóstico	Tratamiento	Observación
Los pacientes con NIPHS, tienen mutaciones en los genes KIR6.2 y SUR1, los cuales han sido anormales en algunos casos de niños con	Aparición de clínica 2 a 4 horas después de comer. Síntomas de neuroglucopenia (diplopía, disartria, confusioón, desorientación, convulsión, coma). *Laboratorios:* Hiperinsulinemia.	La pancreatectomía parcial o subtotal es útil para conseguir alivio de los síntomas de hipoglucemia.	Debido a hiperplasia insular generalizada y nesidioblastosis.

diagnóstico de hiperinsulinemia familiar.	Aumento de péptido C y proinsulina. Resultados negativos de sulfonilureas, repaglinida y nateglinida. Prueba selectiva arterial de estimulación de calcio, positiva. Prueba de ayuno de 72 horas, negativo.

Hipoglucemia tardía de la diabetes oculta

Fisiopatología	Diagnóstico	Tratamiento	Observación
Liberación de insulina de las células β pancreáticas, lo que ocasiona la exacerbación inicial de la hiperglucemia durante la prueba de tolerancia de glucosa.	Clínica inicia luego de 4 a 5 horas después de comer. Es frecuente en pacientes con obesidad y antecedentes familiares de diabetes mellitus. Alteración en la tolerancia a la glucosa.	Reducción de peso (peso ideal). Regulación nutricional de la ingesta de azúcar refinada. Sugiera comidas múltiples, pequeñas, espaciadas y ricas en fibra.	Sugiera a sus pacientes las valoraciones médicas periódicas. Debe considerarse que estos tienen prediabetes o diabetes temprana.

Síndrome postprandial (hipoglucemia alimentaria funcional).

- ✓ Síntomas sugerentes de actividad simpática (debilidad, temblor, ansiedad, sudoración, palpitaciones), después de las comidas.

387

- ✓ Examen físico y laboratorios normales. Al menos 10% obtienen resultados de glicemia <50 mg/dl durante la prueba de tolerancia a la glucosa (4 a 6 horas de duración).
- ✓ Indicar monitoreo casero de glicemia (con memoria) y vigilancia de glucosa capilar (punción digital) al momento de manifestar los síntomas.
- ✓ Los pilares del tratamiento consisten en orientación y apoyo, incluyendo la manipulación de la dieta como método auxiliar de tratamiento.
- ✓

Alimentos de prueba combinada

Alimentos de prueba para valorar hipoglucemia postprandial posterior a cirugía de derivación gástrica en Y de Roux.	
Grupo A. Alimentos altos en carbohidratos (79% carbohidratos, 11% grasas, 10% proteínas, 405 kcal)	Grupo B. Alimentos bajos en carbohidratos (2% carbohidratos, 74% grasas, 24% proteínas, 415 kcal)
8 onzas de jugo de naranja	Café o té negro (descafeinado sin azúcar).
1 rebanada de pan tostado	1 huevo.
1 cucharadita de margarina	Tortita de salchicha (1 onza)
2 cucharaditas de jalea.	Rebanada de queso (0.5 onzas).
Instrucciones: luego de un ayuno de al menos 8 horas, indicar la ingesta de alimentos del grupo A el primer día y alimentos del grupoB el segundo día. Deben realizarse mediciones de glicemia e insulina sérica antes de las comidas (ayuno) y a los 30, 60, 90, 120, 150 y 180 minutos posterior a la ingesta.	

Tabla 66-1. Fuente: Modificado de Kellogg TA, et al. Postgastric bypass hyperinsulinemic hypoglycemia syndrome: characterization and response to a modified diet. SurgObesRelat Dis. 2008 4: 492-499.

Referencias bibliográficas

1. Eisenbarth GS, PolonskyKS,et al: Williams Textbook of Endocrinology. 13th ed. Philadelphia, Pa: Saunders Elsevier; 2017.
2. Dorantes y Martínez. Endocrinología clínica 5ta edición, Editorial El Manual moderno 2016. Capítulo 18.

Capítulo 73. Hiperinsulinemia

Es el aumento del nivel plasmático de insulina, superior al parámetro normal (alrededor de 60 a 100mg/dl y 140 mg/dl postprandial). Está asociada a la diabetes tipo 2, representa un factor relacionado con la resistencia a la insulina, el síndrome metabólico y la obesidad.

Estadísticas o epidemiologia

Hiperinsulinismo congénito es la causa más frecuente de hipoglucemia neonatal persistente (1 de cada 30.000 a 50.000 nacidos vivos).

Alrededor del 30% de los niños con sobrepeso son hiperinsulínemicos.

Las mujeres tienen aumento relativo en las concentraciones de insulina mayor que los hombres.

En las últimas décadas, la hiperinsulinemia se ha incrementado en un 35,1%.

Factores de riesgos

- ✓ Obesidad y sobrepeso.
- ✓ Dietas inadecuadas.
- ✓ Sedentarismo.
- ✓ Susceptibilidad genética.

Etiología

- ✓ Diabetes mellitus tipo 2.
- ✓ Consecuencia de cirugías bariátricas.
- ✓ Síndrome de ovarios poliquísticos (PCOS).
- ✓ Fármacos (corticoides, antipsicótico, etcétera).
- ✓ Insulinoma.
- ✓ Nesidioblastosis.

Elementos fisiopatológicos

- ✓ Resistencia a la insulina.
- ✓ Aumento de la producción de insulina por las células B pancreáticas.
- ✓ Alteración en el receptor de la insulina.

Criterios diagnósticos

- ✓ Historia clínica
- ✓ Antecedentes familiares o personales de endocrinopatías o trastornos genéticos.
- ✓ Indague acerca de la medicación que se encuentra tomando.

Clínica

- ✓ Fatiga.
- ✓ Aumento de peso.
- ✓ Dificultad para perder peso.
- ✓ Presión arterial elevada.
- ✓ Polifagia.
- ✓ Acantosis nigrians.
- ✓ Falta de enfoque o motivación.

- ✓ Deseo de comer alimentos ricos en carbohidratos o azúcares.
- ✓ Problemas cognitivos (dificultad para concentrarse).
- ✓ Laboratorio
- ✓ Prueba de insulina en ayunas: aumentado.
- ✓ Glicemia: hipoglicemia o hiperglicemico.

Opciones de tratamiento.

- ✓ El tratamiento principalmente consiste en intervenciones del estilo de vida, tales como intervención dietética y ejercicios.
- ✓ Dietas recomendadas para la hiperinsulinemia
- ✓ Dieta mediterránea.
- ✓ Dieta baja en grasas.
- ✓ Dieta baja en carbohidratos.
- ✓ Ejercicios recomendados para la hiperinsulinemia
- ✓ Ejercicios de resistencia
- ✓ Ejercicios aeróbicos.
- ✓ El tratamiento farmacológico puede considerarse cuando no se obtienen resultados deseados con el tratamiento intervencionista convencional.
- ✓ Metformina
- ✓ Sensibilizadores de la insulina de tipo tiazolidinediona, rosiglitazona.

Peculiaridades del seguimiento: A menudo, se relaciona la hiperinsulinemia como el estado inicial para desarrollar otros trastornos endocrinos, especialmente diabetes mellitus, entre otros. Procure realizar seguimiento a sus pacientes y ajustar el tratamiento siempre que sea necesario para conseguir reducir el peso corporal y mejorar la sensibilidad a la insulina.

Referencias bibliográficas

1. Crofts CAP, Zinn C, Wheldon MC, Schofield GM. Hyperinsulinemia: Best management practice. Diabesity [Internet]. 15 de enero de 2016 (1). http://diabesity.ejournals.ca/index.php/diabesity/article/view/21
2. Eisenbarth GS, Polonsky KS,et al: Williams Textbook of Endocrinology. 13th ed. Philadelphia, Pa: Saunders Elsevier; 2017.

Capítulo 74. Hiperinsulinismo congénito

Es la causa más común de hipoglucemia severa y persistente en los recién nacidos. Ocurre como resultado de una secreción excesiva e inapropiada de insulina, de forma independiente al nivel glucémico. Esto ocasiona que se produzca una inhibición de la glucogenólisis, gluconeogénesis, lipólisis y cetogénesis, de modo que los pacientes con hiperinsulinismo congénito (HC), no pueden producir cuerpos cetónicos. Por esta razón, los pacientes con esta condición se encuentran sometidos a un riesgo elevado de hipoglucemia hipocetósica grave, las cuales pueden ocasionar condiciones neurológicas irreversibles.

Estadísticas y epidemiologia

Su incidencia es de 1 caso por cada 40.000 a 50.000 nacidos vivos.

Países donde la consanguinidad es frecuente, puede ocurrir con una incidencia de 1 por cada 2500 recién nacidos vivos.

Generalmente se presenta entre el nacimiento y los primeros 18 meses de vida, aunque la mayoría se diagnostica después del nacimiento.

La proporción de hombres a mujeres es de 1,3 a 1.

En la forma persistente se encuentran defectos genéticos entre el 45 al 55% de los casos.

Grupos o factores de riesgos: **Prematuridad, y estrés perinatal.**

Etiología o causas más frecuentes

Mutaciones genéticas más frecuentes asociadas:

ABCC8 (codifican la subunidad SUR1).

KCNJ11 (codifican la subunidad Kir 6,1)

Otras mutaciones menos frecuentes:

GLUD; GCK; HADH; SLC16A1; HNF1A; HNF4A; UCP2; HK1; PMM2;CACNA1D.

Elementos fisiopatológicos

El canal de potasio sensible a ATP (canal K_{ATP}), es fundamental para la regulación de la secreción de insulina en las células beta del páncreas. Por lo tanto, las mutaciones en los genes KCNJ11 o ABCC8 causan que se pierda la función del canal K_{ATP} debido a una despolarización continuada de la membrana plasmática, así como una apertura del canal de calcio dependiente de voltaje y como resultado, influencia del calcio y exagerada secreción de insulina.

Histología

HC difuso: consiste en una afectación de todas las células beta del páncreas. Es la forma más frecuente y grave ocasionada por mutaciones monocigóticas.

HC focal: afecta solo a una pequeña área del páncreas que por lo general es menor a 10 mm de diámetro. Es resultado de una mutación en el alelo paterno en los genes *KCNJ11* o *ABCC8*. Puede producirse un segundo evento independiente de pérdida somática de la región 11p15 en el alelo materno en la lesión focal. Puede curarse luego de la resección quirúrgica del área pancreática afectada.

Criterios diagnósticos

Clínica	Hambre. Nerviosismo. Letargo. Apnea. Convulsiones. Diaforesis, confusión, cambios inusuales en el estado de ánimo y comportamiento (niños más grandes). Los neonatos pueden ser grandes para edad gestacional.
Paraclínicos	Nivel de glucemia (Glucosa < 60 mg/dl). Nivel de cetonas. Medición de insulina sérica (> 10 µU / mL). Proporción de insulina a glucosa entre 0,4 y 2,7 (valor normal <0,3). Tasas de uso sostenido de glucosa > 10 mg/kg/min. Nivel de cortisol y GH elevados. Pruebas de detección de metabolismo sérico, nivel de lactato y amoníaco (búsqueda de diagnósticos diferenciales).

	Estudios de imagen
	Puede emplearse ecografía, CT, PET y MRI para buscar masas focales en el páncreas.

Opciones de tratamiento

La terapia de HC incluye tratamiento médico, quirúrgico y puede consistir en una combinación de ambos.

El objetivo principal consiste en mantener la glucemia superior a los 65 mg/dl. Esto se logra administrando glucosa exógena vía enteral o parenteral.

Medicamentos para el tratamiento del HC

Fármaco	Administración
Diazóxido	De 5 a 15 mg/kg/día en 3 dosis, vía oral.
Clorotiazida	Dosis de 7 a 10 mg/kg/día en 2 dosis, vía oral.
Octreótido	Dosis de 5 a 25 µg/kg/día en 3 a 4 dosis, 35 a 50 µg/kg/día (en algunos centros) Administración intravenosa o subcutánea.
Nifedipino	Dosis de 0.25 a 2.5 mg/kg/día en 2-3 dosis, vía oral.
Lanreótido/ Octreótido-LAR	Dosis acumulativa de octreótido mensual o dosis total de 15 a 60 mg (cada 4 semanas), vía subcutánea profunda o intramuscular.
Sirolimus	Dosis de 1 mg/m2/día en 1 ó 2 dosis, (debe ajustarse de acuerdo a los niveles).
Glucagón	0,5 a 1 mg vía intramuscular.

Otras opciones

Pancreatectomía: se indica cuando la terapia médica no ofrece beneficios en la normoglucemia, y cuando la lesión discreta pueda ser identificada. La exploración por TEP con FL-DOPA es muy útil para identificar la lesión focal

Autotrasplante de células de los islotes: se realiza na criopreservación de los islotes para un posible autotransplante en el futuro en caso de desarrollar diabetes mellitus.

Medidas dietéticas: mantener niveles adecuados de glucosa sérica mediante una dieta que consista en 3 comidas y 3 refrigerios diarios. Estos pacientes deben tener acceso a fuentes rápidas de carbohidratos.

Peculiaridades del seguimiento

Debe llevarse a cabo visitas de seguimiento regular con el endocrinólogo pediátrico para monitorear los niveles de glucemia, así como la dieta, tasa de crecimiento y vigilar los efectos secundarios a los medicamentos.Instruya a sus pacientes acerca de llevar un registro apropiado del nivel d e glucosa en la sangre y traerlos a cada visita de seguimiento.

Referencias bibliográficas

1. María Asunción Salomón Estébanez. Hiperinsulinismo Congénito: nuevas terapias médicas. 10.3266/Rev Esp Endocrinol Pediatr. Pre2018. Mar.455

2. Demirbilek, H., &Hussain, K. (2017). Congenital Hyperinsulinism: Diagnosis and Treatment Update. Journal of clinical research in pediatric endocrinology, 9 (Suppl 2), 69–87. https://doi.org/10.4274/jcrpe.2017.S007
3. Hashimoto Y, Sakakibara A, Kawakita R, Hosokawa Y, Fujimaru R, Nakamura T, et al. Focal form of congenital hyperinsulinism clearly detectable by contrast-enhanced computed tomography imaging. Int J Pediatr Endocrinol. 2015. 2015 (1):20. [Medline].

Capítulo 76. Péptido C

También conocido como péptido de conexión, este se encarga de conectar las cadenas alfa y beta de la proinsulina formada en el retículo endoplásmico, luego de la eliminación del péptido de señal de la preproinsulina. El péptido C es secretado de las células beta de los islotes de Langerhans pancreáticos cuando la proinsulina escinde en insulina y péptido C.

Aspectos biológicos

Desempeña un papel fundamental en el apropiado plegamiento de la insulina, así como la formación de puentes disulfuro. Es eliminado en el aparato de Golgi de la proinsulina, ocasionando la formación de la molécula de insulina madura con su cadena alfa y beta, las cuales se encuentran unidas entre sí mediante enlaces de disulfuro.

El péptido C y la insulina, son almacenadas en vesículas secretoras y liberadas luego de la estimulación de las células beta por la presencia de glucosa y otros secretagogos, la liberación ocurre en concentraciones equimolares.

Indicaciones más relevantes para medición de niveles de péptido C

Diagnóstico diferencial de hipoglucemia en ayunas con hiperinsulinismo. Sirve de medida de reserva secretora de insulina.

Fundamentos

> Es un polipéptido de 31 aminoácidos con carga negativa.
> Al ser secretado en conjunto con la insulina, el péptido C pasa por el hígado.
> En el hígado, el péptido C sufre una degradación limitada. Esta degradación concluye luego en los riñones.
> La vida media del péptido C oscila entre los 30 a 35 minutos.
> La relación molar entre la insulina y el péptido C es menor a 1.
> La concentración plasmática fisiológica normal del péptido C en ayunas oscila entre 0,9 a 1,8 ng/ml. Un nivel elevado podría ser indicativo de resistencia a la insulina, enfermedad renal o un insulinoma, mientras que, un resultado bajo, puede estar presente en pacientes con diabetes mellitus tipo 1 y 2.

Características de los efectos celulares del péptido C

La unión del péptido C incrementa los niveles de calcio intracelular.

Puede inducir fosfolipasa C, isoformas e proteína quinasa C, p38 MAPK y Rho A en las células tubulares renales, así como en fibroblastos.

En las células endoteliales, el péptido C, puede inducir a la liberación del óxido nítrico mejorando la expresión del ARNm y la proteína eNOS de las células del endotelio aórtico.

Puede estimular la NA,K-ATPasa encontrado en las células tubulares renales (observación in vitro).

El péptido C, tiene efectos antiinflamatorios, antiapoptóticos y citoprotectores en varios tipos de células.

Inhibe la formación de especies reactivas de oxígeno (ROS), a través de la inhibición mediada por RAC1 de NAD, cuando el péptido C se encuentra en condiciones fisiológicas.

Podría bloquear a la activación de la transglutaminasa 2 mediada por ROS, impidiendo la apoptosis.

Puede inhibir la migración y proliferación de las células del músculo liso vascular inducidas por glucosa. Esto ocasiona la inhibición de la formación de lesiones ateroscleróticas.

Referencias bibliográficas

1. Yosten GL, Maric-Bilkan C, Luppi P, Wahren J. Physiological effects and therapeutic potential of proinsulin C-peptide. Am. J. Physiol. Endocrinol. Metab. 2014 Dec 01;307(11):E955-68
2. Shlomo Melmed, Richard J. Auchus, Allison B. Goldfine, Ronald J. Kowning, Clifford Rosen. Williams Textbook of Endocrinology 14Th edition. ELSEVIER, 2020.
3. Venugopal SK, Mowery ML, Jialal I. C Peptide. [Updated 2020 Jul 2]. In: Stat Pearls [Internet]. Treasure Island (FL).

Capítulo 76. Gota e hiperuricemia

La gota se trata de una condición médica caracterizada por la deposición de cristales de urato monosódico en las articulaciones y los tejidos blandos, que ocurre como consecuencia de hiperuricemia.

Comprende un grupo de trastornos que ocasionan la deposición de los cristales de urato monosódico en las articulaciones y los tendones, cuando han excedido su límite de solubilidad (nivel de SUA >6,8 mg/dL).

Estadísticas y epidemiologia

La hiperuricemia, se ha incrementado a nivel mundial en las últimas décadas.

Los hombres tienen más probabilidades de tener gota que las mujeres, prevalencia 5,2% hombres a 2,7% mujeres.

Se estima que alrededor del 3,9% de los adultos estadounidenses tienen gota.

La incidencia de gota se incrementa con la edad, oscilaron alrededor de 0,7% en personas de 10 a 39 años, y 8,8% en personas mayores de 60 años.

El 13,3% de los adultos mayores de 75 años hombres, tienen gota, mientras que el 3.3% de las mujeres de las mujeres de esta edad lo desarrollarán.

La prevalencia es menor en hispanos que en blancos y afrodescendientes.

Grupos o factores de riesgos

- ✓ Síndrome metabólico.
- ✓ Obesidad.
- ✓ Hipertensión arterial.
- ✓ Resistencia a la insulina.
- ✓ Fármacos.
- ✓ Sexo (hombres).
- ✓ Enfermedad renal crónica.

Etiología o causas más frecuentes

Aumento de la producción de urato	Disminución de la excreción renal de urato	Combinadas
Nutricional (incremento del consumo de purina, etanol, fructosa). Hematológico (trastornos mieloproliferativos y linfoproliferativos, policitemia). Drogas (etanol, fármacos, citotóxicos, otros). Diverso (obesidad, psoriasis, hipertrigliceridemia). Síndrome de Lesch-Nyhan. Síndrome de Kelley-Seegmiller.	Drogas (ciclosporina, tiazidas, otros). Renal (hipertensión arterial, enfermedad renal poliquística, insuficiencia renal crónica). Metabólico (deshidratación, acidosis láctica, cetosis, hiperparatiroidismo, hipotiroidismo). Diverso (obesidad, sarcoidosis, toxemia del embarazo).	Alcohol. Ejercicio. Deficiencia de aldolasa B (fructosa-1-fosfato aldolasa). Deficiencia de flucosa -6- fosfatasa.

Elementos fisiopatológicos

La secreción de urato, parece estar correlacionada con la concentración sérica de urato, debido a que un pequeño incremento en su concentración plasmática, da como resultado un aumento marcado en la excreción del urato.

La hiperuricemia ocurre como consecuencia de la disminución de la excreción (subexcretores), mayor producción o una combinación de ambos mecanismos.

La disminución de la secreción de secreción tubular de urato, ocurre en pacientes con acidosis.

La sobreproducción puede ser exógena mediante una dieta rica en purinas o endógena debido a la degradación de los nucleótidos de las purinas.

Criterios diagnósticos

Signos y síntomas	*Hiperuricemia asintomática:* sin manifestaciones articulares o cálculos. *Hiperuricemia sintomática:* Podagra: manifestación articular inicial. Artritis en empeine, tobillo, muñeca, dedos, rodillas. Afección monoarticular (puede ocurrir poliarticular). Ataque articular de inicio abrupto y alcanzando su intensidad máxima a las 8 o 12 horas de su inicio o con un inicio insidioso durante varios días. Signos de inflamación (eritema, hinchazón, calor). Fiebre Poliartritis migratoria (rara). Síndrome del nervio interóseo posterior (raro). Afección ocular (nódulos conjuntivales, visión borrosa, queratopatía, uveítis posterior).
Laboratorios	Ácido úrico sérico. Recuento completo de células sanguíneas (anormales en anemia hemolítica, neoplasias hematológicas). Pruebas de función hepática (estudio general del paciente, resultados útiles como referencia en caso de uso de alopurinol como tratamiento). Glicemia (anormal en diabetes y trastornos de almacenamiento del glucógeno). Perfil lipídico Excreción urinaria de ácido úrico. Excreción fraccionada de urato (dieta baja de purinas). Proporción de orina de ácido úrico – creatinina.

	Resultados de nivel de ácido úrico en orina de 24 horas: Ingesta alta en purinas: valor predieta>6 mmol/d, valor posdieta, < 4 mmol/d. Sobreproductores: valor predieta> 6 mmol/d, valor posdieta>4,5 mmol/d. Subecretores: predieta<6 mmol/d, posdieta<2 mmol/d. Excreción fraccionada de urato (dieta baja en purinas). Excreción fraccional de urato = [(ácido úrico urinario) × (creatinina sérica) × (100%)] ÷ [(ácido úrico sérico) × (creatinina urinaria)] Detección de proporción de orina de ácido úrico –creatinina Recolección > 0,8 sobreproducción. Proporción > 0,9 nefropatía aguda. <0,7 en la hiperuricemia secundaria a insuficiencia renal.
Estudios de imagen	Radiografía: puede revelar evidencia de quistes subcorticales o inflamación articular. Ecografía renal: pacientes con hiperuricemia y sospecha de enfermedad renal.
Procedimiento	Aspiración articular: artritis gotosa aguda.

Opciones de tratamiento

Hiperuricemia asintomática, requiere tratamiento orientado a modificación del estilo de vida (dieta, reducción de alcohol, ejercicio para reducir niveles de ácido úrico).

Tratamiento para hiperuricemia sintomática (escenarios clínicos)

Artritis gotosa aguda	AINE: se prescriben durante 7 o 10 días (o 3 a 4 días cuando ya desaparezcan signos de inflamación). Colchicina: 0,6 mg cada hora hasta el alivio de los síntomas (máximo 10 dosis). En caso de contraindicación a AINE o artritis gotosa refractaria a tratamiento, administre glucocorticoides intraarticulares.
Terapia gota crónica	Posterior a la disminución de los síntomas, se inicia el tratamiento para reducir los niveles de urato. Probenecid: 250 mg dos veces al día (puede aumentar gradualmente hasta alcanzar 3g/día). Indicado en

	pacientes con excreción de ácido úrico en orina de 24h <800 mg/24h, sin antecedentes de nefrolitiasis y aclaramiento de creatinina >80 ml/min. Alopurinol: 200 a 300 mg/día. Indicado en: sobreproductores de ácido úrico: excreción de ácido úrico en orina de 24h >800mg con dieta o >600 mg con dieta con restricción de purinas, pacientes con nefrolitiasis, gota tofácea, insuficiencia renal, riesgo elevado de desarrollar nefropatías por ácido úrico. Febuxosta: 40 a 80 mg/día. Lesinurad: 200mg/día. Pegloticasa: 8mg infusión endovenosa /120 min12w. Indique prueba de aclaramiento de creatinina a sus pacientes antes de iniciar el tratamiento.
Nefrolitiasis de ácido úrico	Alopurinol. Hidratación adecuada.
Nefropatía por ácido úrico	Rasbuscaricasa: 600 a 900 mg/día. Alopurinol. Hidratación adecuada. Hemodiálisis temprana en caso de desarrollar insuficiencia renal a pesar de las medidas.

Peculiaridades del seguimiento: **Debe indicar interconsultas con reumatología, para pacientes con artritis gotosa aguda o crónica. En caso de trastornos con nefropatía aguda por uratos o insuficiencia renal crónica, solicite valoración por especialista en medicina renal y urología, si sospecha nefrolitiasis.**

Indique evaluaciones de seguimiento periódicas que incluyan determinaciones de nivel de ácido úrico en suero.

Aquellos pacientes con síntomas de gota, procure mantener niveles de ácido úrico inferiores a 6mg/dL.

Pacientes con antecedente de nefrolitiasis por ácido úrico, deben incluir seguimiento con determinaciones de excreción de ácido úrico en orina durante 24 horas, de modo que se garantice el éxito del tratamiento.

Referencias bibliográficas

1. Stack A, Manolis AJ, Ritz E. Detrimental role of hyperuricemia on the cardio-reno-vascular system. CurrMed Res Opin. 2015 Sep. 31 Suppl 2:21-6
2. Harris, M. D., Siegel, L. B., &Alloway, J. A. (1999). Gout and hyperuricemia. American family physician, 59(4), 925–934.
3. Ding X, Zeng C, Wei J, Li H, Yang T, Zhang Y, et al. The associations of serum uric acid level and hyperuricemia with knee osteoarthritis. Rheumatol Int. 2016 Jan 7.

Capítulo 77. Enfermedad de Wilson

Es una enfermedad genética autosómica recesiva, relacionada con el metabolismo del cobre, la cual ocasiona acumulación progresiva de cobre en los tejido y órganos (hígado, sistema nervioso, cornea, riñón, corazón).

Estadísticas y epidemiologia

- ✓ Prevalencia de 1 caso por 30.000 personas.
- ✓ Frecuencia genética 2 de cada 90 a 150.
- ✓ Puede aparecer a cualquier edad.

Factores de riesgo: Antecedente familiar de mutación del gen *ATP7B*.

Etiología

- ✓ Mutaciones en el gen *ATP7B*, en el cromosoma 13.

Elementos fisiopatológicos

En el gen ATP7B, es codificada una ATPasa transportadora del cobre tipo P, el cual se encarga del transporte del cobre desde proteínas chaperonas intracelulares, hasta la vía secretora (para excreción en la bilis y la incorporación en la apo-ceruplasmina para síntesis de ceruplasmina). Como consecuencia, la enfermedad de Wilson, promueve la acumulación de cobre en los tejidos afectados.

Criterios diagnósticos

Signos y síntomas	Clínica predominante; disfunción hepática (hepatitis activa crónica, cirrosis, insuficiencia hepática fulminante). Ascitis y venas abdominales prominentes. Eritema palmar. Clubbing digital. Nevos. Ictericia. Hematemesis. Manifestaciones musculoesqueléticas: Artropatía (similar a osteoartritis prematura). Enfermedad articular sintomática. Artropatía en columna vertebral y grandes articulaciones (rodillas, cadera, etcétera). Osteocondritisdisecante. Manifestaciones hematológicas y renales: Hemólisis intravascular aguda de Coombs (q0 al 15%). Urolitiasis. Hematuria. Características neuropsiquiátricas: Temblor asimétrico (en reposo, postural o cinético). Disartria. Salivación excesiva. Ataxia. Fascies de máscara. Cambios conductuales o personalidad. Clínica psiquiátrica presente entre el 10 al 20% de casos. Labilidad emocional. Impulsividad. Deshinbición. Comportamiento autolesivo. Anillos de Kayser-Fleischer (90% de pacientes sintomáticos). Deposición de cobre en la córnea. Visibles con oftalmoscopio ajustado a +40. Anillos de Keyser-Fleischerno visibles a simple vista, pueden ser visualizado mediante lámara de hendidura o goinoscopia. Otros Pigmentación azulada y decoloración en la base de las uñas (lúnulas azules). Arritmia.

	Raquitismo, osteoporosis.
Diagnóstico	Tríada característica
	Niveles séricos de ceruplasmina: <20mg/dl.(90% de los casos).
	Tasa de excreción urinaria de cobre >100mcg/día.
	Presencia de anillos de Kayser-Fleiischer.
	Criterio estándar: concentración de cobre hepático >250 mcg/d de peso seco en biopsia hepática (incluso en pacientes asintomáticos)
Otros estudios	Pruebas de cobre radiomarcado (análisis de metabolismo hepático del cobre).
	Pruebas genéticas para detectar mutación.
	Resonancia magnética (identifica lesiones tempranas).
	Electrocardiograma en reposo.
	Microscopía electrónica (lisosomas hepáticos con cobre).

Opciones de tratamiento.

Tratamiento en la enfermedad de Wilson

Medidas dietéticas:
Evitar alimentos ricos en cobre (hígado, nueces, chocolate, champiñones, mariscos, legumbres).
Restricción de proteínas, lactulosa o ambas (como parte del tratamiento de la encefalopatía hepática)
Agentes quelantes (de por vida).
Penicilamina: administre con piridoxina 25 mg/día vía oral.
Trientina.
Dimercaprol.
Otros fármacos.
Anticolinérgicos
Baclofeno.
Antagonistas de GABA.
Levodopa (para parkinsonismo y distonía).
Antiepilépticos (convulsiones).
Neurolepticos (síntomas psiquiátricos).
Descompresión quirúrgica o derivación intrahepáticatransyugular (TIPS): se emplea solo en presencia de sangrado viscoso recurrente o no controlado (no responde a medidas conservadoras estándar).

Peculiaridades del seguimiento: **Durante el embarazo, las mujeres con enfermedad de Wilson, podrían verse beneficiadas con el mantenimiento del tratamiento de D-penicilamina, para reducir el riesgo de abortos espontáneos asociados a la enfermedad.**

Indique consulta con gastroenterología para capacitación especializada asociada a la enfermedad de Wilson.

Seguimiento semanal las primeras 4 a 6 semanas del diagnóstico, posteriormente, realice consultas bimensuales durante el primer año.

Referencia bibliográfica

1. Chairman: Peter Ferenci. Miembros de las guías de prática clínica: AnnaCzlonkowska, et. Al. Guías de Práctica Clínica de la EASL: Enfermedad de Wilson.Journal of Hepatology 2012 vol. 56 | 671–685.
2. Rodriguez-Castro, K. I., Hevia-Urrutia, F. J., &Sturniolo, G. C. (2015). Wilson's disease: A review of what we have learned. World journal of hepatology, 7(29), 2859–2870. https://doi.org/10.4254/wjh.v7.i29.2859.
3. Stapelbroek JM, Bollen CW, van Amstel JK, et al. The H1069Q mutation in ATP7B is associated with late and neurologic presentation in Wilson disease: results of a meta-analysis. J Hepatol. 2004 Nov. 41(5):758-63.

Capítulo 78. Hemocromatosis

Consiste en la acumulación anormal de hierro en los órganos parenquimatosos, conduciendo a toxicidad. Se trata de la causa más común de sobrecarga severa de hierro, el cual ocurre como consecuencia de un trastorno autosómico recesivo.

Estadísticas y epidemiologia

Inicio principalmente en la adultez entre la tercera y quinta década de la vida, pero puede desarrollarse antes.

Mutación C282Y ocurre alrededor de 1 caso por cada 200 a 400 hijos de caucasianos en el norte de Europa. En los Estados Unidos, la prevalencia es 1 caso por cada 200 a 500 personas.

La frecuencia mundial es de 1,9% siendo la mutación H63D 8,1% de los casos.

Prevalencia 6 veces mayor en personas blancas que en personas afrodescendientes.

75% de los pacientes son asintomáticos.

Grupos o factores de riesgos

- ✓ Antecedentes familiares de hemocromatosis o trastornos genéticos.
- ✓ Ser descendiente de europeos caucásicos.

Etiología o causas más frecuentes

Trastorno genético heterogéneo heredado como rasgo autosómico recesivo. La mayoría de los casos ocurre como consecuencia de una mutación del gen de la hemocromatosis hemocromatosis (HFE):

Principalmente homocigóticas C282Y/C282Y en un 70 a 85%.

Heteroccigóticas compuestas en un 5 a 10% (C282Y/H63D).

Genes reguladores del hierro, por ejemplo, receptor de la transferrina 2 (TFR2), péptido antimicrobiano hepcidina, hemojuvenila y familia de portadores de solutos 40 A1.

Elementos fisiopatológicos

Síntesis hepática insuficiente de hepcidina una proteína exportadora de hierro ferroportina, lo que ocasiona que el hierro se absorba descontroladamente en el duodeno.

Absorción gastrointestinal excesiva de hierro, ocasionando depósito excesivo del mismo en una serie de tejidos, principalmente hígado, páncreas, corazón, articulaciones, testículos, hipófisis y piel.

Criterios diagnósticos

A. Manifestaciones clínicas de sobrecarga de hierro:

- ✓ Fatiga severa (74%)
- ✓ Bronceado o hiperpigmentación de la piel (70%).

- ✓ Diabetes mellitus (48%).
- ✓ Impotencia (45%).
- ✓ Artralgia y artropatías (44%).
- ✓ Hepatomegalia, cirrosis de inicio tardío. (13%).
- ✓ Amenorrea, hipogonadismo.
- ✓ Miocardiopatía.
- ✓ Osteopenia y osteoporosis.
- ✓ Alopecia.
- ✓ Koilonychia (uñas de cuchara).

B. *Laboratorios:*

- ✓ Pruebas genéticas.
- ✓ Niveles de saturación de transferrina.
- ✓ Estudios de ferritina sérica.
- ✓ Concentración de hierro hepático.
- ✓ Estudios hormonales como LH y FSH, así como concentraciones séricas de testosterona, suelen ser bajas.

Indique pruebas para descartar hemocromatosis cuando la saturación de hierro sobrepase el 45% en los hombres o >50% en mujeres premenopáusicas, o cuando la concentración de hierro sea >150 mcg/dL.

En ausencia de cáncer o trastornos inflamatorios, la concentración sérica de ferritina > 1.000 µg/l, representa un riesgo mayor de cirrosis hepática en pacientes con hemocromatosis. Considere indicar biopsia hepática o RM para determinar nivel de hierro hepático.

- ✓ Electrocardiograma (descartar arritmias).

Estudios de imagen:

- ✓ Radiografía de tórax.
- ✓ Ecocardiograma.
- ✓ Tomografía computarizada.
- ✓ Resonancia magnética con cuantificación hepática de hierro.

Procedimientos: evalúa hemocromatosis.

- ✓ Endoscopia diagnóstica.
- ✓ Biopsia de piel.
- ✓ Biopsia hepática con determinación bioquímica de la concentración de hierro hepático y cálculo de índice de hierro en el hígado y evaluación histológica con tinción de hierro.

Opciones de tratamiento

Flebotomía: Se realiza una vez diagnosticada la hemocromatosis. Ha sido considerado la manera más eficaz para reducir las concentraciones séricas de hierro.

Terapia de quelación: indicada en pacientes con hemocromatosis, anemia, enfermedad cardíaca, o acceso venoso deficiente. Se emplea quelantes de hierro:

- ✓ Deferoxamina
- ✓ Deferasirox.
- ✓ Deferiprona.
- ✓ Dendrímeros de hierro.

Peculiaridades del seguimiento: Debe indicarse al paciente recomendaciones nutricionales (restricción de etanol, limitar la ingesta de ácido ascórbico, entre otras), y sugerir controles periódicos especialmente instruyendo a los pacientes acerca de las manifestaciones clínicas de la hemocromatosis.

Referencias bibliográficas

1. Eisenbarth GS, PolonskyKS,et al: Williams Textbook of Endocrinology. 13th ed. Philadelphia, Pa: Saunders Elsevier; 2017.
2. Swinkels DW, Jorna AT, Raymakers RA. Synopsis of the Dutch multidisciplinary guideline for the diagnosis and treatment of hereditary haemochromatosis. Neth J Med. 2007 Dec. 65(11):452-5

Capítulo 79. Fenilcetonuria

Se trata de un trastorno innato autosómico recesivo del metabolismo de la fenilalanina, el cual ocasiona un incremento de la concentración de fenilalanina en la sangre y en el cerebro, ocasionando discapacidad intelectual grave, problemas de comportamiento y epilepsia.

Estadísticas y epidemiologia

- Es el trastorno innato más común del metabolismo de los aminoácidos.
- Baja incidencia en los afrodescendientes: 1 caso por cada 50.000 personas.
- Elevada incidencia en Turquía: 1 caso en 2600 nacimientos.
- Diagnosticado con frecuencia en recién nacidos (puede considerarse a cualquier edad cuando exista retardo en el desarrollo o discapacidad intelectual).
- No se conoce preferencia entre géneros.
- Es más común en blancos y asiáticos.

Grupos o factores de riesgos

- Antecedentes familiares de fenilcetonuria.
- Ser descendiente de países asiáticos.

Etiología o causas más frecuentes

Mutaciones en el gen que codifica la fenilalanina hidroxilasa (PAH).

Elementos fisiopatológicos

PAH, normalmente convierte la fenilalanina en tirosina, en conjunto con el cofactor tetrahidrobiopterina (BH4), hierro y oxígeno molecular.La deficiencia de HAP, conduce a la acumulación de fenilalanina, al no poder ser transformada en tirosina.

Criterios diagnósticos

Historia clínica	Los recién nacidos parecen normales. Retraso progresivo del desarrollo.
Examen físico	Piel y cabello: Color claro: ocurre como consecuencia del deterioro de la síntesis de melanina (incluido en afrodescendientes y japoneses). Sensibilidad a la luz. Eccema (dermatitis atópica). Aumento de infecciones piógenas. Incremento de la incidencia de queratosis pilaris. Placas esclerodermales. Alopecia. Otros síntomas: Discapacidad intelectual (rasgo común). Olor a humedad o a moho. Epilepsia (50% de los casos). Parkinsonismo y otras manifestaciones extrapiramidales. Trastornos oculares.
Laboratorios	Todo recién nacido, debe ser sometido a examen de pesquisa para fenilcetonuria: Medir tirosina y fenilalanina plasmática y en orina dentro de las primeras 24 horas de vida. El diagnóstico de fenilcetonuria incluye: Determinación de los niveles de fenilalanina y tirosina plasmática:

	Cromatografía de intercambio iónico (análisis estándar de aminoácidos).
	Espectrometría de masas en tándem.
	Mida la dihidropteridinareductasa de los eritrocitos y la neopterida así como la bipterina en la orina.
Pruebas de imagen	Resonancia magnética craneal: indicado en personas mayores con control dietético deficiente y quienes se encuentran experimentando déficit en la función motora, cognitiva conductual, o psiquiátricos. Los niveles de fenilalanina cerebral, pueden ser medidos a través de espectroscopia de resonancia magnética craneal.

Opciones de tratamiento

Se recomienda atención en clínicas especializadas en enfermedades metabólicas.

El tratamiento consiste en la restricción dietética de alimentos con fenilalanina, puede incluir suplementación con tirosina (Ver capítulo 35).

En 2018, la FDA, aprobó el uso de pegvaliasa (Palynziq), para reducir los niveles plasmáticos de fenilalanina en adultos con fenilcetonuria mal controlada (>600 µmol/L).

La sapropterina, ha sido planteada como tratamiento y aprobada por la FDA, no obstante, parece no tener respuesta efectiva en los pacientes con fenilcetonuria clásica. Dosis: 10 mg/kg/día.

Peculiaridades del seguimiento: En recién nacidos, debe realizarse seguimiento 1 a 2 veces por semana, y hasta una vez al mes en niños mayores y adultos.

Debe mantenerse el rango de fenilalanina plasmática entre 2 a 6 mg/dL.

Se recomienda estrecha vigilancia.

Referencias bibliográficas

1. Van Wegberg, AMJ, MacDonald, A., Ahring, K. et al. Las directrices europeas completas sobre fenilcetonuria: diagnóstico y tratamiento. Orphanet J RareDis 12, 162 (2017). https://doi.org/10.1186/s13023-017-0685-2.
2. Sarkissian CN, Gámez A, Scriver CR. What we know that could influence future treatment of phenylketonuria. J InheritMetabDis. 2009 Feb. 32(1):3-9.

Parte III. Diabetes mellitus

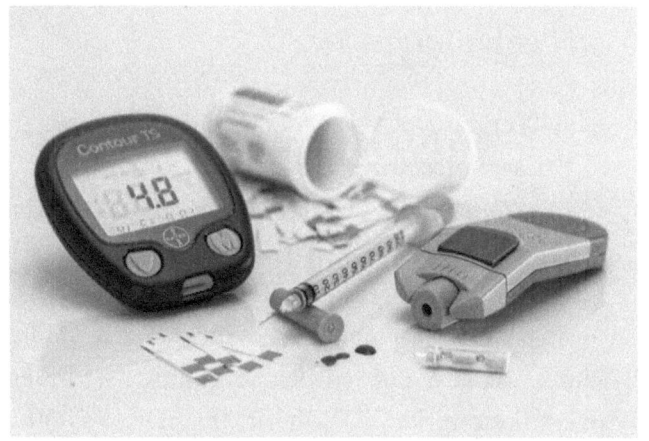

Capítulo 80. Páncreas endocrino

Identificado por primera vez en el año 1869 por el médico alemán Paul, Langerhans. El páncreas debe su función endocrina, gracias grupos celulares ubicados en agregaciones estrechas

Embriología

Derivado del endodermo a partir de yemas duodenales pancráticas en las paredes dorsal y ventral intestinal, antes de iniciar la 3era semana de gestación (después de formación hepática).

Los islotes pancreáticos (de Langerhans), se desarrollan a partir del tejido parenquimatoso del páncreas durante el tercer mes de vida intrauterina.

El comienzo del desarrollo pancrático, depende de la actividad del factor de transcripción Ptf-1a (*Pancreatic Transfiction Factor-1 a*)

El factor de crecimiento fibroblástico 2 (FGF2), en conjunto con la activina (producidos por la notocorda y endotelio aórtico), bloquean la expresión del SHH (*Sonic hedgehog*o proteína reguladora de la organogénsis), destinado a formar el esbozo pancreático dorsal, por su parte, el esbozo pancreático ventral es inducido por el mesodermo esplácnico.

El gen de caja homeótica pancreática y duodenal 1 (o PDX), es regulada positivamente.

Los PDX 4 y 6, apareados, son los que especifican el linaje celular endocrino. Expresando ambos genes pasan a ser célulasβ (insulina), células PP o y,(polipéptido pancrático), ☐(somatostatina)

La expresión solo de PAX6, origina las células α (glucagón).

Los islotes de Langerhans son formados a partir de grupos de células que se desprenden de células acinares epiteliales en la fase protodiferenciada (semana 8 a 11 de gestación).

La producción de insulina, comienza a partir del 5to mes aproximadamente.

Anatomía

Características: **Color rosa asalmonado, forma alargada, de 13 a 25 cm de longitud, consistencia firme, superficie lobulada, pesa entre 60 a 170 gr.**

Ubicación: a nivel de L2. Se divide en cabeza, cuello, cuerpo y cola. Relación proximal (cabeza pancreática) dentro dela curva duodenal y la columna vertebral, relación distal (cola), con el bazo.

- ✓ Borde inferior pancreático, en relación vena y arteria mesentérica inferior.
- ✓ Borde superior relacionado con tronco celiaco, arteria hepática común hacia la derecha y la arteria esplénica.

- ✓ Borde anterior, en relación con dos hojas del mesocolon transverso.
- ✓ Borde posterior, relacionado con arterias esplénicas y las tributarias de la vena esplénica,

Irrigación:

Lóbulo posterior: arteria mesentérica superior.

Resto pancreático: tronco celíaco (arteria pancreaticoduodenal inferior y superior, arteria hepática)

Drenaje venoso:

Sistema porta.

Drenaje linfático:

Extenso, existen múltiples ganglios linfáticos que reciben el drenaje de cada región pancreática.

Inervación:

Inervación parasimpática: estimula secreción endocrina y exocrina.
Inervación simpática: inhibe la secreción pancreática.

Histología

El volumen de los islotes representa alrededor de 1 a 2% de la masa total del órgano.

El número de islotes es mayor en la parte distal del cuerpo y la cola.

Cada islote mide entre 100 a 200 micras, que contienen los 4 grupos celulares principales y 2 secundarios, diferenciados morfológicamente de acuerdo con sus propiedades tintoriales.

Los islotes están extensamente vascularizados. Reciben 5 a 10 veces más circulación sanguínea que el tejido exocrino.

Aspectos histológicos y funcionales de las células del páncreas

Grupo celular	Histología	% volumen en islotes	Productos
Células β	Se encuentran en la porción más central de los islotes de Langerhans. Sus gránulos intracelulares tienen una matriz cristalina y perfil rectangular rodeado por un halo.	55 a 68%	Insulina, péptido C, GABA, proinsulina.
Células α	Distribuidas de forma periférica en el islote. Sus gránulos tienen aspecto redondeado y están rodeados por membranas. Su centro es denso.	20 a 25%	Glucagón, proglucagón.
Células δ	Se distribuyen en la periferia del islote. Contienen somatostatina. Sus gránulos son grandes y pálidos, se encuentran estrechamente rodeados por membranas.	10%	Somatostatina-14
Células PP	Se encuentran en los islotes ubicados en el lóbulo posterior de la cabeza pancreática. No solo se encuentran en islotes, también están dispersas en el páncreas exocrino. Sus	2 a 5%	Polipéptido pancreático

	gránulos son pequeños y oscuros, ejercen efectos gastrointestinales como la secreción de enzimas gástricas.		
Células D1	Son capaces de inducir la glucogenólisis e hiperglucemia. Estimula la secreción del líquido gastrointestinal. Provoca diarrea secretora.	5%	Elaboran el péptido intestinal vasoactivo (VIP).
Células □	Producen hormonas liberadas al torrente sanguíneo	3%	Grelina.

Fisiología del páncreas

Hormona	Características	Biosíntesis	Secreción
Insulina	Funciones anabólicas en el metabolismo de los carbohidratos, lípidos y proteínas. Promueve la síntesis de glucógeno, aumenta transporte de glucosa al músculo y tejido graso, induce glucólisis, bloquea glucogenólisis y gluconeogénesis hepática. Incrementa síntesis de proteínas y el transporte de aminoácidos. Induce lipogénesis. Secreción basal normal: 0.25 y 1.5 U/h. Concentración plasmática normal: 3 a 15 mU/mL	Ocurre en los ribosomas del retículo endoplasmático rugoso.	El regulador principal de la secreción de insulina, se trata de la concentración plasmática de glucosa. La fosforilación de glucosa por la glucocinasa, regula el flujo metabólico a través de la glucólisis. Otros estímulos normales para la secreción insulínica son los aminoácidos como la arginina y el glutamato. También hay un pequeño incremento de liberación de insulina tras la ingestión de triglicéridos de cadena media. Otros: Polipéptidos gastroenteropancreáticos. Regulación neural. Receptores α-2

427

			adrenérgicos, en donde catecolaminas, ejercen un efecto inhibidor de la liberación insulínica (estrés, ejercicio)
Glucagón	Mediado por la activación de la adenilatociclasa. El hepatocito es la principal célula diana. Promueve la glucogenólisis y la gluconeogénesis. Inhibe la síntesis de glucógeno. El incremento intracelular de cAMP disminuye la actividad de acetil-CoA-carboxilasa, reduciendo concentración de malonil-CoA, bloqueando la síntesis de ácidos grasos y convertidos en cuerpos cetónicos. Induce lipólisis.	La enzima proconvertasa 2, actúa en las células α para producir glucagón.	La secreción del glucagón es estimulada por la hipoglucemia por: Efecto directo sobre las células α pancreáticas. Efecto inhibitorio sobre las células β. Activación autonómica (nervios para simpática, simpática y adrenalina circulante).
Somastostina	Inhibe secreción basal de insulina y glucagón estimulada por alimentos. Impide secreción de polipéptido pancreático, GIP, gastrina y motilina. Reduce transporte de glucosa, triglicéridos y aminoácidos a través de la mucosa intestinal.	La forma preprosomatostatina, está formada por prosomatostatina y una secuencia de amino terminal como péptido de señal. La forma SRIF-14, se escinde en el páncreas, mientras que, en las células intestinales, predomina la forma SRIF-28.	Su liberación depende de cAMP y PKC, también hay canales de KATP, los cuales modulan la secreción de somatostatina estimulada por glucagón, glucosa y deficiencia de insulina.

Hormonas y péptidos que afectan la secreción de insulina

Estimulación	Inhibición
Glucagón	Neuropéptido Y
Catecolaminas (estímulo B-adrenérgico).	Catecolaminas (mediante estímulo α.
Polipéptido inhibidor gástrico	Galanina
Péptido intestinal vasoactivo	Somatostatina
Colecistocinina	
GLP-1	
Gastrina.	
Péptido liberador de gastrina	
Secretina	
Hormonas sexuales	
Acetilcolina	

Referencias bibliográficas

1. Dorantes y Martinez. Endocrinología clínica 5ta edición, Editorial El Manual moderno 2016. Capítulo 35 (páginas 382 – 389).
2. C. Ronald Kahn, Gordon C. Weir, George L. King, Alan C. Moses, Robert J. Smith. Alan M. Jacobson. Joslin's Diabetes mellitus 14th. Edition. Lippincott Williams & Wilkins. Capítulo 2.

Capítulo 81. Control de la glucosa en sangre

Normalmente, la concentración de glucosa bien controlada por el metabolismo, oscila entre 80 a 90mg/100ml de sangre en ayunas, aumenta entre 120 a 140mg/100ml, después de comer (dentro de la primera hora o menos).

Gracias a los mecanismos y sistema de retroalimentación, la concentración de glucosa regresa a su concentración de control dentro de las 2 horas posteriores a la absorción del carbohidrato ingerido.

Por el contrario, durante la inanición, es activada la gluconeogénesis hepática para aportar la concentración de glucosa requerida para mantener el nivel de glucemia en ayunas.

Mecanismos para el control de la glucemia

Mecanismo	Descripción	Resultado
Hígado como un importante sistema tampón de glucemia	Cuando la glucemia se incrementa posterior a las comidas, también lo hace la insulina ocasionando que al menos 2/3 de la glucosa absorbida, sea almacenada en el hígado como glucógeno. Durante las horas siguientes, disminuye la glucemia y la secreción de insulina, entonces el hígado libera glucosa nuevamente a la sangre.	Reduce las fluctuaciones en la concentración de glucemia en la sangre en alrededor de 1/3.
La insulina y el glucagón	Cuando la glucemia aumenta demasiado, ocurre mayor secreción de	Mantiene la glucemia dentro de rango de

funcionan como importantes sistemas de retroalimentación para mantener la concentración de glucemia normal.	insulina, ocasionando la reducción de la glucemia. Por el contrario, al disminuir la glucemia, es estimulada la liberación de glucagón para incrementar la glucemia y establecer parámetros de normalidad.	normalidad como sistema de retroalimentación
Estimulación hipotalámica al sistema nervioso simpático.	En hipoglucemias severas, la baja concentración de glucosa en sangre, actúa sobre el hipotálamo estimulando al sistema nervioso simpático. La epinefrina de las glándulas suprarrenales, entonces incrementan la liberación de glucosa hepática.	Protege contra hipoglucemias severas.
Liberación de cortisol y hormona del crecimiento.	Luego de horas o días, son liberadas la hormona del crecimiento y el cortisol como respuesta a la hipoglucemia prolongada.	Reducción de tasa de utilización de glucosa por la mayoría de las células del cuerpo y sustituyéndolo por el aumento de la utilización de grasa como fuente de energía. Esto además, ayuda a que la glucemia vuelva a la normalidad.

Importancia del control de glucemia

La glucosa es el único nutriente que, tejidos como la retina, el cerebro y el epitelio germinal de las gónadas, pueden aprovechar de forma óptima.

La glucosa podría ejercer gran presión osmótica en el líquido extracelular si esta incrementa excesivamente su concentración, ocasionando deshidratación celular importante.

El incremento exagerado de la glucemia ocasiona pérdida urinaria de glucosa.

La pérdida de glucosa renal, ocasiona diuresis osmótica en los riñones, alterando el balance electrolítico del cuerpo.

El incremento crónico de glucosa, ocasiona daños a tejidos, especialmente a vasos sanguíneos. Por su parte, la lesión vascular relacionada con la diabetes mellitus (no controlada), incrementa el riesgo de enfermedad cardiovascular, ataque cardíaco, enfermedad renal en etapa terminal y ceguera.

Diabetes mellitus (DM)

Se trata de un síndrome caracterizado por la alteración del metabolismo de los carbohidratos, grasas y proteínas ocasionado por la falta de secreción de insulina o la reducción de la sensibilidad de la insulina.

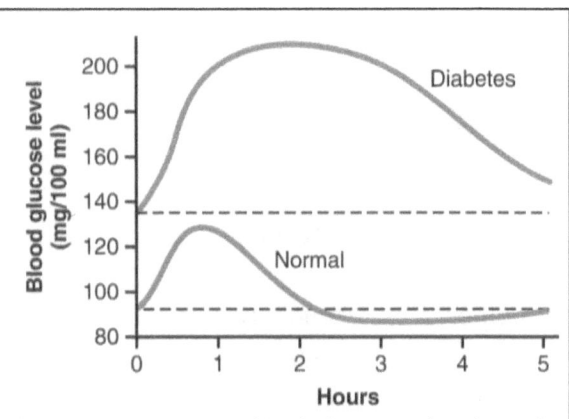

Figura 72-1. Comparación de la curva de tolerancia de una persona sana y una persona con DM. Fuente: Guyton y Hall. Tratado de Fisiología médica 12th edición. Elsevier, Capítulo 78.

Diabetes tipo 1: caracterizada por la falta de secreción de insulina (insulinodependiente).

Diabetes tipo 2: ocasionada por la disminución de la sensibilidad de las células del cuerpo, al efecto metabólico de la insulina.

Ambos trastornos, se caracterizan por el incremento de la glucosa en sangre, reducción de la utilización celular de glucosa y aumento del uso de grasas y proteínas como fuente de energía. Algunas personas con diabetes tipo 2, desarrollan hiperglucemias severas y llegan al diagnóstico con muy pobre control glucémico, incluyendo estado de cetoasidosis, deshidratación grave, acidosis y deterioro del estado mental, así como enfermedades concomitantes. Requiere tratamiento médico para conseguir el correcto control de la glucemia.

Referencia bibliográfica

1. John E. Hall Ph.D. Guyton y Hall. Tratado de Fisiología médica 12th edición. Elsevier, Capítulo 78. 2011.
2. Shlomo Melmed, Richard J. Auchus, Allison B. Goldfine, Ronald J. Kowning, Clifford Rosen. Williams Textbook of Endocrinology 14Th edition. ELSEVIER, 2020.

Capítulo 83. Concepto y clasificación de la diabetes mellitus

De acuerdo con la American Diabetes Association, la diabetes mellitus, se define como un trastorno metabólico complejo y heterogéneo, el cual está caracterizado por una concentración elevada de la glucosa en sangre (hiperglucemia), la cual puede ocurrir secundaria a una resistencia a la acción de la hormona insulina una secreción insuficiente de la misma o una combinación de ambas circunstancias.

El desarrollo de la diabetes mellitus, comprende varios procesos patógenos involucrados en el desarrollo de esta enfermedad, y debido a los cuales se establece su clasificación.

Clasificación etiológica de la diabetes mellitus

Diabetes mellitus tipo 1:
Debido a la destrucción de las células beta del páncreas, el cual conduce a la deficiencia absoluta de insulina:
Inmune mediado.
Idiopático (sin evidencia de autoinmunidad).
Diabetes mellitus tipo 2:
Puede variar de acuerdo al nivel de resistencia a la insulina:
Desde predominantemente resistencia a la insulina con

deficiencia relativa de insulina.
Hasta un defecto predominantemente secretor de insulina con resistencia a la insulina.
Diabetes mellitus gestacional (DMG)
Otros tipos de diabetes mellitus específicos
Defectos genéticos asociados a la función de las células beta del páncreas:
Cromosoma afectado 20q, HNF-4 alfa (MODY1)
Cromosoma afectado 7q, glucoquinasa (MODY2)
Cromosoma afectado 12q, HNF-1 alfa (MODY3)
Cromosoma afectado 13q, factor promotor de insulina 1 (MODY4).
Cromosoma afectado 17q, HNF-1 beta (MODY5).
Cromosoma afectado 2q, diferenciación neurogénica 1 (MODY6).
Cromosoma afectado 9, carboxil éster lipasa (MODY).
Cromosoma 6p22 o 6p24, ZAC, el cual codifica la proteína del dedode zinc (Diabetes neonatal transitoria).
Cromosoma 11q15, especialmente KCNJ11, el cual codifica la subunidad KIR6.2 del canal de ATP-k de las células beta (Diabetes neonatal permanente).
ADN mitocondrial.
Otros.
Defectos genéticos en la acción de la insulina.
Diabetes lipoatrófica.
Leprechaunismo.
Resistencia a la insulina tipo A.
Síndrome de Rabson-Mendenhall.
Otros.
Enfermedades del páncreas exocrino
Hemocromatosis.

Neoplasia.
Fibrosis quística.
Pancreatitis.
Traumatismo/pancreatectomía.
Pancreatopatía fibrocalculosa.
Otros.
Endocrinopatías
Aldosteronoma.
Hipertiroidismo.
Feocromocitoma.
Glucagonoma.
Síndrome de Cushing.
Acromegalia.
Somatostinoma.
Otros.
Inducido por fármaco o químicos
Pentamidina.
Ácido nicotínico.
Glucocorticoides.
Hormona tiroidea.
Diazóxido.
Interferón alfa.
Tiazidas.
Dilantin (fenitoína).
Varcor.
Infecciones
Citomegalovirus.
Rubéola congénita.
Otros.
Formas infrecuentes de la diabetes inmunomediada.
Síndrome "hombre rígido":

Anticuerpos anti-receptor de insulina.
Otros.
Síndromes genéticos asociados a la diabetes (irregular)
Síndrome de Down.
Síndrome de Turner.
Síndrome de Klinefelter.
Síndrome de Wolfram.
Síndrome de Huntington.
Porfiria.
Distrofia miotónica.
Síndrome de Prader-Willi.

Referencias bibliográficas

1. Solis-Herrera C, Triplitt C, Reasner C, et al. Classification of Diabetes Mellitus. [Updated 2018 Feb 24]. In: Feingold KR, Anawalt B, Boyce A, et al., editors. Endotext [Internet]. South Dartmouth (MA): MDText.com, Inc.; 2000-. Available from: https://www.ncbi.nlm.nih.gov/books/NBK279119/
2. Diagnosis and Classification of Diabetes Mellitus. Diabetes Care. 1 de enero de 2004;27(Supplement 1):S5-10.

Capítulo 83. Fisiopatología de la diabetes

La etiopatogenia de la diabetes mellitus (DM), es una compleja asociación entre factores genéticos y ambientales. De acuerdo al desarrollo del trastorno endocrino, se ha establecido una distinción fisiopatológica entre la patogenia de la DM tipo 1 y la DM tipo 2.

Clasificación de la diabetes

Diabetes tipo 1: destrucción autoinmune de células β, conduciendo a deficiencia absoluta de insulina.

Diabetes tipo 2: pérdida progresiva de secreción adecuada de insulina de las células β pancreáticas, resistencia a la insulina.

Diabetes gestacional: diagnosticada entre el segundo y tercer trimestre de embarazo y que no era evidente la diabetes antes de la gestación.

Diabetes asociadas a otras causas: diabetes secundaria a enfermedades del páncreas exocrino (fibrosis quística, pancreatitis), inducida por fármacos, tratamiento del VIH, diabetes monogénica, otros.

Fisiopatología de la DM tipo 1

La principal predisposición genética conferida por genes diabetógenos de un locus denominado IDDM1 encontrados en el brazo corto del cromosoma 6, formando parte o ubicados muy cercanos a la región del complejo principal de histocompatibilidad (MHC).

También se ha evidenciado un (*IDDM2*) ubicado en el brazo corto del cromosoma 11.

Factores asociados	Descripción	Especificaciones
Factores genéticos	Enfermedad autoinmune con destrucción de islotes de Langerhans, ocasionado por las células efectoras inmunes, las cuales reaccionan contra los antígenos endógenos en las células β.	*Locus HLA en el cromosoma 6p21*: Constituye alrededor del 50% de los casos de DM tipo 1. Alrededor del 95% de caucásicos con DM 1, tienen un haplotipo HLA-DR3 o HLA-DR4. Por otro lado, entre el 40 al 50% de los diabéticos tipo 1 son heterocigotos DR3/DR4 combinados. Los polimorfismos en las moléculas HLA, están en o cercanos a los bolsillos de unión a péptidos, de modo que los alelos asociados a la enfermedad, codifican moléculas con rasgos particulares de presentación de antígenos.
		Genes no HLA: Insulina con número variable de repeticiones en tándem ubicadas en la región promotora relacionada con la susceptibilidad a la enfermedad (probable influencia a nivel de expresión insulínica en el

		timo, ocasionando la alteración de selección negativa de células T reactivas a la insulina). Polimorfismos en CTLA4 y PTPN22 y tiroiditis autoinmune (activación excesiva de células T). Polimorfismo en CD25.
Factores medioambientales	Hay evidencia de que existen factores ambientales involucrados en desencadenar destrucción de las células en los islotes, especialmente, ocasionada por algunos tipos de infecciones virales. *Mecanismos:* Daño "espectador": inducción de lesiones e inflamación en islotes (liberación de antígenos de células β y activación de células T autorreactivas). Mimetismo molecular: imitación viral a β-antígenos celulares, desencadenando respuesta inmune a la proteína viral, y reacción cruzada al propio tejido pancreático. Infección viral temprana: persistencia viral en el tejido de interés ocasionando reinfección posterior con un virus relacionado, y que comparta epítopos antigénicos, ocasionando reacción inmune contra los islotes infectados.	Paperas. Rubeóla. Coxackie B Citomegalovirus

Fisiopatología de la DM tipo 2

A pesar de que la DM2, cursa con una presentación clínica heterogénea, tanto con un amplio rango de edad de inicio y la gravedad de hiperglucemia relacionada al grado de la obesidad, la fisiopatología, consiste en 3 anomalías cardinales principales:

Resistencia a la acción insulínica en tejidos periféricos (músculo, grasa, hígado).

Defecto en la secreción de insulina en respuesta al estímulo de glucosa.

Incremento en la producción hepática de la glucosa, incrementando hiperglucemia en ayunas.

Es frecuente que DM2, se acompañe con hiperglucagonemia, trastornos de la hormona incretina, lipólisis acelerada, incremento de reabsorción tubular renal y alteración en la regulación metabólica del sistema nervioso central (SNC).

Principalmente la evolución de la DM2, juega un papel fundamental la interrelación entre los factores ambientales con la susceptibilidad genética.

Aspectos de la fisiopatología

- ✓ Factores genéticos involucrados en el desarrollo de DM2.
- ✓ Formas monogénicas de DM asociadas a la resistencia a la insulina.
- ✓ Mutación en el receptor de insulina.

- Diabetes lipodistrófica congénita o adquirida.
- Genética de las formas poligénicas de la DM2 (T2DM).
- Receptor de insulina sustrato 1 gen polimorfismo Gly972Arg en IRS1 (proteína clave en señalización de insulina canónica).
- Factor de transcripción 7-Like 2 Gene (TCF7L2).
- Genes de canal KATP:KCNJ11 y ABCC8: flujo de salida de K de la célula B, ocasionando secreción de insulina (causa más común de diabetes neonatal).
- Gene γ del receptor activado por el proliferador de peroxisomas (PPARγ): regulador importante de homeostasis de lípidos, glucosa y diferenciación celular.
- Factor nuclear de hepatocitos 4 α génica (HNF4A): primer gen MODY descubierto, asociado a la producción anormal de insulina.
- Factor 14 tipo Kruppel (KLF14): asociado a incremento de insulina en ayunas, relación cintura-cadera y DM2. Polimorfismo heredado de madre a hija.
- Genes de diabetes identificados por estudios de asociación de genoma completo (GWAS): identifican variantes que determinan riesgos genéticos de DM2, además, definen la forma de manifestación

Resistencia a la insulina

Se trata de una deteriorada respuesta biológica a la insulina, bien sea administrada exógenamente o secretada por el páncreas. La resistencia a la insulina, se presenta años antes de iniciada la diabetes.

Manifestación:

- ✓ Reducción del transporte y metabolismo de glucosa estimulada en el músculo esquelético.
- ✓ Supresión alterada insulínica de la lipólisis de adipocitos.
- ✓ Disminución de la capacidad insulínica para suprimir la producción glucosa del hígado.

Mecanismos moleculares

- ✓ Subunidad β del receptor de insulina, experimenta fosforilación de serina/treonina (reduce la capacidad del receptor para autofosforilarse).
- ✓ Varias proteínas quinasas de serina /treonina, tienen actividades que catalizan la fosforilación inhibidora del receptor de insulina.
- ✓ Aumento de las proteínas IRS.
- ✓ Intervenciones que reducen la fosforilación de la serina (señal inhibitoria), incrementan señalización de la insulina.

La señalización de la insulina, es atenuada por el aumento de la desfosforilación de la tirosina, mediado por las proteínas tirosina fosfatasas (PT1B y LAR, asociadas con el antígeno leucocitario).

Efecto de la obesidad y la DM 2

Principalmente la adiposidad central (intraabdominal o visceral), se encuentra fuertemente asociada a la resistencia a la insulina, entre otras variables metabólicas.

Esta asociación no está claramente definida, no obstante, las hipótesis señalan:

La adiposidad central es más lipolíticamente activa que la subcutánea.

La grasa abdominal, es resistente a efectos antilipolíticos de la insulina, incluyendo trastornos en la actividad de la lipoproteína lipasa (ocasiona incremento de la actividad de la lipasa con un elevado flujo de ácidos grasos a la circulación, de modo que la circulación portal contiene mayor carga de ácidos grasos).

La elevada concentración de niveles de 11 β-hidroxiesteroide deshidrogenasa tipo 1 (HSD11B1), contenida en la grasa intraabdominal, ocasiona mayor conversión de cortisona inactiva en cortisol activo. Esto eleva la producción local de cortisol, aumentando la lipólisis y alterando la producción de las adipocinas, modulando así, el metabolismo de glucosa directamente.

Efecto de hiperinsulinemia en la resistencia a la insulina

Las altas concentraciones de insulina, regulan negativamente a los receptores de insulina, de modo que desensibiliza las vías posteriores a la recepción, ocasionando resistencia a la insulina como consecuencia a la hiperinsulinemia.

Efecto de la sobrecarga de nutrientes sobre la insulina

La glucosa puede ocasionar modificaciones postraduccionales actuando de manera similar u opuesta a la fosforilación. De modo que, la sobrecarga crónica de nutrientes, puede alterar las señales normales en las células, ocasionando resistencia a la insulina.

Efecto del tejido adiposo y la resistencia a la insulina

La acumulación de lípidos ectópicos en miocitos, hepatocitos, células vasculares y células beta, podría promover el desarrollo de metabolitos lipídicos tóxicos como por ejemplo las ceramidas o el diacilglicerol, los cuales desencadenan la activación de isoformas de PKC, que conducen a la resistencia de la insulina.

Factores intervienen en el desarrollo de la resistencia a la insulina:

- ✓ Acumulación de lípidos ectópicos.
- ✓ Inmunidad innata.
- ✓ Estrés del retículo endoplásmico /respuesta de proteína desplegada.
- ✓ Anomalías mitocondriales

Ocurre una reducción de la capacidad oxidativa mitocondrial. Probable aumento en el contenido de grasa intramiocelular en el músculo esquelético asociado a resistencia a la insulina, como consecuencia de alteraciones mitocondriales.

Condiciones que inducen la resistencia a la insulina

Diabetes gestacional: durante el 2do y 3er trimestre. Incremento insulínico materno para compensar la resistencia a la insulina que se incrementa a medida que avanza el embarazo.

Drogas y estrés (Ver tabla 73-1).

Inflamación y citoquinas proinflamatorias.

Tabla 73-2. Fármacos y agentes estresores asociados a la resistencia a la insulina

Fármacos	Agentes estresores
Estatinas.	Embarazo
Glucocorticoides.	Glucotoxicidad
Inhibidores de la calcineurina.	Desnutrición
Fármacos para el virus de inmunodeficiencia humana.	Inflamación
Inhibidores de la fosfoinositidina 3-quinasa.	Cirugía (trasplantes especialmente).

Referencias bibliográficas

1. Robbins y Cotran. Bases patológicas de la enfermedad. 8va edición. ELSEVIER, 2010. Capítulo 24.
2. Shlomo Melmed, Richard J. Auchus, Allison B. Goldfine, Ronald J. Kowning, Clifford Rosen. Williams Textbook of Endocrinology 14Th edition. ELSEVIER, 2020. Capítulo 34.

3. Dorantes y Martinez. Endocrinología clínica 5ta edición, Editorial El Manual moderno 2016.
4. 2. Classification and Diagnosis of Diabetes: Standards of Medical Care in Diabetes—2020. Diabetes Care. 1 de enero de 2020;43(Supplement 1):S14.

Capítulo 84. Pesquisa en personas sin síntomas

Las nuevas guías del 2020, incluyen la mención del término *prediabetes*, señalando la relevancia de pruebas de pesquisa en todos aquellos individuos que tengan riesgo elevado de enfermedad cardiovascular, y sus complicaciones y que, además, tengan riesgo elevado a desarrollar diabetes (prediabetes).

Criterios para evaluar pacientes asintomáticos de alto riesgo

- ✓ Personas con índice de masa corporal (IMC) > 25kg/m^2 (o asiáticos con IMC >23 kg/m^2) que, además tengan algún factor de riesgo asociado:
- ✓ Sedentarismo o actividad física reducida.
- ✓ Antecedentes familiares (1er grado) de diabetes.
- ✓ Raza o etnia de elevado riesgo (latinos, afroamericanos, asiáticos, nativos americanos, habitantes de islas del pacífico).
- ✓ Mujeres que han concebido recién nacidos con más de 4 kg de peso al nacer o que tuvieron diagnóstico de diabetes gestacional.
- ✓ Pacientes con hipertensión arterial (>140/90 mmHg o recibiendo tratamiento antihipertensivo).
- ✓ HDL-C <35 mg/dL y/o triglicéridos >250 mg/dL.
- ✓ Mujeres con antecedente personal de síndrome de ovario poliquístico.

- ✓ Presencia de otras condiciones involucradas con la presencia de resistencia a la insulina (acantosis nigricans, obesidad central).
- ✓ Antecedentes personales o familiares de enfermedad cardiovascular.

La pesquisa de pacientes sin síntomas ni riesgo elevado, debe iniciarse en forma rutinaria a partir de los 45 años.

En caso de obtener resultados normales a la evaluación, debe realizarse reevaluación cada 3 años. Pacientes con prediabetes, deben ser evaluados anualmente.

Criterios para la detección basada en el riesgo para desarrollar diabetes tipo 2 o prediabetes en niños y adolescentes sin síntomas.

Jóvenes con sobrepeso (percentil 85 o más) u obesidad (percentil >95), que además tengan uno o más factores de riesgo asociados a la diabetes:

- ✓ Antecedente materno de diabetes o diabetes gestacional durante el embarazo del niño.
- ✓ Antecedentes familiares de diabetes tipo 2 (familiar de 1er o 2do grado).
- ✓ Raza o etnia con elevado riesgo (asiático, americano nativo, isleño del pacífico, afroamericano).
- ✓ Clínica con signos de resistencia a la insulina (acantosis nigricans, tensión arterial elevada, síndrome de ovarios poliquísticos, peso al nacer pequeño para edad gestacional).

Luego del inicio de pubertad o después de los 10 años de edad, si las pruebas arrojan resultados normales, realice pesquisa con intervalos mínimos de 3 años, de acuerdo a la mejoría del IMC.

Criterios diagnósticos para la prediabetes 2020 (American Diabetes Association).

Glucosa en ayuno: entre 100 a 125 mg/dL
Ó
Glucosa plasmática (2 horas pospandrial con 75 gr de glucosa disuelta en agua): entre 140 a 199 mg/dL durante prueba oral de tolerancia a la glucosa.
Ó
Hemoglobina glucosilada (A1C): entre 5,7 a 6,4%.

Recomendaciones para la pesquisa

Vigile estrechamente aquellos pacientes que se encuentran tomando medicamentos capaces de alterar las concentraciones de glucosa en la sangre como por ejemplo diuréticos tiazídicos, antipsicóticos, glucocorticoides, entre otros.

Realice pruebas de pesquisa cada 3 años a las mujeres con antecedente de diabetes gestacional.

A toda mujer que acuda por primera vez a su consulta prenatal, especialmente durante el primer trimestre, se le debe realizar pruebas de pesquisa.

Evalúe riesgos asociados al estilo de vida y promueva el desarrollo de hábitos saludables, incluyendo actividad física regular y alimentación balanceada.

La intervención del estilo de vida, ha demostrado ser efectiva para reducir entre un 30 a un 60% la progresión de diabetes durante 3 a 5 años, promoviendo la pérdida de peso sostenida.

Referencias bibliográficas

1. American Diabetes Association. Standards of Medical Care in Diabetes—2020 Abridged for Primary Care Providers.Volume 38, number 1, December 2019.
2. Shlomo Melmed, Richard J. Auchus, Allison B. Goldfine, Ronald J. Kowning, Clifford Rosen. Williams Textbook of Endocrinology 14Th edition. ELSEVIER, 2020.

Capítulo 85. Prediabetes

También recibe el nombre de *hiperglucemia intermedia*, se caracteriza por el aumento de la concentración de glucosa en la sangre por encima de los parámetros normales, pero sin alcanzar los valores determinados para establecer el diagnóstico de diabetes mellitus. Es considerado el estado previo de la diabetes mellitus en la evolución histórica de la enfermedad.

Estadísticas y epidemiologia

Se estima que alrededor del 33,9% de los adultos estadounidenses tienen prediabetes, esto es aproximadamente 84,1 millones de personas en riesgo de desarrollar diabetes en los próximos 3 a 5 años.

Al menos 58% de los casos de prediabetes progresan a diabetes mellitus.

Grupos y factores de riesgo

- ✓ Sobrepeso u obesidad.
- ✓ Antecedentes familiares o personales asociados a resistencia a la insulina, enfermedades autoinmunes o endocrinas.
- ✓ Antecedente de diabetes gestacional.
- ✓ Susceptibilidad genética.

Etiología o causas más frecuentes

La causa principal, ocurre como consecuencia de la correlación entre factores genéticos y ambientales.

Elementos fisiopatológicos

Alteración de la tolerancia a la glucosa.

Resistencia a la insulina (Ver capítulo 73).

Diagnóstico

Los criterios para realizar el diagnóstico de prediabetes o diabetes, incluyen el inicio de la sospecha clínica con manifestaciones físicas de resistencia a la insulina (acantosis nigricans, obesidad central, entre otras), evaluación de antecedentes personales y familiares asociados a diabetes (PCOS, entre otros).

Medición	Resultado positivo para prediabetes	Observaciones
Glucosa plasmática en ayunas (FPG)	100 a 15 mg/dL O 5,6 a 6,9 mmol/L	Mínimo 8 horas de ayuno
Glucosa en plasma (PG de 2 horas)	140 a 199 mg/dL O 7,8 a 11 mmol/L	2 horas posteriores a la ingesta de 75 g de glucosa oral.
HbA_{1C}	5,7 a 6,4 O 39 a 47 mol	Debe ser medido en laboratorio certificado.

Opciones de tratamiento

El tratamiento consiste en intervenciones del estilo de vida, incluyendo la reducción del peso corporal y el incremento del ejercicio para conducir a una sustancial reducción en el desarrollo de la diabetes. De acuerdo al nivel de riesgo, se ha demostrado buenos resultados al asociar tratamiento farmacológico con metformina, no obstante, actualmente, no constituye el tratamiento de primera línea.

Medidas recomendadas

- Reducción del peso corporal en 5% o más.
- Reducir la ingesta calórica obteniendo y manteniendo un balance energético apropiado de acuerdo a la relación ingesta/gasto energético diario.
- Incrementar actividad física (entre 30 a 60 minutos de actividad aeróbica 3 o 4 días a la semana).
- Sugiera la modificación del patrón alimentario en función de distribución apropiada de macronutrientes, y objetivos metabólicos.

Tratamiento farmacológico empleado en la prediabetes

- Metformina.
- Acarbosa
- Orlistat
- Glitazonas

Peculiaridades del seguimiento: **Al** establecer diagnóstico de prediabetes e indicar intervenciones asociadas a la modificación del estilo de vida, debe realizarse valoración a los 6 o 12 meses posterior al inicio del tratamiento para evaluar eficacia y realizar modificaciones pertinentes. Meta: glucemia de ayuno <100 mg/dL.

Herramientas de la Asociación Americana de la Diabetespara la valoración de riesgos de diabetes o prediabetes

¿Está usted en riesgo de padecer diabetes tipo 2?

CONCIENTIZACIÓN DE DIABETES TIPO 2

ANOTE EL PUNTAJE EN EL RECUADRO.

1. ¿Qué edad tiene?
   - Menos de 40 años (0 puntos)
   - 40-49 años (1 punto)
   - 50-59 años (2 puntos)
   - 60 años o más (3 puntos)

2. ¿Es usted hombre o mujer?
   - Hombre (1 punto) Mujer (0 puntos)

3. Si es mujer, ¿tuvo alguna vez diabetes gestacional (glucosa/azúcar alta durante el embarazo)?
   - Sí (1 punto) No (0 puntos)

4. ¿Tiene familiares (mamá, papá, hermano, hermana) que padecen diabetes?
   - Sí (1 punto) No (0 puntos)

5. ¿Alguna vez le ha dicho un profesional de salud que tiene presión arterial alta (o hipertensión)?
   - Sí (1 punto) No (0 puntos)

6. ¿Realiza algún tipo de actividad física?
   - Sí (0 puntos) No (1 punto)

7. ¿Cuál es su peso?
   - Anote el puntaje correspondiente a su peso según la tabla a la derecha.

SUME SU PUNTAJE.

Estatura	Peso (en libras)		
	1 punto	2 puntos	3 puntos
4' 10"	119-142	143-190	191+
4' 11"	124-147	148-197	198+
5' 0"	128-152	153-203	204+
5' 1"	132-157	158-210	211+
5' 2"	136-163	164-217	218+
5' 3"	141-168	169-224	225+
5' 4"	145-173	174-231	232+
5' 5"	150-179	180-239	240+
5' 6"	155-185	186-246	247+
5' 7"	159-190	191-254	255+
5' 8"	164-196	197-261	262+
5' 9"	169-202	203-269	270+
5' 10"	174-208	209-277	278+
5' 11"	179-214	215-285	286+
6' 0"	184-220	221-293	294+
6' 1"	189-226	227-301	302+
6' 2"	194-232	233-310	311+
6' 3"	200-239	240-318	319+
6' 4"	205-245	246-327	328+

0 puntos = Si pesa menos que lo indicado en la columna de la izquierda

Adaptado de Bang et al, Ann Intern Med 151: 775-783, 2009.
El algoritmo original fue validado sin utilizar la diabetes gestacional como parte del modelo.

Si obtuvo 5 o más puntos:

Existe un mayor riesgo de que usted tenga diabetes tipo 2. Solo su médico puede determinar si tiene diabetes tipo 2 o prediabetes (estado previo a la enfermedad con nivel de azúcar en la sangre más elevado de lo normal.) Consulte a su médico para ver si necesita hacerse pruebas adicionales.

La diabetes tipo 2 es más común en afroamericanos, hispanos/latinos, nativos americanos, nativos hawaianos, asiáticos americanos e isleños del pacífico.

Tener sobrepeso aumenta el riesgo de tener diabetes en todas las personas. Pero los estadounidenses de origen asiático corren un riesgo más alto con un peso corporal menor que el resto del público en general (alrededor de 15 libras menos).

La buena noticia es que usted puede controlar su riesgo de padecer diabetes tipo 2. Algunos cambios pequeños hacen una gran diferencia y le ayudarán a vivir una vida más larga y saludable.

Para más información, visite **diabetes.org/alerta** o llame al **1-800-DIABETES (800-342-2383)**.

Referencia bibliográfica

1. Shlomo Melmed, Richard J. Auchus, Allison B. Goldfine, Ronald J. Kowning, Clifford Rosen. Williams Textbook of Endocrinology 14Th edition. ELSEVIER, 2020.
2. C. Ronald Kahn, Gordon C. Weir, George L. King, Alan C. Moses, Robert J. Smith. Alan M. Jacobson. Joslin's Diabetes mellitus 14th. Edition. Lippincott Williams & Wilkins.
3. Friege F., Lara Esqueda A., Suverza A., et. Al. Consenso de Prediabetes. Documento de Posición de la Asociación Latinoamericanade Diabetes (ALAD).

Capítulo 86. Diabetes mellitus tipo 1

La diabetes mellitus tipo 1 (DMT1), es un trastorno del metabolismo de la glucosa ocasionado como consecuencia de la destrucción autoinmune crónica de las células beta pancreáticas, alterando la producción de insulina.

Formas de diabetes tipo 1

Diabetes mellitus tipo 1 A

Forma inmunomediada. Se caracteriza mejor por la presencia de autoanticuerpos de islotes e insulinitis, incluyendo destrucción selectiva de las células β de los islotes pancreáticos (no afecta otro tipo de células). Asociada a antígeno leucocitario humano (HLA). Frecuentemente progresa a una severa deficiencia insulínica.

Diabetes mellitus tipo 1 B

Informada en Japón. Conocida como idiopática, es caracterizada por infiltración linfocítica del páncreas exocrino, además hay niveles elevados de amilasa sérica y un desarrollo agudo de diabetes (HbA1c normal a pesar de marcada hiperglucemia).

Estadísticas y epidemiologia

La incidencia de DMT1 se incrementa entre el 3 al 5% por año a nivel mundial.

Rara vez ocurre durante el 1er año de vida.

La incidencia aumente hasta los 12 a 14 años, tras lo cual disminuye.

Incidencia es menor en Asia, el Caribe y Latinoamérica en comparación a la alta incidencia de países nórdicos, Canadá, Reino Unido, Portugal, Nueva Zelanda, Finlandia y Estados Unidos.

En Estados Unidos, se desarrolla en 1 de cada 300 individuos.

Japón tiene incidencia más baja de diabetes tipo 1A más bajas, no obstante, presenta mayor proporción de casos de diabetes tipo 1B.

En Europa y Estados Unidos <10% de los niños blancos (no hispanos), presentan diabetes tipo 1A, por el contrario, presentan mayor proporción de diabetes tipo 2 de inicio temprano, además, hay pocos casos de diabetes tipo 1 B.

Solo entre el 20 al 50% de los pacientes con diabetes tipo 1 A tienen genotipo HLA de mayor riesgo (DR 3/4 DQ2 / DQ8 heterocigoto), en comparación con el 2,4% de personas sin diabetes con este genotipo.

Grupos o factores de riesgo

Antecedentes de diabetes tipo 1 en familiares de primer grado.

Antecedentes de enfermedades autoinmunitarias (enfermedad de Addison, enfermedad celíaca, autoinmunidad tiroidea, anemia perniciosa, síndrome poliendocrinos autoinmunes APS-I y APSII).

Etiología

Enfermedad autoinmunitaria originada por la interacción entre factores genéticos e inmunohistológicos (Ver capítulo 73).

Desencadenantes ambientales (infecciones víricas, toxinas químicas).

Elementos fisiopatológicos

Predisposición genética.

Mecanismo inmunitario progresivo para destrucción de células β de los islotes pancreáticos. Respuesta mediada del subgrupo Th1 de los linfocitos T colaboradores CD4 y células citotóxicas CD8.

Criterios diagnósticos

Edad pico de presentación durante la pubertad. Pico más pequeño entre los 5 a 7 años.
Signos y síntomas de hiperglucemia y desbalance electrolítico (polidipsia, polifagia, poliuria, pérdida de peso, visión borrosa).

Clínica	Puede haber síntomas de infección (fiebre, tos, disuria, dolor de garganta). En niños durante un breve período. Aparición insidiosa de síntomas en mayores con DM1 (progresión de meses), llegando a diagnosticarse DM2 erróneamente mediante un examen de detección durante período asintomático. Síntomas asociados a CAD y complicaciones metabólicas agudas de la diabetes (dolor abdominal, náuseas, vómitos). Presencia de efectos variables sobre el estado mental (somnolencia leve, letargo profundo o coma).
Laboratorios	Glucosa plasmática: entre 300 a 500 mg/dL (o 16.7–27.8 mmol/L). Acidosis. Péptido C: bajo normal, disminuye con el tiempo. Presencia de autoanticuerpos pancreáticos (98%). *Criterios diagnósticos ADA* Etapa 1 Presencia de múltiples autoanticuerpos a la glucosa (IGT) Sin alteración de glucemia en ayunas (IFG). Sin intolerancia a la glucosa. Etapa 2 Autoanticuerpos múltiples. Disglucemia (IFG y/o IGT). Glucemia en ayunas (FPG) 100 a 125 mg/dL (o 5,6 a 6,9 mmol/L). Glucemia de 2 horas: 140 a 199 mg/dL (o 7,8 a 11,0 mmol/L). HbA1C: 5,7 a 6,4% (o 39 a 47 mmol/mol) o incremento≥ 10% en HbA1C. Etapa 3 Síntomas clínicos. Diabetes por criterio estándar (Ver capítulo 79). La presencia de 2 o más autoanticuerpos predice la diabetes clínica y puede indicar intervención en contexto clínico.

Tabla 76-1. Criterios diagnósticos de la diabetes mellitus tipo 1.

Tratamiento: manejo y control glucémico

Terapia nutricional	Orientada a prevenir problemas asociados a la diabetes, reducir riesgo cardiovascular, aportar balance nutricional apropiado (ver capítulo 15).
Actividad	Recomendado para jóvenes 60 minutos de actividad física diaria, las

física y ejercicio	cuales incluyan actividades orientadas al fortalecimiento muscular y óseo (3 o más días por semana). Recomendado para adultos 150 minutos de actividad aeróbica con intensidad moderada o 75 minutos de actividad aeróbica vigorosa semanal. Incluya 2 o más días ejercicios para el fortalecimiento muscular. Prevención de hipoglucemias: inicie el ejercicio con nivel de glucemia de >100 mg/dL. Planifique comer carbohidratos durante y después del ejercicio (de acuerdo a la intensidad del mismo). Sugerencia: ingerir 0,25 gr hasta 1 g de carbohidratos /minuto de ejercicio.
Tratamiento con insulina	La mayoría de las personas con DMT1, deben recibir múltiples inyecciones diarias de insulina postprandial y basal o infusión continua de insulina vía subcutánea. Habitualmente se recomienda análogos de insulina de acción rápida (reducción de riesgo de hipoglucemia). Los pacientes deben acostumbrarse a hacer coincidir dosis de insulina postprandial con ingesta de carbohidratos. Los pacientes con DMT1m requieren 50% insulina diaria como basal y otro 50% como postprandial. Durante la pubertad, embarazo y enfermedades médicas subyacentes, se requieren cantidades mayores. El requerimiento diario, se estima en función del peso, dosis típica: 0,4 a 1,0 unidades/kg/día. Dosis inicial: 0,5 unidades /kg/día (pacientes metabólicamente estables).
Tratamiento sin insulina	Pramlintida: puede usarse en adultos con DMT1 para reducir HbA1C (0,3%) y peso corporal (1 a 3kg). Metformina: muestra reducción de peso corporal y mejora perfil lipídico, no mejora HbA1C. Agonistas del receptor del péptido 1 similar al glucagón (GLP-1) como liraglutida y exenatida: ayuda a conseguir pequeñas reducciones de HbAC1, cuando se usa en conjunto con la terapia de insulina.
Tratamiento quirúrgico	Trasplante de páncreas e islotes: requiere inmunosupresores de por vida. Debe reservarse solo a pacientes que requieran trasplante renal simultáneo, cetoacidosis recurrente o hipoglucemia grave a pesar de manejo glucémico intensivo.

Tabla 76-2. Opciones de tratamiento para la diabetes tipo 1.

Peculiaridades del seguimiento:

Las visitas de seguimiento deben individualizarse en función al riesgo y estado metabólico, no obstante, se recomienda que ocurran cada 3 a 6 meses, de acuerdo al logro del objetivo glucémico y las comorbilidades.

Algunas características asociadas al control glucémico, pueden modificarse en función a las necesidades y deseos del paciente, promueva el enfoque de atención individualizada.

Referencias bibliográficas

1. C. Ronald Kahn, Gordon C. Weir, George L. King, Alan C. Moses, Robert J. Smith. Alan M. Jacobson. Joslin's Diabetes mellitus 14th. Edition. Lippincott Williams & Wilkins.
2. ShlomoMelmed, Richard J. Auchus, Allison B. Goldfine, Ronald J. Kowning, Clifford Rosen. Williams Textbook of Endocrinology 14Th edition. ELSEVIER, 2020.Capítulo 36.
3. American Diabetes Association. 9. Pharmacologic Approaches to Glycemic Treatment: Standards of Medical Care in Diabetes—2020. Dia Care. enero de 2020;43(Supplement 1):S98-110.

Capítulo 87. Diabetes mellitus tipo 2

Es una enfermedad de etiología variable, catalogado como un síndrome de crónica evolución, en donde ocurre insuficiencia pancreática, lo cual ocasiona alteraciones insulínicas y desencadena complicaciones crónicas de tipo micro o macrovascular.

Epidemiologia

Constituye en todo el mundo la forma predominante de diabetes ocupando el 90% de los casos.

La OMS, estimo para el 2014, que al menos 422 millones de personas, tenían DMT2.

Hay un aumento de los casos de DMT2 tanto en países desarrollados como en desarrollo.

La Federación Internacional de Diabetes (FID), estima que la prevalencia global de diabetes aumentará a 600 millones de casos para el 2035. Esperando que también se incremente la carga económica por esta enfermedad.

Los Centros para el Control y la Prevención de Enfermedades (CDC), de los Estados Unidos, estimaron que, en el 2016, al menos 14% de la población tenía diabetes, y que el 30,7% de los casos, no habían sido diagnosticadas todavía.

La prevalencia varía de acuerdo al origen étnico encontrando una prevalencia de 8,5% en blancos no hispanos, 10,2% en no hispanos asiáticos, 13,6% en hispanos, 13,9% afrodescendientes.

El riesgo a desarrollar diabetes en las mujeres es el 38,5%, mientras que para los hombres es el 32,8%.

La diabetes representa la principal causa de ceguera en los Estados Unidos y un 40% de los casos de enfermedad renal terminal.

El riesgo de enfermedad cardiaca y accidente cerebrovascular es 2 a 4 veces mayor en personas con diabetes.

El riesgo de amputación de extremidades inferiores es 20 veces superior en las personas con diabetes que en las personas sin diabetes.

La esperanza de vida se reduce en 10 años para las personas con diabetes.

Factores de riesgo

- ✓ Sobrepeso y obesidad.
- ✓ Sedentarismo.
- ✓ Antecedentes familiares de diabetes tipo 2.
- ✓ Raza o etnia (afrodescendiente, hispana, indoamericana, asiática).
- ✓ Antecedente personal de diabetes gestacional.
- ✓ Antecedente de síndrome de ovarios poliquísticos.
- ✓ Hipertensión arterial.
- ✓ Hipercolesterolemia.

- ✓ Hipertrigliceridemiia.
- ✓ Prediabetes o resistencia a la insulina.

Etiología o causas más frecuentes

- ✓ La patogenia de la enfermedad, es compleja y abarca la interacción de factores genéticos y ambientales en su desarrollo:
- ✓ Vulnerabilidad genética.
- ✓ Ingesta calórica excesiva (obesidad).
- ✓ Estilo de vida sedentario.
- ✓ Factores ambientales variables (fármacos, interrupción del ritmo circadiano, epigenética, microbiota)

Elementos fisiopatológicos (Ver capítulo 73)

- ✓ Resistencia a la acción de la insulina.
- ✓ Secreción insulínica defectuosa.
- ✓ Incremento de producción hepática de glucosa.

Criterios diagnósticos

Clínica:

La presentación clínica es heterogéna abarcando un amplio rango de edad de inicio, no obstante, en promedio, la edad de inicio ocurre en la mediana edad tardía, en pacientes con grado de obesidad.

Puede ocurrir sintomatología característica de hiperglucemia:

- ✓ Polidipsia

- ✓ Polifagia.
- ✓ Poliuria.
- ✓ Fatiga
- ✓ Dolor abdominal, náuseas, vómitos.
- ✓ Respiración de Kussmaul.
- ✓ Aliento cetónico.
- ✓ Somnolencia, confusión.

Criterios estándar de diagnóstico

Medición	Diagnóstico de diabetes	Observaciones
Glucemia en ayunas (FPG)	≥ 126 mg/dL O ≥ 7 mmol/L	Mínimo 8 horas sin ingesta calórica.
Glucemia de 2 horas (PG de 2 horas)	≥ 200 mg /dL O ≥ 11.1 mmol/L	De acuerdo con la OMS, la prueba debe realizarse empleando carga glucosa con 75g de glucosa anhidra disuelta en agua.
Glucemia al azar	≥ 200 mg/dL O ≥ 11,1 mmol/L	
HbA_{1C}	≥ 6,5 % O ≥48 mmol/mol	Emplear laboratorio utilizando certificado por NGSP y estandarizado para ensayo DCCT*.

Tabla 79 – 1. Diagnóstico Estándar de diabetes. DCCT*: ensayo de control y complicaciones de la diabetes.

Opciones de tratamiento

El paciente y sus familiares, deben ser instruidos acerca del autocuidado en el manejo del control de la glucemia. Incluyendo educación al paciente sobre modificación del estilo de vida, autocontrol de glucemia, signos y síntomas de hiperglucemia e hipoglucemia, peculiaridades del tratamiento, entre otras.

Intervención de estilo de vida

Nutrición

- ✓ Promueva y apoye patrones de alimentación saludable. Enfatice en incorporar variedad de alimentos para mejorar el balance nutricional.
- ✓ Todo paciente con obesidad debe procurar pérdida de peso al menos 5%.
- ✓ Individualice terapia médica nutricional, en función de objetivos de tratamiento y riesgos el paciente (ver capítulo 16).

Actividad física

- ✓ Adultos >150 minutos de ejercicios aeróbicos (repartidos al menos 3 días/semana no más de 2 días consecutivos).
- ✓ Entrenamientos cortos mínimos 75 min/semana de intensidad vigorosa.
- ✓ Niños y jóvenes, deben realizar al menos 60 minutos de ejercicio al día o más actividades aeróbicas de intensidad moderada a vigorosa, actividades de fortalecimiento muscular y óseo (al menos 3 días a lasemana).
- ✓ Ejercicios de resistencia por lo menos 2 a 3 veces por semana.
- ✓ Reducir tiempo de inactividad (interrumpa actividades sedentarias cada 30 minutos).

- ✓ Incluya tratamiento de flexibilidad y equilibrio (2 a 3 veces/semana).

Terapia farmacológica

Terapia inicial	Metformina: Iniciar desde el diagnóstico a menos que existan contraindicaciones para ello. Puede usarse de forma segura en pacientes con tasas de filtración glomerular reducidas (TFGe ≥30 ml/min/1.73 m²). Realice pruebas periódicas de vitamina B12 (probable deficiencia secundaria al uso de metformina, que podría empeorar síntomas de neuropatía). Dosis: 500 a 1000 mg Insulina: Pacientes con: Glucemia ≥300 mg/dL (16.7 mmol/L). A1C> 10% (86 mmol / mol). Síntomas de hiperglucemia. Evidencia de catabolismo (pérdida de peso). Una vez resuelto estado de toxicidad por glucosa, se indica agentes orales. Alternativas para el uso de metformina en pacientes con contraindicaciones: Agonista del receptor del péptido 1 similar al glucagón (GLP-1 RA). Inhibidor del cotransportador 2 de sodio-glucosa (SGLT2i). Sulfonilureas (SU). Tiazolidinediona (TZD).
Terapia de combinación	Agentes orales que pueden ser asociados al tratamiento inicial con metformina cuando al cabo de 3 meses no se logra el objetivo de A1C: Sulfonilureas. Tiazolidinediona. Inhibbidor de DPP-4. Inhibidor de SGLT2. AR GLP-1 Insulina basal. El tratamiento combinado debe seleccionarse en base a la individualización del paciente, objetivos del tratamiento y riesgo presentes. Pacientes con ASCVD* o riesgo de ASCVD, asocie un inhibidor SGLT2 o un AR GLP-1.
Metas del tratamiento	Meta de A1C: Adultos (sin embarazo): <7% (53 mmol/mol). <6,5% cuando pueda lograrse sin hipoglucemia significativa o efectos

	adversos del tratamiento.
	< 8% (64mmol/mol), en pacientes con antecedentes de hipoglucemia grave, limitada esperanza de vida, complicaciones micro o macrovasculares avanzadas, comorbilidades extensas, diabetes de larga evolución, difícil control glucémico a pesar de medidas adecuadas. Glucemia capilar preprandial: 80 a 130 mg/dL (4,4 a 7,1 mmol/L). Pico de glucemia capilar pospandrial (1 a 2 horas después de ingesta): <180 mg/dL (10,0 mmol/L).

Tabla 70-2. Tratamiento DMT2. ASCVD*: >55 años con estenosis coronaria, carotidea o en las extremidades inferiores, >50% o hipertrofia ventricular izquierda, enfermedad renal establecida o insuficiencia cardíaca.

Peculiaridades del seguimiento:

Realice prueba de A1C como mínimo 2 veces al año, a aquellos pacientes que cumplan con los objetivos de tratamiento manejando control glucémico estable.

Pacientes que no cumplan con objetivos de control glucémico y ha sido necesario cambio de terapia, realice A1C trimestralmente.

En cada encuentro, interrogue acerca de signos o síntomas de hipoglucemia, especialmente a pacientes con riesgo.

Referencias bibliográficas

1. Shlomo Melmed, Richard J. Auchus, Allison B. Goldfine, Ronald J. Kowning, Clifford Rosen. Williams Textbook of Endocrinology 14Th edition. ELSEVIER, 2020.
2. American Diabetes Association. 9. Pharmacologic approaches to glycemic treatment: Standards of

Medical Care in Diabetes—2020. Diabetes Care 2020;43(Suppl. 1):S98–S110
3. : American Diabetes Association. 6. Glycemic targets: Standards of Medical Care in Diabetes—2020. Diabetes Care 2020;43(Suppl. 1):S66–S76
4. C. Ronald Kahn, Gordon C. Weir, George L. King, Alan C. Moses, Robert J. Smith. Alan M. Jacobson. Joslin's Diabetes mellitus 14th. Edition. Lippincott Williams & Wilkins.

Capítulo 88. Diabetes gestacional

La diabetes gestacional (DMG), consiste en la intolerancia a los carbohidratos, asociada a la hiperglucemia. La gravedad es variable y su inicio o reconocimiento ocurre durante el embarazo.

El diagnóstico de DMG, no descarta la posibilidad de diabetes mellitus establecida antes del embarazo, pero no diagnosticada. Aunque las mujeres que tienen diabetes previa al embarazo, no son clasificadas como DMG.

Epidemiología

En el 2019, el 16% de los nacimientos vivos tuvieron alguna forma de hiperglucemia durante el embarazo. Se estima que al menos el 84% se debió a causa de DMG.

Según la Federación Internacional de Diabetes, en el 2019, 1 de cada 6 nacimientos se vio afectado por DMG. La prevalencia de DMG ocurre alrededor del 7,5% de los embarazos en Latinoamérica, ocurriendo entre el 3 al 10% de los embarazos.

Al menos el 60% de las madres afectadas presentan sobrepeso u obesidad. Incrementa el riesgo de complicaciones obstétricas durante el embarazo. Aumenta el riesgo de macrosomía fetal, y aproximadamente un 50% de las mujeres con DMG, progresa a DMT2.

Grupos o factores de riesgos:

- ✓ Mujeres mayores.
- ✓ Obesidad o sobrepeso materno.
- ✓ Antecedentes de intolerancia a la glucosa.
- ✓ Antecedentes de bebés grandes para edad gestacional.
- ✓ Antecedente de e tolerancia anormal a la glucosa.
- ✓ Antecedentes obstétricos deficientes.
- ✓ Antecedente materno de diabetes.
- ✓ Mujeres de grupos étnicos de alto riesgo de DMT2.
- ✓ Mujeres con un resultado elevado de glucemia (ayuna o casuales), durante el embarazo.

Etiología

Ocurre como resultado de la suma de varios factores desencadenantes que son estimulados por cambios fisiológicos durante el embarazo, así como la predisposición genético metabólica de la paciente.

Elementos fisiopatológicos

La resistencia a la insulina, ocurre de manera esperada durante el embarazo como proceso fisiológico, a manera de compensación, se incrementa la producción de insulina hasta un 250%. Al cabo del embarazo, se reestablece esta condición. No obstante, puede ocurrir una compensación inadecuada que desencadena el desarrollo de la DMG.

Esto podría ser explicado como consecuencia de factores derivados de la placenta, los cuales impulsan la resistencia a la insulina del embarazo como a la expansión de las células beta durante el embarazo. Se cree que estos factores podrían ser la hormona de crecimiento derivada de la placenta, lactógenoplacentario y exosomasproinflamatorios derivados de la placenta.

Criterios diagnósticos

Los niveles de glucemia, deben medirse preferiblemente durante las consultas de planificación familiar o al momento de la primera consulta obstétrica.

La detección de mujeres embarazadas en población de alto riesgo, debe realizarse durante el primer trimestre para detectar diabetes previamente no diagnosticada.

El diagnóstico de DMG se hace en el 2do y 3er trimestre en mujeres sin diabetes previo al embarazo.

Realice las siguientes estrategias diagnósticas entre la semana 24 a 28.

Estrategia de un solo paso

Indicador	Observaciones	Realice el diagnóstico cuando cumpla o exceda:
Test de tolerancia oral a la glucosa (OGTT)	Realice con 75gr. Mida la glucosa cuando la paciente se encuentre en ayunas y posteriormente a 1 o 2 horas. Ayuno nocturno de 8 horas.	Ayuno: 92 mg/dL (o 5.1 mmol / L) 1 h: 180 mg/dL (o 10.0 mmol/L) 2 h: 153 mg/dL (o 8,5 mmol / L)

Estrategia de dos pasos

Indicador	Observaciones	Realice el diagnóstico cuando
Paso 1. Prueba de carga glucosa (GLT)	50 g de glucosa. Sin ayuno. Mida glucemia a la hora.	Resultado: ≥130, 135 o 140 mg/dL Proceda a paso 2.
Paso 2. OGTT de 100 g	Medición en ayunas y a la 1, 2 y 3 horas.	Diagnóstico de DMG con 2 o más valores Ayuno: 95 mg/dL (5.3 mmol/L) 1 h: 180 mg/dL (10.0 mmol/L) 2 h: 155 mg/dL (8.6 mmol/L) 3 h: 140 mg/dL (7.8 mmol/L)

Opciones de tratamiento

Principalmente el tratamiento de la DMG, consiste en el cambio del comportamiento e intervención en el estilo de vida (Ver capítulo 17).

Terapia con insulina puede emplearse para tratar la hiperglucemia durante la DMG. No emplee metformina y gliburida como primera línea, ya que pueden atravesar la placenta.

Objetivos del tratamiento:

Glucosa en ayunas<95 mg/dL (o 5.3 mmol/L).
o
Glucosa posprandial de 1 h<140 mg/dL (o 7.8 mmol/L).
o
Glucosa posprandial de 2 h<120 mg/dL (o 6.7 mmol/L).

Peculiaridades del seguimiento

Luego del parto, las mujeres con DMG, deberán ser reclasificadas. Se recomienda seguimiento regular debido al elevado riesgo de progresar a diabetes mellitus tipo 2, posteriormente.

Las mujeres previamente diabéticas en edad fértil, deben ser informadas acerca de la importancia de mantener la euglucemia y el riesgo obstétrico de las hiperglicemias.

Exámenes de detección de por vida, cada 3 años.

Complicaciones

La hiperglucemia grave en ayunas, se asocia con incremento del riesgo de mortalidad fetal intrauterina (durante las últimas 4 a 8 semanas de gestación), además, incrementa el riesgo de anomalías congénitas.

La DMG sin hiperglucemia grave en ayunas, no se asocia incremento de mortalidad perinatal, no obstante, incrementa el riesgo de macrosomía fetal.

Complicaciones en la descendencia

- ✓ Hipoglucemia neonatal.
- ✓ Ictericia.
- ✓ Policitemia.
- ✓ Hipocalcemia.
- ✓ Riesgo de obesidad durante la infancia, intolerancia a la glucosa y diabetes en adolescencia o adultez.

Referencias bibliográficas

1. American Diabetes Association. 14. Management of diabetes in pregnancy: Standards of Medical Care in Diabetes—2020. Diabetes Care 2020;43(Suppl. 1):S183-S192.
2. American Diabetes Association. 2. Classification and diagnosis of diabetes: Standards of Medical Care in Diabetes—2020. Diabetes Care 2020;43(Suppl. 1):S14–S31.
3. Shlomo Melmed, Richard J. Auchus, Allison B. Goldfine, Ronald J. Kowning, Clifford Rosen. Williams Textbook of Endocrinology 14Th edition. ELSEVIER, 2020.
4. C. Ronald Kahn, Gordon C. Weir, George L. King, Alan C. Moses, Robert J. Smith. Alan M. Jacobson. Joslin's Diabetes Mellitus 14th. Edition. Lippincott Williams& Wilkins.

Capítulo 89. Diabetes monogénica

La diabetes monogénica es una forma rara de diabetes resultante de la mutación en un solo gen, a diferencia de otros tipos de diabetes (DMT1 y DMT2), de causa principalmente poligénica. Alrededor de 20 genes se han visto involucrados en el desarrollo de este tipo de diabetes, además, corresponde a una mutación genética heredable, aunque puede aparecer de forma espontánea en la descendencia sin antecedentes familiares de diabetes monogénica.

Tipos principales

- ✓ Diabetes neonatal (ND).
- ✓ Diabetes de inicio en la madurez de los jóvenes (MODY).

Estadísticas y epidemiologia

- ✓ Representan alrededor del 1 al 5% de todos los casos de diabetes en personas jóvenes.
- ✓ La diabetes mellitus neonatal ocurre en 1 de cada 100.000 a 500.000 nacidos vivos.
- ✓ La diabetes mellitus neonatal permanente representa el 50% de todos los casos de diabetes neonatal.
- ✓ La diabetes tipo MODY, representa entre el 1 al 5% de todos los casos de diabetes en los Estados Unidos.

Factores de riesgo: Antecedente de familiar de primer grado con diabetes monogénica.

Etiología: Mutación monogénica

Características de diabetes monogénica: diabetes mellitus neonatal (NDM), diabetes neonatal permanente (PNDM) y transitoria (TNDM)

Gen o Sind.	Proteína afectada	Frec.	Edad típica de inicio	Tipo de herencia	Restricción crecimiento intrauterino	¿Transitorio o permanente?	Aspectos clínicos	Tratamiento
KCNJ1	Kir6.2	Tipo más común de PNDM	3 a 6 meses	Autosómico dominante (10%) espontáneo	Sí	Permanente. Causa además forma transitoria de NDM.	Posible retraso del desarrollo y convulsiones	Sensible a las sulfonilureas orales
ABCC8	SUR1-receptor de sulfonilurea 1	Raro	1 a 3 meses	Autosómica dominante (ocurre en el 12% de casos de DMN) Espontánea	No	Permanente o transitorio.	Raramente ocasiona retraso en el desarrollo	Sensible a las sulfonilureas
GCK	Glucoquinasa	Raro	1 semana	Autosómica recesiva	Sí	Permanente		Insulina
IPF1 (o PDX1)	Promotor de insulina factor 1	Raro	1 semana	Autosómica recesiva	Sí	Permanente		
FOxP3, síndrome IPEX	Caja de horquilla P3	Raro	Al nacer (a veces)	Ligado a X	Sí	Permanente	Inmuno-desregulación, poli endocrinopatía enteropatía, síndrome ligado al X (IPEX): enfermedad tiroidea autoinmune, diabetes autoinmune, dermatitis exfoliativa	Requiere insulina
ZAC/HYMAI	ZAC: adenoma pleomorfo como gen 1 o PLAG1 HYMAI: transcripción impresa y asociada a mole hidatiforme	La más común de NDM.	Hasta los 3 meses	Autosómico dominante (espontáneo).	Sí	Transitorio	Macroglosia, hernia umbilical, duplicación paterna o defecto de metilación materna	Inicialmente, puede ser tratada con insulina según sea necesario. Posteriormente, tratamiento orientado a dieta y actividad física. ADA recomienda ampliar medicamentos que no sean insulina.

Tabla 77-1. Frec. Frecuencia. Sind: syndrome. Fuente: ShlomoMelmed, Richard J. Auchus, Allison B. Goldfine, Ronald J. Kowning, Clifford

Rosen. Williams Textbook of Endocrinology 14Th edition. Elsevier, 2020.Modificado: *Diabetes Care, ADA. 2020.*

Características de diabetes de inicio en la madurez de os jóvenes (MODY)

Tipo	Gen	Proteína afectada	Frec	Edad típica de inicio	Herencia	Restricción crecimiento intrauterino	Duración	Aspectos clínicos	Tratamiento
MODY 1	HNF4A	Factor nuclear de hepatocitos 4 alfa	Raro	Adolescencia edad adulta temprana	Autosómico dominante	No	Permanente	Defecto secretor de insulina progresivo. Puede haber gran peso al nacer e hipoglucemia neonatal transitoria	Sensible a sulfonilurea
MODY 2	GCK	Glucoquinasa	Muy común	Hiperglucemia leve al nacer o durante la primera infancia.	Autosómica dominante.	Puede haber bajo peso al nacer	Permanente	Glucemia en ayunas elevada, no progresiva y estable, las complicaciones micro vasculares son raras, Leve aumento en el nivel de PG de 2 h en OGTT (<54 mg/dL).	No suele requerir tratamiento. Modificación de dieta y actividad física.
MODY 3	TCF1	Factor nuclear hepático 1 α, o HNF1 o HNF1A.	Forma más común.	Adolescencia y adultez temprana	Autosómico dominante.	No	Permanente		Modificaciones de dieta y ejercicio. Puede tratarse con sulfonilureas orales. Puede requerir insulina.
MODY 4	IFI (o PDX1)	Promotor de insulina factor 1	Raro	Adultez temprana, o más tarde.	Autosómico dominante	No	Permanente		Sensible a sulfonilurea

Tabla 77-2. Fuente: ShlomoMelmed, Richard J. Auchus, Allison B. Goldfine, Ronald J. Kowning, Clifford Rosen. Williams Textbook of Endocrinology 14Th edition. Elsevier, 2020. Modificado: Diabetes Care, ADA. 2020.

Elementos fisiopatológicos

- ✓ DM neonatal: defectos en el gen que codifica la subunidad Kir 6,2 de canales de K-ATP de células beta.
- ✓ Diabetes MODY: defecto en la secreción de insulina mínimo defecto o sin defecto alguno en su acción.

Criterios diagnósticos

Recomendaciones ADA

- ✓ Diabetes diagnosticada los primeros 6 meses de vida, debe realizarse pruebas genéticas inmediatas en el lactante o neonato.
- ✓ Todo diagnóstico de diabetes en niños y adultos tempranos, que sugiera patrón de herencia autosómico dominante, debe someterse a pruebas genéticas para diabetes MODY.
- ✓ Sugiera interconsulta con centro especializado en genética de diabetes.

Laboratorios

- ✓ Cribado genético.
- ✓ Combinación de proporción de péptido C/creatinina en orina.
- ✓ Detección de anticuerpos.

Considere diabetes monogénica en niños y adultos diagnosticados con diabetes en adultez temprana con:

- ✓ Diagnóstico de diabetes antes de los 6 meses de edad. (La DMT1 ocurre después de los 6 meses de edad).
- ✓ Características atípicas a las convencionales para la DMT1 y DMT2 (autoanticuerpos negativos, asociados a diabetes, sin obesidad, y sin características metabólicas asociadas).
- ✓ Hiperglucemia en ayunas leve y estable (entre 100 a 150 mg/dL (o 5,5 a 8,5 mmol/L).
- ✓ HbA1C estable (entre 5,6 a 7,6% o entre 38 a 60 mmol/mol)., especialmente si no hay obesidad.

Opciones de tratamiento

Habitualmente no requiere tratamiento salvo modificaciones del estilo de vida, incluidos patrones alimenticios y ejercicio físico. Puede indicarse el uso de sulfonilureas vía oral, y en algunas ocasiones puede requerir terapia con insulina.

Peculiaridades del seguimiento:

Puede realizarse controles de seguimiento cada 6 a 12 meses de acuerdo al estado metabólico y condiciones subyacentes asociadas.

Referencias bibliográficas

1. Shlomo Melmed, Richard J. Auchus, Allison B. Goldfine, Ronald J. Kowning, Clifford Rosen. Williams Textbook of Endocrinology 14Th edition. ELSEVIER, 2020.Capítulo 36.

2. American Diabetes Association. 2. Classification and diagnosis of diabetes: Standards of Medical Care in Diabetes—2020. Diabetes Care 2020;43(Suppl. 1):S14–S31
3. Dorantes y Martinez. Endocrinología clínica 5ta edición, Editorial El Manual moderno 2016. Capítulo 39.

Capítulo 90. Diabetes LADA

Se trata de un subgrupo de la diabetes de origen autoinmune, comúnmente conocida como diabetes autoinmune latente de la edad adulta (LADA por sus siglas en inglés) o también conocida como diabetes tipo 1 de inicio en la adultez. Habitualmente cursan con un rápido deterioro del control glucémico antes de establecerse el diagnóstico.

Actualmente, la *American Diabetes Association*, señala la controversia sobre su denominación, y la incluye bajo la rúbrica de diabetes mellitus tipo 1.

Estadísticas y epidemiologia

Comprende hasta el 12% de los pacientes diagnosticados con diabetes mellitus después de los 20 años de edad.

Alrededor del 5 al 30% de los casos son diagnosticados erróneamente como diabetes mellitus tipo 2 como diagnóstico inicial.

Los pacientes con LADA, comprenden casi la mitad de todos los casos de diabetes de tipo 1A.

En Japón, la mayoría de los casos de diabetes tipo 1A, se desarrolla en adultos.

Factores de riesgo

- Antecedentes personales de enfermedades o trastornos autoinmunes.
- Antecedentes familiares de trastornos o enfermedades autoinmunes.
- Antecedentes familiares de diabetes mellitus tipo 1.

Etiología o causas más frecuentes

Trastorno genético caracterizado por diabetes autoinmune

Elementos fisiopatológicos

- Fisiopatología similar a la DMT1.
- Alelos HLA son similares a los pacientes con diabetes tipo 1A.
- La frecuencia de DQ8/DQ2 es menor.

Criterios diagnósticos

Historia clínica:

- Antecedentes personales o familiares de trastornos autoinmunes.
- Antecedentes familiares de DMT1.

Clínica:

- A menudo, no son obesos.
- Síntomas prominentes de hiperglucemia (polidipsia, polifagia, poliuria).
- Pérdida de peso (progreso lento en comparación con DMT de inicio juvenil).

Laboratorios:

- ✓ Detección de anticuerpos anti-ácido glutámico carboxilasa (GAD) o anticuerpos de células anti-islotes.
- ✓ Marcadores genéticos consistentes con DMT1.

Opciones de tratamiento

De acuerdo con la velocidad de progresión, puede indicarse terapia con insulina al momento del diagnóstico. La insulina, se ha considerado que puede prolongar la función de las células beta y evitar períodos de hiperglucemia sostenida, de modo que podría retardar el desarrollo de complicaciones crónicas.

Se recomienda iniciar insulinoterapia a baja dosis con insulina de acción prolongada.

Los pacientes tratados con hipoglucemiantes orales tienen mayor riesgo de desarrollar cetoacidosis diabética.

Peculiaridades del seguimiento: De acuerdo con su rápida evolución, instruya a sus pacientes acerca de la autoevaluación de glucemia, y establezca controles de seguimiento cada 3, 6 o 12 meses de acuerdo al estado metabólico del paciente.

Referencias bibliográficas

1. American Diabetes Association. 2. Classification and diagnosis of diabetes: Standards of Medical

Care in Diabetes—2020. Diabetes Care 2020;43(Suppl. 1):S14–S31.
2. ShlomoMelmed, Richard J. Auchus, Allison B. Goldfine, Ronald J. Kowning, Clifford Rosen. Williams Textbook of Endocrinology 14Th edition. ELSEVIER, 2020.
3. C. Ronald Kahn, Gordon C. Weir, George L. King, Alan C. Moses, Robert J. Smith. Alan M. Jacobson. Joslin's Diabetes mellitus 14th. Edition. Lippincott Williams & Wilkins.Capítulo 23.

Capítulo 91. Diabetes secundaria

La diabetes secundaria constituye un amplio grupo de causas o elementos de una enfermedad subyacente que desencadenan el proceso de la enfermedad diabética. Es decir, la diabetes es secundaria a afecciones específicas.

Estadísticas y epidemiologia

Más del 80% de las personas con artritis reumatoide (no diabéticas), tratadas con 30 mg/día de Prednisona, tienen niveles elevados de A1C.

La mayoría de los pacientes sometidos a trasplante de órganos, desarrollan con hiperglucemias transitorias después del trasplante. Con frecuencia, estos desarrollan diabetes mellitus postrasplante.

La diabetes asociada a fibrosis quística, es la comorbilidad más frecuente en las personas con esta afección. Ocurre en alrededor del 20% de los jóvenes y entre el 40 al 50% de los adultos.

Se estima que en al menos el 5% de las personas con VIH, puede ocurrir diabetes de nueva aparición, mientras que al menos otro 15% tendrá prediabetes.

Etiología y/o factores de riesgo

Defectos genéticos	Enfermedades del páncreas exocrino	Endocrinopatías
Síndrome de Down. Ataxia Friedreich Enfermedad de Huntington Síndrome de Laurence-Moon-Biedl. Distrofia miotónica Porfiria. Síndrome de Prader Willi. Síndrome de Turner Otros	Pancreatitis. Pancreatectomía/trauma. Neoplasia. Fibrosis quística. Hemocromatosis. Síndrome de Wolcott-Rallison. Otras.	Síndrome de Cushing. Acromegalia. Feocromocitoma. Glucagonoma. Hipertiroidismo. Somatostatinoma. Otros.
Inducida por drogas o químicos	Infecciones	Otras
Ácido nicotínico. Glucocorticoides. Hormona tiroidea. Agonistas α-adrenérgicos. Agonistas β- adrenérgicos. Tiazidas. Fenitoína. Pentamidina. Piriminil (Vacor). Interferón α.	Rubeola congénita. Citomegalovirus. Otros.	Post-trasplante de órganos. Diabetes lipoatrófica. Tratamientos para la infección del VIH. Otros.

Elementos fisiopatológicos

Interferencia o modificación de la acción metabólica de los carbohidratos y el efecto de la insulina en los tejidos periféricos.

Los glucocorticoides, incrementan durante 24 horas la sensibilidad insulínica en tejido adiposo, no obstante, reduce su sensibilidad en el resto del cuerpo. Importante diafonía tisular. La administración crónica de glucocorticoides, se asocia con redistribución de la grasa desde la periferia, hacia el compartimiento central o visceral, incremento de lipólisis ocasionando elevación de triglicéridos y ácidos grasos, y la reducción de la secreción de insulina. Debido a la inhibición periférica de insulina, ocurre atrofia muscular.

En un trasplante de órganos, estrés de la cirugía y las altas dosis de corticoesteroides, contribuye a su desarrollo. Además, con frecuencia son asociados medicamentos que alteran el metabolismo de la glucosa como: inhibidores de mTOR (sirolimus y everolimus), glucocorticoides e inhibidores de calcineurina (tacrolimus y ciclosporina). Induciendo resistencia a la insulina.

Los fármacos para el tratamiento de VIH, como los inhibidores de la proteasa, inhiben el transporte de glucosa mediante la interacción con el transportador de glucosa GLUT4, sensible a la insulina, lo cual podría bloquear la absorción de glucosa, especialmente en el tejido sensible a la insulina.

Criterios diagnósticos

No se recomienda el uso prioritario de la medición de Hb A1C, como elemento diagnóstico, para la diabetes. Se recomienda priorizar el despistaje frecuente de glucemia en ayunas y glucemia a las 2 horas.

Recomendaciones

Siga los criterios de diagnóstico estándar de la diabetes (ver capítulo 79).

Realice prueba de glucemia en ayuna a sus pacientes con VIH, antes de iniciar terapia retroviral, y posteriormente a los 3 a 6 meses de haber comenzado o cambiado el tratamiento antirretroviral.

Establezca diagnóstico de diabetes postrasplante, al momento del alta hospitalaria cuando la dosis de inmunosupresores sea estable y persista la hiperglucemia.

Realice cribado anual para la diabetes a sus pacientes con fibrosis quística. Preferiblemente inicie el cribado a los 10 años sin diagnóstico previo con CFRD.

La prueba oral de tolerancia a la glucosa, es el método de elección principal para realizar el diagnóstico de diabetes postrasplante.

Opciones de tratamiento

El tratamiento de la diabetes secundaria, depende de la causa subyacente responsable del desarrollo de la diabetes. En ocasiones, la diabetes puede ser transitoria al tratar la causa desencadenante, no obstante, la diabetes puede resultar no reversible.

Recomendaciones

Los pacientes con diabetes secundaria a fibrosis quística, deben recibir tratamiento con insulina, para alcanzar las metas glucémicas establecidas por individualización del paciente.

A los 5 años del diagnóstico de diabetes secundaria a fibrosis quística, inicie monitoreo anual de complicaciones de diabetes.

En la diabetes secundaria a trasplante de órganos deben emplearse inmunosupresores que garanticen el mejor resultado para la supervivencia del paciente y del tejido injertado, independientemente del riesgo de diabetes posterior al trasplante.

El tratamiento de elección para las hiperglucemias postrasplantes e intrahospitalarias, es la terapia con insulina.

Puede emplearse el tratamiento con metformina para el tratamiento de otras causas de diabetes secundaria, cuando la patología subyacente ocasione resistencia a la insulina.

Peculiaridades del seguimiento:

Todo paciente con factor de riesgo o patologías asociadas al desarrollo de diabetes secundaria, debe ser evaluado mínimo una vez al año para descartar la evolución de la enfermedad.

Los controles de seguimiento deben realizarse de forma individualizada de acuerdo al estado metabólico del paciente, riesgo de comorbilidades, respuesta al tratamiento u otros aspectos.

Referencias bibliográficas

1. C. Ronald Kahn, Gordon C. Weir, George L. King, Alan C. Moses, Robert J. Smith. Alan M. Jacobson. Joslin's Diabetes mellitus 14th. Edition. Lippincott Williams & Wilkins.
2. Shlomo Melmed, Richard J. Auchus, Allison B. Goldfine, Ronald J. Kowning, Clifford Rosen. Williams Textbook of Endocrinology 14Th edition. ELSEVIER, 2020.
3. American Diabetes Association. 2. Classification and diagnosis of diabetes: Standards of Medical Care in Diabetes—2020. Diabetes Care 2020;43(Suppl. 1):S14–S31

Capítulo 92. Diabetes y alcohol

Las bebidas alcohólicas pueden influir en el metabolismo de la glucosa en diversas maneras, tanto en las personas condiabetes, como en las no diabéticas. Especialmente en las personas con diabetes, la cantidad de ingesta alcohólica, puede ocasionar efectos sobre el metabolismo capaces de beneficiar o, por el contrario, perjudicar el apropiado control del metabolismo, eliminando los efectos positivos observados en el consumo moderado de alcohol sobre la salud cardiovascular.

Efectos del alcohol en la diabetes

En personas con diabetes tipo 1 o 2, el consumo agudo de alcohol (episodio único), no suele producir cambios clínicamente significativos en el nivel de glucemia.
Estudios indican que los episodios aislados de comer con una bebida, puede tener el efecto beneficioso en la ligera reducción de la glucemia.
El consumo crónico de alcohol (a largo plazo), en sujetos con buena nutrición, ocasiona el incremento de los niveles de glucemia.
La administración de alcohol ocasiona una mayor resistencia a la insulina.
Las personas con diabetes que beben alcohol de forma crónica, muestran un peor cumplimiento en sus regímenes de tratamiento diabético con una glucemia incontrolable.

Efecto del alcohol en las complicaciones de la diabetes mellitus

Cetoacidosis

El consumo de 200 gramos de alcohol puro al día (alrededor de 16 bebidas), puede ocasionar cetoacidosis en diabéticos y no diabéticos (cetoacidosis alcohólica).

El consumo elevado de alcohol durante varios días, acompañado con la ausencia de ingesta de alimentos o en conjunto con vómitos o asociado a otras enfermedades por el alcohol, puede ocasionar niveles de glucemia reducidos (aunque también puede ocurrir cetoacidosis alcohólica con hiperglucemia, debido a la ausencia de la insulina, lo cual impide la absorción de la glucemia por parte de los tejidos).

Mecanismos

Ingesta deficiente de alimentos (reducción del glucógeno).
Metabolismo continuo de alcohol (ocasiona reducción de la gluconeogénesis).
Reducción de la secreción de glucosa e insulina.
Deshidratación y reducción del volumen sanguíneo (debido a vómitos).
Incremento de las catecolaminas.

Alteración del metabolismo de lípidos y efecto cardiovascular

Las alteraciones del nivel y metabolismo de lípidos son comunes entre las personas con diabetes tipo 1 o tipo 2 y pueden contribuir al desarrollo de la enfermedad cardiovascular.

El alcohol puede contribuir e inducir efectos sobre el metabolismo lipídico:

Efecto	Mecanismos involucrados
Niveles elevados de triglicéridos en la sangre.	Estimulación de la generación de VLDL hepática. Inhibición de la degradación de las partículas de VLDL. Incremento de niveles de

	triglicéridos posprandiales.
Disminución de los niveles de colesterol de lipoproteínas de baja densidad (LDL).	El colesterol LDL en alcohólicos presenta alteración de las funciones biológicas.
Incremento del colesterol de lipoproteínas de alta densidad (HDL).	El nivel de HDL especialmente de HDL_2 y HDL_3 se incrementan luego de un período crónico de consumo de alcohol. Transporte inverso del colesterol.

La enfermedad cardiovascular, es la principal causa de muerte en las personas con diabetes tipo 2. El consumo moderado de alcohol presenta efectos cardioprotectores, no obstante, el exceso del consumo alcohólico, anula ese efecto.

Neuropatía periférica

La diabetes mellitus y el consumo de alcohol, son las causas más comunes subyacentes de la neuropatía periférica.

Independientemente del tiempo de duración de la diabetes, la prevalencia de la neuropatía periférica sintomática, es mayor entre los hombres que ingieren al menos 3 o 4 bebidas alcohólicas casi todas las noches, a diferencia de los hombres que beben en menor cantidad.

La prevalencia de la neuropatía periférica en personas con diabetes tipo 1, se incrementa en forma lineal de acuerdo a la cantidad de alcohol ingerida.

Los diabeticos que consumen más de 8 bebidas alcohólicas estándar a la semana, desarrollan neuropatía periférica más rápidamente en comparación con aquellos que beben menos de 8 tragos a la semana.

Retinopatía

El consumo excesivo de alcohol, incrementa el riesgo de desarrollar enfermedad ocular diabética. Se teoriza, que la retinopatía diabética, puede ser resultado de un daño directo del alcohol en los ojos o estructuras relacionadas y es asociado a retinopatías más graves.

Interacción a los medicamentos

El alcohol, puede exacerbar las complicaciones de la diabetes y además ocasionar interacciones medicamentosas o alteraciones de los efectos en los medicamentos indicados para la diabetes.

Debido al riesgo de hipoglucemia, instruya a sus pacientes a medir sus niveles de glucemia, antes de ingerir alcohol e insista a beber con moderación, no excediendo las recomendaciones internacionales de 1 bebida diaria para mujeres, y máximo 2 bebidas diarias en hombres.

Referencias bibliográficas

1. Kim, S. J., & Kim, D. J. (2012). Alcoholism and diabetes mellitus. Diabetes & metabolism journal, 36(2), 108–115. https://doi.org/10.4093/dmj.2012.36.2.108
2. van de Wiel A. Diabetes mellitus and alcohol. Diabetes Metab Res Rev. 2004;20(4):263-267. doi:10.1002/dmrr.492

Capítulo 93. Diabetes y glucocorticoides

Los glucocorticoides, conocidos como las hormonas del estrés, son producidas por las glándulas suprarrenales como vía endógena, o administrados de forma exógena, a través de la administración de fármacos. Estas hormonas participan en diversas vías fisiológicas y del metabolismo entre las que se incluyen la homeostasis de la glucosa y la inflamación.

Diabetes mellitus inducida por glucocorticoides

Los glucocorticoides como fármacos son potentes agentes antiinflamatorios e inmunosupresores empleado para distintos tipos de patologías. No obstante, también han sido asociados con un conjunto de efectos secundarios entre los que se incluye la hiperglucemia de nueva aparición en pacientes sin antecedentes previos de diabetes mellitus o la hiperglucemia grave no controlada en aquellos pacientes con diabetes mellitus previamente conocida.La diabetes inducida por el uso de glucocorticoides, consiste en un problema común en distintas especialidades médicas.

Generalmente, cuando se suspende la terapia con glucocorticoides, la hiperglucemia inducida por estos, vuelve a la normalidad, no obstante, en casos especiales, donde el paciente tenga factores de riesgos preexistentes para la diabetes tipo 2, la diabetes inducida por glucocorticoides puede permanecer.

Factores asociados al efecto diabetogénico de los glucocorticoides

Aspectos asociados al tratamiento:
Estructura.
Tipo de preparación particular.
Volumen de la dosis.
Duración de la administración del tratamiento.
Estado de los receptores de glucocorticoides:
Aumento de la sensibilidad de algunas mutaciones genéticas.
Síndromes de resistencia.
Épocas del año y del día de la administración.
Capacidad de los islotes de Langerhans para controlar la resistencia a la insulina inducida por glucocorticoides.
Edad (la acción compensadora de los islotes de Langerhans se reduce con la edad, por esta razón los adultos mayores son más afectados).

Recomendaciones de la terapia con glucocorticoides en pacientes con diabetes mellitus

Considere el tipo de glucocorticoide a administrar y la duración de la acción, de modo que pueda determinar los regímenes de la insulinoterapia o tratamiento antidiabético.

Los glucocorticoides como la prednisona (acción corta), se administran una vez al día. Estos alcanzan un pico en 4 a 8 horas aproximadamente. En estos casos, puede ser suficiente la administración de insulina de acción intermedia (NPH).

En el caso de los glucocorticoides como la dexametasona (acción prolongada), o cuando exista la necesidad de usar continuamente glucocorticoides o multidosis, considere emplear insulina de acción prolongada.

Para dosis más elevadas de glucocorticoides, evalúe el resultado de la insulinoterapia, y considere el uso de dosis crecientes de insulina prandial o correctiva, además de la insulina basal.

Referencias bibliográficas

1. American Diabetes Association. 15. Diabetes Care in the Hospital: Standards of Medical Care in Diabetes—2019. Dia Care. Enero de 2019;42 (Supplement 1):S173-81.
2. Suh, S., & Park, M. K. (2017). Glucocorticoid-Induced Diabetes Mellitus: An Important but Overlooked Problem. Endocrinology and metabolism (Seoul, Korea), 32(2), 180–189. https://doi.org/10.3803/EnM.2017.32.2.180

Capítulo 94. Prediabetes pregestacional

Las mujeres en edad fértil con diabetes mellitus o con prediabetes, deben recibir asesoramiento sobre las medidas específicas que deben llevarse a cabo para mejorar la fertilidad y la importancia del control glucémico previo a la concepción para reducir el riesgo de las complicaciones fetales asociados a la hiperglicemia materna. Sin embargo, se ha demostrado que los cuidados previos a la concepción, pueden mejorar el resultado del embarazo.

Estadísticas y epidemiologia

Al menos unos 33,9% de adultos estadounidenses tienen prediabetes. La prevalencia de la diabetes preexistente en el embarazo, se incrementan simultáneamente al incremento de la diabetes mellitus tipo 2. El riesgo de complicaciones obstétricas es mayor en los pacientes diabéticos en comparación a la población general.

Etiología y elementos fisiopatológicos

Los aspectos etiopatogénicos y fisiopatológicos de la diabetes y la prediabetes fueron descritos en los capítulos 75, 76 y 79. Aspectos asociados al desarrollo de la morbilidad materna en la diabetes gestacional, fueron descritos en el capítulo 80.

Recomendaciones de la American Diabetes Association para el manejo de la diabetes pregestacional (2016)

Brinde apoyo y asesoría previa a la concepción de modo que se aborde la importancia del buen control glucémico, permaneciendo este lo más cercano a la normalidad como sea posible. Idealmente, debe mantenerse la A1C inferior a los 6,5% (o 48 mmol/mol) para que sea posible reducir el riesgo de anomalías congénitas fetales.
Aliente a sus pacientes sobre discutir la planificación familiar previa a la concepción. Para ello, deben ser prescritos y utilizados métodos anticonceptivos efectivos de modo que la mujer pueda prepararse y alistarse para quedar embarazada.
Asesore a sus pacientes femeninas en edad reproductiva con diabetes tipo 1 o 2 preexistente y que se encuentren en planificación de un embarazo o que ya se encuentre embarazada, sobre el riesgo de desarrollo y/o progresión de la retinopatía diabética. Los exámenes de la vista deben realizarse antes del embarazo o durante el primer trimestre. Debe realizarse controles de seguimiento de los exámenes visuales cada trimestre y durante un año luego del parto. El seguimiento se realizará de acuerdo al grado de retinopatía.

Pruebas previas a la concepción

- ✓ Prueba de rubeola.
- ✓ Regina plasmática rápida.
- ✓ Virus de hepatitis B.
- ✓ Pruebas de VIH.
- ✓ Prueba de Papanicolau.
- ✓ Cultivos cervicales.
- ✓ Determinación del grupo sanguíneo.
- ✓ Prueba de A1C.
- ✓ Hormona estimulante de la tiroides.
- ✓ Nivel de creatinina.

- ✓ Prueba de la relación entre albúmina y creatinina en orina.
- ✓ Remisión para un examen completo visual.

El manejo de la diabetes tipo 1 pregestacional y la diabetes tipo 2 (mal controlada con metformina y ejercicio) en el embarazo, se lleva a cabo mediante el tratamiento con insulina, el cual es considerado el agente preferido para estas pacientes. Todas las insulinas en el embarazo pertenecen a la categoría B, salvo la glargina, degludec, glulisina, los cuales pertenecen a la categoría C.

Objetivos de la atención antes de la concepción en pacientes con diabetes y prediabetes

---

Normalizar valores de glucosa y monitorizar el control glucémico.
Evaluar presencia y gravedad de complicaciones asociadas a la diabetes.
Indique el tratamiento médico adecuado cuando sea necesario.
Optimizar el estado general de salud, de modo que puedan reducirse al mínimo los riesgos.
Adoptar cambios favorables asociados a los hábitos de vida (dieta, ejercicio, abandono de hábitos nocivos especialmente el tabaquismo, indicar complementos de folato diario).

Referencias bibliográficas

1. Lavin N, editor. Manual of endocrinology and metabolism. 4th ed. Philadelphia: Wolters Kluwer/Lippincott Williams & Wilkins Health; 2009. 837 p.
2. Management of Diabetes in Pregnancy. Diabetes Care. 1 de enero de 2016;39 (Supplement 1):S94.

Capítulo 95. Diabetes neonatal

También conocida como diabetes de la infancia o diabetes congénita, se define como la aparición de hiperglucemia que requiere tratamiento insulínico por lo menos durante dos semanas, y la cual se aparece en el primer mes de vida, especialmente las primeras dos semanas luego del nacimiento.

La diabetes neonatal, también es definida por la aparición de hiperglucemia persistente dentro de los primeros 6 meses de vida.

Formas clínicas de presentación:

Transitoria: se resuelve los primeros 18 meses de vida. Los pacientes tienen predisposición posterior a la diabetes en la edad juvenil o con un intervalo silencioso de más de 30 años.

Permanente: representan alrededor del 50% de todos los casos de diabetes mellitus neonatal.

Recidivante: luego de un período clínico de normalidad en el control de azucar en la sangre, alrededor de 5 a 20 años después, aparece nuevamente una hiperglucemia con cetosis con necesidad de insulina y que puede evolucionar hacia la diabetes permanente.

Estadísticas y epidemiologia

Representa el 0,25% del total de la diabetes. Ocurre en 1 caso por cada 400.000 recién nacidos vivos en los Estados Unidos. En Alemania ocurre alrededor de 1 caso por cada 600.000 recién nacidos vivos. Se describe principalmente como una entidad esporádica. Rara vez ocurre con carácter familiar.

Grupos o factores de riesgos: Antecedente familiar (hermano).

Etiología y elementos de la fisiopatología

La causa comprende una mutación genética en varios genes. Se han identificado alrededor de 20 causas genéticas asociadas a la diabetes neonatal.

La causa más común, se asocio a la mutación en los genes de los canales de potasio (ABCC8 y KCNJ11), aunque el mismo se identificó con menor frecuencia ente familias consanguíneas.

También fueron halladas mutaciones en el gen INS, el cual codifica la insulina en aproximadamente el 10% de los pacientes de familias consanguíneas y no consanguíneas. Entre las familias consanguíncas, la causa genética más común fue una mutación homocigótica en el gen EIF2AK3, conocido como síndrome de Wolcott Rallison.

Categorías de los mecanismos subyacentes

Mecanismo	Mutación genética
Alteración en la función de las células beta lo cual afecta tanto a la síntesis como a la secreción de insulina	*KCNJ11, ABCC8, GCK, INS, RFX6, SLC2A2, SLC19A2.*
Hipoplasia o aplasia pancreática	*PDX1 (IPF1), PTF1A, HNF1B, MNX1, RFX6, GATA4, GATA6, GLIS3, NKX2-2, NEUROG3, NEUROD1, PAX6.*
Daño a las células beta pancreáticas	*INS, EIF2AK3, IER3IPI, FOXP3, WFS1.*

Criterios diagnósticos

Clínica	Pequeño para la edad gestacional (restricción de crecimiento intrauterino prenatal debido a deficiencia de insulina). Crecimiento posnatal deficiente o retraso del crecimiento. Cambios de comportamiento (irritabilidad y poliuria). Bebes con cetoacidosis diabética (CAD): a menudo presentan síntomas inespecíficos como letargo, taquicardia, irritabilidad, ojos y fontanelas hundidas. El riesgo de presentar cetoacidosis diabética se incrementa con la edad. Puede haber diarrea por malabsorción (cuando la función exocrina pancreática se altera). *Hallazgos extrapancreáticos asociados a mutación específica* Sordera (asociada con mutación *WFS1, SLC19A2*). Anomalías Esqueléticas (mutación *EIF2A*). Disfunción hepática (*SLC2A2, EIF2A*). Anomalías cardíacas (*GATA6, GATA4*).

	Enfermedad poliquística renal *(HNF-1 beta)*. Anomalías neurológicas y deterioro del neurodesarrollo *(KCNJ11, PTF1A, NEUROD1, IER3IP1)*. Hipotiroidismo *(GLIS3)*. Desregulación inmunológica *(IPEX)*. Anomalías ópticas *(WFS1, PAX6)*.
Paraclínicos	Glucosa sérica (elevado) Péptido C (más bajos que los niños mayores a 2 años). HbA1c (más bajos). Nivel de insulina. Cetonas en orina. Ecografía pancreática. Prueba genética (considere indicarla en bebés con hiperglucemia persistente.

Opciones de tratamiento

Reducción de la velocidad de infusión de glucosa a os requerimientos fisiológicos para una nutrición y crecimiento óptimo (6 a 12 mg/kg/min).

Trate afecciones subyacentes presentes en el lactante.

Disminuya o suspenda la dosis de medicamentos que puedan causar hiperglucemia (dopamina, norepinefrina, glucocorticoides, epinefrina, otro).

Corrección de deshidratación y desequilibrio electrolítico o cetoacidosis. Administre líquidos y electrolitos vía intravenosa, manteniendo una estrecha vigilancia.

Todos los lactantes con hiperglucemia persistente, deben recibir una infusión de insulina intravenosa (0,02 a 0,05 unidades /kg /h). Los niveles de glucemia deben ser controlados cada hora. Los pacientes deben pasar a insulinoterapia subcutánea cuando la hiperglucemia persista luego de establecer la alimentación oral.

La terapia con insulina subcutánea, se administra como inyecciones múltiples diarias o mediante una infusión continua de insulina subcutánea (esta se administra con glucemias superiores entre 200 a 250 mg/dL). Se utiliza insulina lispro o glulisina 3 a 4 veces al día, antes de una toma.

La dosis recomendada para la insulina de acción rápida es 0,1 a 0,15 unidades /kg/dosis cuando la glucemia prepandial supere los 200 a 250 mg/dL.

Tratamiento con sulfonilureas: alrededor del 95% de los lactantes con DM neonatal, pueden dejar la insulinoterapia luego de iniciar el tratamiento con sulfonilureas. Se utiliza glibenclamida con mayor frecuencia.

Peculiaridades del seguimiento

El tratamiento a largo plazo de la DM neonatal, precisa de un equipo multidisciplinario. La glucemia debe ser monitoreada y evaluada la medida terapéutica más conveniente para reducir el riesgo de hipoglicemia e hiperglucemia.

Los bebes con DM neonatal, deben recibir controles de seguimiento cada 3 meses y establecer el seguimiento a largo plazo.

Referencias bibliográficas

1. Dahl, A., & Kumar, S. (2020). Recent Advances in Neonatal Diabetes. Diabetes, metabolic syndrome and obesity: targets and therapy, 13, 355–364. https://doi.org/10.2147/DMSO.S198932
2. Lemelman, M. B., Letourneau, L., & Greeley, S. (2018). Neonatal Diabetes Mellitus: An Update on Diagnosis and Management. Clinics in perinatology, 45(1), 41–59. https://doi.org/10.1016/j.clp.2017.10.006
3. Shlomo Melmed, Richard J. Auchus, Allison B. Goldfine, Ronald J. Kowning, Clifford Rosen. Williams Textbook of Endocrinology 14Th edition. ELSEVIER, 2020.

Capítulo 97. Hijo de madre diabética

Se trata de un bebé nacido de una madre cuyos niveles de glucosa en la sangre, permanecieron elevados durante el transcurso del embarazo. A menudo, los hijos de madres diabéticas, son grandes para su edad gestacional, y suelen desarrollar episodios hipoglucémicos poco después del nacimiento.

Estadísticas y epidemiologia

Antiguamente, las tasas de mortalidad fetal y neonatal de los hijos de madres diabéticas oscilaban entre el 60%. No obstante, en la actualidad, estas cifras se han reducido hasta 30 veces desde el desarrollo de la atención especializada materna, fetal y neonatal para la diabetes y su descendencia.

Actualmente entre el 3 al 10% de los embarazos, se encuentran afectados por trastornos en la regulación y control de la glucosa sérica.

Alrededor del 80 al 88% de los embarazos con trastornos glucémicos, corresponden a diabetes mellitus gestacional.

Los bebes nacidos de madres diabéticas tienen mayor riesgo de morbilidad y mortalidad asociada a dificultad respiratoria, Hipoglucemia, malformaciones congénitas, anormalidades del crecimiento, hipocalcemia, hipomagnesemia y anomalías del hierro.

La macrosomía fetal puede ocurrir entre el 15 al 45% de los embarazos de mujeres diabéticas.

El crecimiento fetal deficiente ocurre hasta en un 20% de los embarazos diabéticos.

Grupos o factores de riesgos

- ✓ Diabetes gestacional.
- ✓ Antecedente materno de diabetes mellitus tipo 1 o tipo 2.

Etiología y elementos fisiopatológicos

Las causas de la diabetes gestacional fueron descritas en el capítulo 80. Estas causas, ocasionan en los niños de madres diabéticas hiperglucemia debido al suministro transplacentario de glucosa mediante una difusión facilitada, por lo tanto, las concentraciones de glucosa fetal pueden ser similares a la glucemia materna. Como resultado de la elevación prolongada de la concentración de glucemia materna, ocurre hiperglucemia fetal con la consecuente sobreestimulación pancreática fetal para aumentar la producción de insulina fetal endógena.

La elevación de los niveles de insulina, persisten hasta después del nacimiento, no obstante, al cesar el aporte glucémico materno, ocurre una mayor utilización periférica de glucosa y como resultado, concentraciones de glucosa bajas, ocasionando hipoglucemia fetal. Los hijos de madres diabéticas, tienen una reducida capacidad para movilizar reservas de glucógeno luego del nacimiento, por lo tanto, pueden experimentar una insuficiencia suprarrenal relativa, con niveles bajos de catecolaminas, contribuyendo todavía más a la hipoglucemia.

Complicaciones

Metabólicas	Hipoglucemia	Es la complicación más frecuente de los hijos de madres diabéticas. Es secundaria al hiperinsulinismo ocasionado por la hiperplasia de las células beta de los islotes de Langerhans pancreáticos fetales.
	Hipocalcemia	Ocurre entre el 20 al 40%. Se presenta alrededor de las 24 a 72 horas de vida.
Peso elevado para edad gestacional o macrosomía fetal		El exceso de glucosa ocasiona una síntesis mayor de grasas y glucógeno, los cuales se depositan en los tejidos.
Retraso del crecimiento intrauterino		Puede ocurrir en embarazos de diabéticas con vasculopatía y flujo placentario reducido.
Inmadurez funcional		Un efecto de retraso sobre la maduración morfológica y funcional se le atribuye a la insulina, especialmente afecta a órganos como los pulmones, paratiroides e hígado. Puede ser resultado de su antagonismo con el cortisol.
Malformaciones		El riesgo de malformaciones en hijos de diabéticas es 2 a 10 veces mayor que en la población general. No obstante, la incidencia no se ve incrementada en los hijos de mujeres con diabetes gestacional. *Malformaciones más frecuentes:* Anencefalia o espina bífida. Comunicación interventricular, transposición de

	grandes arterias. Coartación dela aorta. Síndrome de regresión caudal. Agenesias renales.	
Trastornos hematológicos	Poliglobulia	La hiperinsulinemia y la hiperglucemia crónica estimulan al consumo de oxigeno y al metabolismo basal, incrementando la producción de eritropoyetina y la de eritrocitos fetales. El incremento del hematocrito puede ocasionar hiperviscosidad y producir complicaciones trombóticas, siendo la más común de ellas, la trombosis venosa renal.
	Trombocitopenia	Frecuentemente de ocupación medular.
	Hiperbilirrubinemia	Secundaria a varios factores comoinmadurez hepática, hemólisis asociada a poliglobulia, entre otras.
	Deficiencia de hierro	Ocurre alrededor del 65% de los hijos de madres diabéticas por redistribución. Incrementa el riesgo de trastornos en el neurodesarrollo.

Criterios diagnósticos

El control prenatal es fundamental para identificar a las madres diabéticas e iniciar un abordaje precoz al hijo de madre diabética.

Clínica	Todos los neonatosgrandes para la edad gestacional, deben ser evaluados con pruebas de detección de hipoglucemia de manera rutinaria. Macrosomía fetal (> percentil 90 para edad gestacional o >4000 g de peso en recién nacidos a término). Aspecto hinchado, neonato gordo, rubicundo y frecuentemente hipotónico. Peso al nacer inferior al percentil 10. Taquipnea y aleteo nasal, durante las primeras horas luego del nacimiento,puede haber retracción intercostales e hipoxia. Los problemas hematológicos como la policitemia pueden manifestarse clínicamente como una apariencia rojiza, llenado capilar lento o con dificultad respiratoria. Ictericia (asociada a la hiperbilirrubinemia). Patrón de succión inmaduro (inmadurez neurológica). Malformaciones congénitas.
Paraclínicos	Recuento de CBC: hematocrito superior a 65%, trombocitopenia. Glucosa en suero o sangre total: glucemia inferior a los 20 a 40 mg/dl dentro de las primeras 24 horas (hipoglucemia neonatal). Deben realizarse determinaciones de glucemia a los 30 minutos, y cada hora las primeras 3 horas, luego a las 6 horas, 12, 24 horas, 36 y a las 48 horas del nacimiento. También puede haber glucemia >2,5 mmol/l o >45 mg/dl en neonatos asintomático. Estos deben ser ingresados. Hipomagnesemia. Calcio sérico: bajo. Nivel de bilirrubina sérica: mayor que en la población general (hiperbilirrubinemia). Radiografía de tórax: para examinar evidencia clínica del distrés cardiopulmonar. Radiografía de abdomen, pelvis o extremidades inferiores (cuando exista evidencia o sospecha de displasia caudal o malformaciones congénitas). Ecocardiografía cardiaca. Enema de bario.

Opciones de tratamiento

Debe iniciarse la alimentación precoz mediante lactancia materna principalmente.

Todo neonato con hipoglucemia a pesar de iniciada la alimentación precoz, debe ser ingresado para iniciar tratamiento intravenosocon glucosa al 10% 2 ml/kg administrados entre 5 a 10 minutos. Posteriormente se inicia una infusión continua de glucosa entre 6 a 8 mg/kg/minutos. Si no se consigue corrección de la glucemia, debe aumentarse el aporte de glucosa a 2mg/kg/minuto, cada 20 minutos, para obtener niveles adecuados. En caso de que se requiera aportes elevados, puede utilizarse concentraciones superiores al 12% de glucosa por vía central. Al mantener concentraciones estables de glucemia durante 12 horas, puede reducirse el aporte de glucosa en 1 a 2 mg/kg/min cada 3 a 6 horas.

En caso de hipocalcemia, la mayoría de los casos se resuelve de manera espontánea. Cuandoaparezca sintomatología o en niveles inferiores de 4,20 mg/dl de calcio iónico o menos de 7 mg/dl de calcio total, puede iniciarse una corrección mediante la administración de gluconato cálcico al 10% a dosis de 2 mL/kg (18mg/kg o 0,92 mEq/kg de calcio elemental) por vía intravenosa durante 5 minutos.

Pueden indicarse betabloqueantes como el propanolol, cuando exista clínica de obstrucción del tracto de salida.

Puede ser necesario manejo respiratorio de acuerdo a la clínica del neonato.

De acuerdo a la gravedad de la malformación o anomalía congénita, puede ser necesarioingreso en la unidad de cuidados intensivos.

Peculiaridades del seguimiento

Los hijos de madres diabéticas, pueden requerir una consulta temprana con el cardiólogo pediátrico, así como otras consultas de referencia de acuerdo con la malformación congénita presentada.

Las consultas de seguimiento se realizarán de acuerdo al protocolo de atención rutinaria del niño sano que proporcione el pediatra general del niño.

El seguimiento adicional de las especialidades médicas, se establecerá en función a la gravedad de los trastornos que presente el lactante.

Referencias bibliográficas

1. Maayan-Metzger A, Schushan-Eisen I, Strauss T, Globus O, Leibovitch L. Gestational weight gain and bodymass indexes have an impact on the outcomes of diabetic mothers and infants. Acta Pediatr. 2015 Nov. 104 (11):1150-5
2. Grupo Español de Diabetes y Embarazo (GEDE): Sociedad Española de Diabetes, Sociedad Española de Ginecología y Obstetricia(SEGO) y Asociación Española de Pediatría(Sección de Neonatología). Guía asistencial

de diabetes mellitus y embarazo. AvDiabetol.2006;22:73-87.
3. Barnes-Powell LL. Infants of diabetic mothers: the effects of hyperglycemia on the fetus and neonate. Neonatal Netw. 2007 Sep-Oct. 26(5):283-90

Capítulo 97. Hiperinsulinemia y resistencia a la insulina

La resistencia a la insulina, es definida como la capacidad reducida de respuesta celular objetivo, o de un órgano completo a las concentraciones de insulina a la que esta se expone.

La hiperinsulinemia, se define como el aumento de los niveles de insulina plasmática, superiores a los parámetros considerados normales (60 a 100mg/dL y 140 mg/dL o menos pospandrial).

La elevada concentración de insulina, ocasiona una regulación negativa en los receptores de insulina, de modo que ocasiona disminución de la sensibilidad de las vías posteriores a la recepción.

Epidemiología

Se estima que la incidencia mundial de hiperinsulinismo congénito es de 1 por cada 50.000 nacidos vivos.

Datos fisiopatológicos

La activación de la cascada de señalización de la insulina, es retroalimentada a nivel de IRS y otros objetivos. De modo que la activación crónica ocasionada por la hiperinsulinemia, altera la señalización de la insulina, ocasionando inhibición como consecuencia de la retroalimentación crónica.

Entre 24 a 72 horas de hiperinsulinemia sostenida (personas normales) es inhibida la capacidad de insulina para eliminar glucosa no oxidativa, asociado al deterioro de la estimulación insulínica al glucógeno sintasa.

En sistemas celulares la fosforilación de serina de las proteínas del IRS ocasionan la inhibición de la señalización de insulina, mediante quinasas mediadoras como, diana de rapamicina (mTOR)/quinasa S6 (S6K).

La fosforilación de serina por retroalimentación de las IRS, podría incrementar la ubiquitinación así como la degradación de isoformas del IRS, ocasionando reducción de la señalización de insulina.

La señalización mediante mTOR, podría incrementar también los niveles de la proteína 10 (Grb10) unida al receptor del factor de crecimiento por fosforilación.

El desarrollo de la diabetes mellitus tipo 2, también se ve influenciado debido a Grb10 y Grb14, las cuales son proteínas reguladoras negativas de la señalización de insulina. Estas contienen polimorfismos en humanos y actúan en tejido adiposo y muscular.

La quinasa regulada por una señal extracelular (ERK), inhibe la función del IRS, encontrándose corriente debajo de la activación de la proteína quinasa activada por mitógeno, las cuales son medidas por insulina.

La transcripción del receptor de insulina y otros inhibidores de la acción de Akt, (como Tribbles 3 y proteína fosfatasa 2A), son regulados por la acción de los factores de transcripción FoxO.

Factores de riesgo

- Raza o etnia (afrodescendientes, hispanos, otros).
- Sobrepeso y obesidad (central).
- Sedentarismo.
- Hábitos alimenticios inadecuados.
- Trastornos endocrinos subyacentes (PCOS, otros).

Etiología o causas más frecuentes

- Trastornos metabólicos asociados a la obesidad.
- Prediabetes, diabetes mellitus tipo 2.
- Insulinoma.
- Nesidioblastosis.
- Hiperinsulinismo congénito.

Criterios diagnósticos

Clínica:

A menudo no tiene síntomas, podría buscar signos relacionados a la resistencia a la insulina.

Laboratorios

- Insulinemia en ayunas
- Excreción urinaria de péptido C de 24 horas.

- ✓ Pinza hiperinsulinémica- euglucémica (especialmente útil para medir sensibilidad a la insulina).
- ✓ Evaluación del modelo homeostático (HOMA).
- ✓ Prueba de glucosa IV muestreada con frecuencia (FSIVGTT)

Opciones de tratamiento.

- ✓ Intervención del estilo de vida
- ✓ Restricción fructosa y carbohidratos simples.
- ✓ Entrenamiento físico de resistencia.
- ✓ Farmacoterapia: mejora sensibilidad insulínica y reduce peso corporal:

Liraglutida 3 mg.

Fenofibrato.

Bezafibrate.

Cirugía bariátrica: debe ser reservada a casos donde el IMC sea > 40 o cuando el IMC sea >35 con hiperinsulinemia refractaria a modificaciones del estilo de vida, haya elevado riesgo cardiovascular o de comorbilidades asociadas a la obesidad.

Peculiaridades del seguimiento: Luego de establecido el diagnóstico, indique medidas intervencionistas al estilo de vida y farmacoterapia de ser necesario, evalúe a los 3 o 6 meses posteriores comprobando cumplimientos de objetivos en la reducción del peso corporal y los niveles de insulina plasmáticos.

Referencias bibliográficas

1. Shlomo Melmed, Richard J. Auchus, Allison B. Goldfine, Ronald J. Kowning, Clifford Rosen. Williams Textbook of Endocrinology 14Th edition. ELSEVIER, 2020.
2. Thomas DD, Corkey BE, Istfan NW, Apovian CM. Hyperinsulinemia: An Early Indicator of Metabolic Dysfunction. Journal of the Endocrine Society. 1 de septiembre de 2019;3(9):1727-47.

Capítulo 98. Obesidad y diabetes

La obesidad definida como el índice de masa corporal (IMC), superior a 30 kg /m^2, representa un importante factor de riesgo para el desarrollo de patologías endocrinas y metabólicas.

Una consecuencia común del exceso de adiposidad es la diabetes mellitus tipo 2. Debido a la creciente incidencia de la obesidad y la diabetes, son actualmente consideradas como epidemias. La obesidad se encuentra asociada a la etiopatogenia de la diabetes mellitus y también, al desarrollo de sus complicaciones.

Estadísticas y epidemiologia

El 90% de las personas con diabetes mellitus tipo 2 tienen obesidad.

El aumento de la tasa de prevalencia de la diabetes mellitus tipo 2, coincide con las crecientes tasas de obesidad.

El riesgo de desarrollar diabetes se incrementa con la aparición más temprana y la obesidad más grave. Es decir, una mujer con IMC superior a 35 a los 18 años, tiene el 70% de probabilidad de ser diagnosticada con diabetes en la sexta década de vida.

Una mayor proporción de cintura a cadera, lo cual refleja al incremento de la obesidad visceral, está asociada a un mayor riesgo de diabetes.

En los Estados Unidos, se estima que alrededor 34% de los adultos son obesos. Más del 11% son mayores de 20 años de edad tienen diabetes.

Etiología y elementos fisiopatológicos

Los aspectos etiológicos que componen la obesidad, comprenden factores fenéticos, ambientales, hormonales y microbiota, los mismos fueron desarrollados en el capítulo 53, en conjunto con los elementos fisiopatológicos.

Es bien conocido que el exceso de peso representa un factor de riesgo establecido para el desarrollo de diabetes tipo 2. El mecanismo fisiopatológico, no está claramente definido, aunque se teoriza su desarrollo a partir de interacciones complejas entre mecanismos vinculados.

Vínculos entre la obesidad y la diabetes tipo 2

- ✓ Citocinas proinflamatorias como interleucina 6 y factor de necrosis tumoral.
- ✓ Resistencia a la insulina.
- ✓ Alteración del metabolismo de los ácidos grasos.
- ✓ Procesos celulares como el estrés del retículo endoplásmico o la disfunción mitocondrial.
- ✓ Estudios genéticos, han podido dilucidar vías fisiopatológicas comunes para el desarrollo de diabetes y obesidad.

Relación entre la obesidad (Ob) y la diabetes mellitus (DM)

Ob y DM tipo 1	Ob y DM tipo 2	Ob y resistencia a la insulina
Aunque la DM1 es resultado de un trastorno autoinmune, el creciente aumento de la DM1 a nivel mundial, sugiere un efecto conocido como "hipótesis del acelerador" el cual considera la asociación entre el aumento de la masa corporal y la aceleración de la aparición de la diabetes tipo 1.	Tanto la obesidad como la DM2, se asocian a resistencia a la insulina. Aunque la mayoría de los obesos son resistentes a la insulina, no todos desarrollan hiperglucemia. La historia natural de la DM2, la disfunción endotelial suele acompañarse de obesidad/resistencia a la insulina en la DM y en condiciones de prediabetes (incluyendo intolerancia a la glucosa o alteraciones de la glucosa en ayunas). Los ácidos grasos no esterificados (NEFA), los cuales son secretados por el tejido adiposo en personas con obesidad, puede estar asociado a la hipótesis de que la resistencia a la insulina en conjunto con la disfunción de las células beta pancreáticas, estén relacionadas probablemente.	El factor fundamental a la insensibilidad a la insulina es la liberación de NEFA. La mayor liberación de NEFA se observa en la obesidad y en la DM tipo 2. Esta se relaciona con la resistencia a la insulina en ambas circunstancias. Los agentes antilipolíticos al reducir los niveles plasmáticos de NEFA, mejoran la captación periférica de insulina, así como la monitorización de glucosa. La distribución de la grasa corporal influye en la sensibilidad a la insulina.

La obesidad y la diabetes mellitus, son trastornos crónicos que se incrementan a nivel mundial. El índice de masa corporal tiene una estrecha relación con la resistencia a la insulina y el desarrollo de la diabetes. En la obesidad, se incrementan tanto hormonas, como citocinas, glicerol, NEFA, sustancias proinflamatorias, entre otras las cuales participan en el desarrollo de la resistencia a la insulina y ocasionan un deterioro de la función de las células beta conduciendo al desarrollo de la diabetes.

Manejo de la obesidad y la diabetes mellitus

Los detalles asociados al diagnóstico y tratamiento de la diabetes mellitus y la obesidad han sido descrito en los capítulos correspondientes. El manejo de ambas circunstancias comprende un conjunto de elementos, los cuales pueden interactuar entre sí:

- ✓ Manejo del peso corporal mediante cambios de comportamiento (terapia grupal o individual para modificar comportamientos y patrones alimenticios, ejercicio físico, dieta, entre otros).
- ✓ Uso de medicamentos para la obesidad (flenfluramina, sibutramina, fentermina, orlistat).
- ✓ Manejo quirúrgico de peso corporal (cirugía bariátrica).
- ✓ Manejo psicológico.
- ✓ Medicamentos para reducir niveles de glucosa.

Referencias bibliográficas

1. Al-Goblan AS, Al-Alfi MA, Khan MZ. Mechanism linking diabetes mellitus and obesity. Diabetes Metab Syndr Obes. 2014;7:587-91.

2. Eckel RH, Kahn SE, Ferrannini E, Goldfine AB, Nathan DM, Schwartz MW, et al. Obesity and Type 2 Diabetes: What Can Be Unified and What Needs to Be Individualized? Diabetes Care. 1 de junio de 2011;34(6):1424.
3. Shlomo Melmed, Richard J. Auchus, Allison B. Goldfine, Ronald J. Kowning, Clifford Rosen. Williams Textbook of Endocrinology 14Th edition. ELSEVIER, 2020.

Capítulo 99. Diabetes en adultos mayores

Trastorno del metabolismo de los carbohidratos asociados a deficiencia o inefectividad de la insulina, en personas mayores de 60 años, bien sea como enfermedad previamente diagnosticada o de inicio reciente asociado a cambios metabólicos durante el envejecimiento.

Estadísticas y epidemiologia

La prevalencia de la diabetes aumenta con la edad.

Alrededor de ¼ parte de los adultos mayores de 65 años tienen diabetes.

Al menos la mitad de los adultos mayores tienen prediabetes.

Los ancianos con diabetes tienen mayor riesgo de morbilidad y mortalidad asociada a la diabetes.

Los adultos mayores con diabetes tienen tasas más elevadas de discapacidad funcional, pérdida acelerada de masa muscular, enfermedades cardiovasculares y cardiacas, que aquellos que adultos mayores sin diabetes.

Los adultos mayores con diabetes, tienen mayor riesgo a desarrollar síndromes geriátricos comunes (incontinencia urinaria, polifarmacia, depresión, otros).

La incidencia de la diabetes, se incrementa hasta los 65 años aproximadamente.

Los adultos mayores con diabetes, tienen las tasas más altas enfermedad renal terminal, deterioro visual y amputación mayor en las extremidades inferiores asociadas a la diabetes.

Los diabéticos mayores de 75 años, tienen el doble de riesgo de urgencias por hipoglucemias.

Factores de riesgo

- ✓ Sobrepeso u obesidad.
- ✓ Intolerancia a la glucosa.
- ✓ Blancos no hispanos (inicio en la edad avanzada)
- ✓ Hispanos, afrodescendientes, asiáticos (inicio antes de los 65 años).
- ✓ Sedentarismo.
- ✓ Sarcopenia.

Etiología o causas más frecuentes

La resistencia a la insulina asociada a la edad en los adultos mayores, se encuentra relacionada principalmente la interacción entre cambios fisiológicos del envejecimiento y factores ambientales que incluyen, la adiposidad, inactividad física y sarcopenia.

Elementos fisiopatológicos

- ✓ Alteraciones autoinmunitarias y cambios metabólicos asociados a la edad.
- ✓ No hay liberación de insulina de primera fase.

- ✓ En los ancianos delgados con DMT2, ocurre liberación de insulina alterada en la segunda fase.
- ✓ En ancianos obesos con DMT2, hay una notable resistencia a la disposición de glucosa mediada por insulina.
- ✓ Procesos autoinmunitarios que desencadenan insuficiencia en las células beta-pancreáticas.
- ✓ Aumento de los marcadores inflamatorios (proteína C reactiva, interleucina 6, factor de necrosis tumoral alfa).
- ✓ Defectos en la captación de glucosa no mediada por insulina.
- ✓ Efecto en la leptina en los adipocitos, incrementa el riesgo de resistencia a la insulina en los ancianos.
- ✓ Aumento de la concentración de amilina, lo cual predispone un aumento de la glucosa pospandrial.

Criterios diagnósticos

Para aquellos adultos mayores, relativamente sanos (sin comorbilidades crónicas graves), y con una larga esperanza de vida, se recomienda emplear recomendaciones de detección para todos los adultos con diabetes (Ver capítulo 79).

En el caso de los adulos mayores muy viejos y/o, tengan múltiples comorbilidades y corta esperanza de vida, se recomienda sopesar el plazo de los beneficios esperados de modo que pueda identificarse los primeros signos de complicaciones asociadas a la diabetes e intervenir, de modo que se reduzca el riesgo de empeoramiento de la enfermedad en etapa terminal.

Evalúe cuidadosamente aquellos factores de riesgo de complicaciones que podrían empeorar aún más el estado funcional o la calidad de vida en períodos cortos (úlceras, amputaciones de miembros inferiores, discapacidad visual).

Opciones de tratamiento

- ✓ Gestión de estilo de vida
- ✓ Nutrición e ingesta de proteínas óptimos para requerimientos diarios en el adulto mayor.
- ✓ Promueva el ejercicio físico regular (actividades aeróbicas y entrenamiento de resistencia).
- ✓ Terapia farmacológica- Considerar:

Ancianos con DMT2 y mayor riesgo de hipoglucemia, elija medicamentos de bajo riesgo de hipoglucemia.

Evite el sobretratamiento de la diabetes.

Simplifique los regímenes complejos para reducir el riesgo de polifarmacia e hipoglucemia, siempre que cumpla con los objetivos individualizados de A1C.

Considere costos y las reglas de cobertura de seguros al desarrollar planes de tratamiento, ara reducir riesgo de incumplimiento asociado al costo.

Opciones medicamentosas y peculiaridades en el adulto mayor

Metformina	Constituye la primera línea de tratamiento en adultos mayores con DMT2. Es segura en pacientes con tasa de filtración glomerular ≥30 ml/min/ 1.73 m². Contraindicada en pacientes con insuficiencia

	renal avanzada. Pacientes con insuficiencia hepática o cardíaca congestiva, debe usarse con precaución, debido al riesgo de acidosis láctica. Considere efectos secundarios: gastrointestinales, pérdida de apetito.
Tiazolidinedionas	Requiere precaución en pacientes con riesgo de insuficiencia cardiaca congestiva, edema macular, osteoporosis, caídas o fracturas.
Secretagogos de insulina	Alto riesgo de hipoglucemia, use con precaución. En caso de usarse, se recomienda el uso de sulfonilureas con duración de acción más corta (glipzida o glimepirida). No use gliburida en adultos mayores.
Terapia basada en incretinas	Inhibidores orales de la dipeptidilpeptidasa 4 (DPP-4): pocos efectos secundarios, riesgo mínimo de hipoglucemia, costo elevado. Agonistas del receptor del péptido 1 similar al glucagón (GLP-1): beneficioso para el riesgo cardiovascular, especialmente para aquellos pacientes con enfermedades cardiovasculares ateroscleróticas previamente establecida. Efectos secundarios gastrointestinales. No indicar en pacientes con pérdida de peso inexplicable.
Inhibidores del cotransportador 2 de sodio-glucosa	Tiene beneficios cardiovasculares. Beneficioso en pacientes con insuficiencia cardíaca. Retrasa la progresión de enfermedad renal crónica.
Terapia de insulina	La administración de una inyección diaria de insulina basal, se asocia con efectos secundarios mínimos. Puede ser una opción beneficiosa para muchos adultos mayores.

Tabla 83-1. Opciones de medicamentos para el adulto mayor con diabetes.

Consideraciones para los objetivos del tratamiento

Estado del paciente	Enfoque	Meta razonable de A1C	Glucosa en ayunas o prepandial	Glucemia a la hora de acostarse	Presión arterial	Lípidos
Sano (pocas comorbilidades crónicas coexistentes, estado funcional y cognitivo conservado)	Mayor esperanza de vida	<7.5% (58 mmol/mol)	90 a 130 mg/dL (5.0 a 7.2 mmol/L)	90 a 150 mg/dL (5.0 a 8.3 mmol/L)	<140/90 mmHg	Si no existen contraindicaciones, estatinas.
Estado complejo/intermedio (múltiples comorbilidades crónicas coexistentes, deterioro cognitivo leve a moderado o 2 o más deficiencias instrumentales de ADL).	Esperanza de vida intermedia, vulnerabilidad hipoglucémica, riesgo de caída, alta carga de tratamiento	<8.0% (64 mmol/mol)	90 a 150 mg/dL (5.0 a 8.3 mmol/L)	100 a 180 mg/dL (5.6 a 10.0 mmol/L)	<140/90 mmHg	Estatinas, a menos que existan contraindicaciones o intolerancias.
Muy compleja/deficiente (enfermedades crónicas en etapa terminal o 2 dependencias de ADL o deterioro cognitivo moderado a severo.	Esperanza de vida limitada, beneficio incierto.	<8,5% (69 mmol/mol).	100 a 180 mg/dL (5.6 a 10.0 mmol/L)	110 a 200 mg/dL (6.1 a 11.1 mmol/L)	<150/90 mmHg	Prevención secundaria más que primaria. Considere la probabilidad del beneficio con estatinas.

Tabla 83-2. Fuente: American Diabetes Association. 12. Older adults: Standards of Medical Care in Diabetes—2020. Diabetes Care 2020;43(Suppl. 1):S152-S162.

Peculiaridades del seguimiento:

Los exámenes oculares dilatados (inicialmente normales), pueden repetirse de forma segura cada 2 a 3 años.

Priorice la búsqueda de signos de complicaciones asociadas a la diabetes.

Instruya al paciente y cuidadores, acerca de la autovigilancia glucémica.

Individualice la necesidad de controles en función al riesgo, presencia de comorbilidades, estado funcional y cognitivo, entre otras.

Referencias bibliográficas

1. American Diabetes Association. 12. Older adults: Standards of Medical Care in Diabetes—2020. Diabetes Care 2020;43(Suppl. 1):S152-S162.
2. Kirkman MS, Briscoe VJ, Clark N, Florez H, Haas LB, Halter JB, et al. Diabetes in Older Adults. Diabetes Care. 1 de diciembre de 2012;35(12):2650-64.

Capítulo 101. Diabetes tipo 2 en pediatría

La diabetes mellitus tipo 2 es bien conocida como un trastorno metabólico, el cual se caracteriza como una resistencia a la insulina periférica y la falla de las células beta compensatoria, lo cual conduce a la hiperglucemia. Anteriormente, esta patología se consideraba exclusiva del adulto, no obstante, su prevalencia ha ido en aumento entre los niños. Sin embargo, los niños con diabetes mellitus tipo 2, tienen mayor riesgo de desarrollar complicaciones a largo plazo.

Estadísticas y epidemiología

La diabetes tipo 1, actualmente continúa siendo la forma más prevalente de diabetes en la edad pediátrica. La diabetes tipo 2 ocurre entre el 200 al 33% de los nuevos diagnósticos de diabetes en niños, esto representa a 1 de cada 3 niños con diabetes mellitus, tiene del tipo 2.

La tasa de diabetes tipo 2 en niños continúa incrementándose, a pesar de un relativo estancamiento en la tasa de obesidad pediátrica. Se estima que se diagnostican alrededor de 5000 casos de DM2 por año en niños.

Grupos o factores de riesgos:

- ✓ Etnia (afrodescendientes, hispanos, isleños del pacífico, asiático-americanos, nativos americanos).

- ✓ Antecedentes familiares.
- ✓ Obesidad.
- ✓ Estilo de vida sedentario.
- ✓ Antecedente materno de diabetes gestacional.
- ✓ Ovarios poliquísticos.

Etiología y elementos de la fisiopatología

La hiperglucemia es resultado de una falta relativa de insulina en comparación con la glucemia. En la DM2, la resistencia a la insulina ocasiona un incremento de la producción de insulina por las células beta pancreáticas, no obstante, las células beta pueden no producir la suficiente insulina requerida para mantener la euglucemia, ocasionando un estado de hiperglucemia.

Factores de riesgo como la obesidad, ocasionan resistencia periférica a la insulina. Esto a su vez ocasiona hiperglucemia. De igual manera, los factores sociales étnicos, incrementan el riesgo a desarrollar complicaciones asociadas a la diabetes.

Criterios diagnósticos

Clínica	A menudo, los niños con DM2, se presentan durante el cribado asintomático. Las manifestaciones clínicas de la diabetes tipo 2, en niños, es similar a la edad adulta: Acantosis nigricans. Poliuria. Polidipsia. Polifagia. Pérdida de peso Los niños tienen mayor riesgo que los adultos a

	presentar cetoacidosis diabética (especialmente en pacientes con factor de riesgo étnico). Entre adolescentes con DM2, el riesgo de presentar estado hiperglucémico hiperosmolar, es mayor. *Recomendaciones de la American Diabetes Association* Deben ser evaluados cada 2 o 3 años para la diabetes mellitus tipo 2 los siguientes: Los niños obesos de 10 años o al inicio de la pubertad (percentil >95 de IMC para la edad). Los niños con sobrepeso (IMC >85 para la edad o >120% de peso corporal para la edad) y tienen dos factores de riesgo.
Paraclínicos	*Criterios para el diagnóstico:* Glucemia aleatoria: 200 mg/dL o más, con síntomas de poliuria, polidipsia o pérdida de peso. Glucemia en ayunas: 126 mg/dL o más en asintomáticos. Hemoglobina A1C >6,5%. Prueba de tolerancia a la glucosa oral con azúcar en sangre de 200 mg/DL o superior a las 2 horas de la ingesta. Cuando el diagnóstico de laboratorio no es claro entre DM1 y DM2, puede solicitarse insulina en ayunas o péptido C, ambos son altos o normales en pacientes con DM2.

Opciones de tratamiento

Modificaciones del estilo de vida (ejercicio moderado a vigoroso durante 30 a 60 minutos al día, por lo menos durante 5 días a la semana, limitar el tiempo frente a las pantallas a menos de 2 horas al día, modificaciones dietéticas).

Terapia de metformina (primera línea): dosis inicial 500 mg/día y puede aumentarse 500 mg cada una o 3 semanas, hasta conseguir un máximo de 2000 mg 2 veces al día.

El tratamiento con insulina, se indica para pacientes cetosos o cetoacidosis diabética con glucemia aleatoria superior a los 250 mg/dL, y una A1C mayor al 9,0% o cuando el diagnóstico del tipo de diabetes no esté claro. La dosis es de 2 a 3 unidades /kg/ día.

Objetivo de A1C < 6,5 a 7%.

Cirugía metabólica: puede ser considerada para adolescentes con diabetes tipo 2 marcadamente obesos y mal control glucémico y/o comorbilidades graves, a pesar de modificaciones del estilo de vida y terapia farmacológica.

Peculiaridades del seguimiento

Los niños con DM2, deben ser evaluados por un equipo multidisciplinario que comprende oftalmólogo, nefrólogo, cardiólogo y cirujano dental. La transición a la atención médica para adultos, debe comenzarse durante la adolescencia temprana para preparar a los pacientes. Se recomienda al menos 1 año antes de la transición.

Referencias bibliográficas

1. Children and Adolescents: Standards of Medical Care in Diabetes—2019. Diabetes Care. 2019;42 (Supplement 1):S148–S164.

2. Pelham JH, Hanks L, Aslibekyan S, Dowla S, Ashraf AP. Higher hemoglobin A1C and atherogenic lipoprotein profiles in children and adolescents with type 2 diabetes mellitus. J Clin Transl Endocrinol. 2019 Mar;15:30-34.
3. Shlomo Melmed, Richard J. Auchus, Allison B. Goldfine, Ronald J. Kowning, Clifford Rosen. Williams Textbook of Endocrinology 14Th edition. ELSEVIER, 2020.

Capítulo 101. Hipoglucemia diabética

La hipoglucemia se define como el descenso de la concentración de glucosa, suficiente para desencadenar síntomas o signos (<70 mg/dL o 3.9 mmol/L), como consecuencia del uso de medicamentos hipoglucemiantes como sulfonilurea, glinida o la insulina.

El Grupo de Trabajo de la Asociación Estadounidense de Diabetes en conjunto con la Sociedad Endocrina sobre Hipoglucemia, postuló la definición en la diabetes como: "los episodios de concentración anormalmente baja de glucosa en plasma, los cuales exponen al sujeto a un daño potencial", esta definición, incluye episodios asintomáticos.

Estadísticas y epidemiologia

La incidencia de hipoglucemia durante el tratamiento de DMT2 (con secretagogos o insulina), es menor que la incidencia de hipoglucemia en los pacientes con DMT1.

La incidencia de hipoglucemia, se incrementa con el tiempo progresivamente.

Un estudio en Reino Unido, encontró que la prevalencia de hipoglucemia severa es del 7%.

La hipoglucemia iatrogénica es mejor durante los primeros años de tratamiento de DMT2 con insulina, no obstante, se incrementa en la DMT2 avanzada.

Aproximadamente el 40% de los pacientes con DMT2 tratada con insulina, sufrirá hipoglucemia severa.

Grupos o factores de riesgo

- ✓ Personas con diabetes con mal control glucémico.
- ✓ Tratamientos combinados con hipoglucemiantes.
- ✓ Terapia con secretagogos de insulina.
- ✓ Fármacos inductores de hipoglucemia (efecto secundario).

Etiología

Drogas
Insulina o secretagogo de insulina.
Alcohol.
Cibenzolina.
Gatifloxacina.
Quinina.
Indometacina.
Glucagón (durante endoscopia).
Enfermedades críticas
Inanición.
Septicemia.
Insuficiencia hepática, renal o cardíaca.
Deficiencia hormonal
Cortisol.
Glucagón y epinefrina (en DM deficiente de insulina).
Tumores de células no islotes
Hiperinsulinismo endógeno
Insulinoma.

Hipoglucemia pancreatógena no insulinoma.
Trastorno funcional de las células beta (nesidioblastosis).
Hipoglucemia autoinmune (anticuerpo contra el receptor de insulina o contra insulina).
Secretagogo de insulina.

Sensibilidad aumentada a la insulina
Mejor control glucémico.
Posterior a pérdida de peso.
Mejor condición física.

Utilización de glucosa aimentada (durante el ejercicio).

Tabla 84 – 1. Fuente. Shlomo Melmed, Richard J. et al. Williams Textbook of Endocrinology 14Th edition. Elsevier, 2020.

Elementos fisiopatológicos

Ocurre como resultado del desequilibrio entre el flujo de entrada de glucosa y el flujo de salida de la misma, como consecuencia:

- ✓ Eliminación excesiva de glucosa de la circulación.
- ✓ Suministro deficiente de glucosa a la circulación.
- ✓ Una combinación de eliminación excesiva y aporte insuficiente de glucosa.

Resultado de interacción entre la hiperinsulinemia terapéutica y defensas comprometidas contra la caída de niveles de glucemia, que resultan en una falla autonómica asociada a hipoglucemia (HAAF). Incluye contrarregulación de glucosa defectuosa así, como la conciencia alterada de hipoglucemia. Respuesta simpático-adrenal atenuada a la caída de glucemia.

Criterios diagnósticos

Clínica	*Tríada de Whipple* Signos y síntomas compatibles con hipoglucemia (debilidad, cefalea, irritabilidad, entumecimiento de labios y dedos, aturdimiento, diaforesis, palidez, aumento de frecuencia cardíaca, aumento de presión arterial). Disminución de glucemia. Reducción de signos y síntomas tras el aumento de glucosa plasmática. Síntomas neuroglucopénicos más convincentes que síntomas neurogénicos: Síntomas neuroglucopénicos: anomalías psicomotoras, convulsiones, coma, trastornos del comportamiento, visión borrosa, debilidad, fatiga, dificultad para hablar. Síntomas neurogénicos: palpitaciones, temblores, ansiedad, hambre, parestesisas, sudoración, hormigueo.
Laboratorio	El diagnóstico de hipoglucemia varía de acuerdo al dinamismo glucémico para la manifestación de signos y síntomas. Por ejemplo, la clínica de hipoglucemia, puede manifestarse en concentraciones más bajas de glucemia en personas con hipoglucemia recurrente, por el contrario, las personas con diabetes mal controlada, tendrán manifestaciones clínicas de hipoglucemia, a concentraciones más altas. Concentración plasmática de glucosa:<70 mg/dL (o 3.9 mmol/L). <50 mg / dL se considera glucemia muy baja. *Nota:* las concentraciones de glucosa medidas en sangre total, son alrededor de 15% más bajas que las plasmáticas, y si el hematocrito es elevado, podría reducirse aún mas.

En la diabetes, la hipoglucemia es clasificada en relación a sus manifestaciones cínicas y resultados de laboratorio obtenidos.

Clasificación	Definición
Hipoglucemia severa	Requiere asistencia de otra persona para la administración activa de carbohidratos, glucagón o llevar a cabo acciones de reanimación. Mediciones de glucemia: probablemente no disponibles. Recuperación neurológica posterior al restablecimiento de niveles de glucemia.
Hipoglucemia sintomática documentada	Síntomas típicos de hipoglucemia. Glucemia: ≤70 mg/dL (o 3.9 mmol/L)
Hipoglucemia asintomática	Ausencia de síntomas típicos de hipoglucemia. Glucemia: ≤70 mg/dL (o 3.9 mmol/L).
Hipoglucemia sintomática probable	Síntomas típicos de hipoglucemia, no acompañados con determinación de glucemia, sino que fueron probablemente ocasionados por una concentración de glucosa en plasma ≤70 mg/dL.
Seudohopoglucemia	Síntomas típicos de hipoglucemia manifestados por el paciente, con interpretación subjetiva de hipoglucemia. Glucemia: >70 mg/dL.(se acerca a este nivel).

Tabla 84 – 2. Clasificación de hipoglucemia en diabetes. Fuente. Shlomo Melmed, Richard J. et al. Williams Textbook of Endocrinology 14Th edition. Elsevier, 2020.

Niveles de hipoglucemia iatrogénica en diabetes:

- ✓ Nivel 1: valor de alerta de glucemia de <70 mg/dL.
- ✓ Nivel 2: valor de glucemia < 54 mg/dL. Hipoglucemia grave.
- ✓ Nivel 3: Evento grave caracterizado por estado físico o mental alterado que requiere asistencia.

Opciones de tratamiento

No espere la manifestación de signos y síntomas. Considere la intervención de hipoglucemias asintomáticas en pacientes con diabetes, debido al incremento del riesgo del compromiso de las defensas contra hipoglucemia posterior. Además, identifican un mayor riesgo de hipoglucemia grave inminente.

Tratamiento de elección:

Glucosa: 15 a 20 gramos vía oral para la persona consciente con glucemia < 70 mg/dL. Repita al cabo de 15 minutos de ser necesario. Para el paciente inconsciente, administre glucosa vía endovenosa.

Glucagón: personas con glucemia <54 mg/dL.

Recomendaciones

- ✓ Ingesta de alimentos que contengan glucosa o carbohidratos o glucosa pura.
- ✓ Los alimentos con carbohidratos y alto contenido de proteínas no deben usarse en el tratamiento o prevención (las proteínas incrementan la respuesta a la insulina).
- ✓ Cuando se use insulina o secretagogos, ingiera más comida posterior a la recuperación.
- ✓ Indique refrigerios para prevenir la hiperglucemia recurrente.
- ✓ Glucagón: Instruye a sus pacientes, cuidadores y personas cercanas al paciente acerca del uso de kits de glucagón (qué es, cuándo y cómo administrar).

- ✓ Peculiaridades del seguimiento
- ✓ Considere factores de riesgo convencionales de la hipoglucemia.
- ✓ Promueva el autocontrol de la diabetes enfatizando el empoderamiento del paciente y la educación.
- ✓ Promueva el autocontrol de glucosa en sangre frecuente en sus pacientes.
- ✓ Modifique regímenes de insulina y otros medicamentos.
- ✓ Incremente objetivos glucémicos durante varias semanas para prevenir las hipoglucemias recurrentes.
- ✓ Nivel 3 de hipoglucemia, requiere reevaluar régimen alimenticio.

Referencia bibliográfica

1. Shlomo Melmed, Richard J. Auchus, Allison B. Goldfine, Ronald J. Kowning, Clifford Rosen. Williams Textbook of Endocrinology 14Th edition. ELSEVIER, 2020.
2. American Diabetes Association. 15. Diabetes care in the hospital: Standards of Medical Care in Diabetes—2020. Diabetes Care 2020;43(Suppl. 1):S193-S202.
3. American Diabetes Association. 9. Pharmacologic approaches to glycemic treatment: Standards of Medical Care in Diabetes—2020. Diabetes Care 2020;43(Suppl. 1):S98–S110.

Capítulo 102. Estado hiperglucémico hiperosmolar

También conocido como síndrome hiperosmolar hiperglucémico (SHH), se trata de una complicación aguda de la diabetes mellitus tipo 2, caracterizada por hiperglucemia >600 mg/dL, deshidratación y ausencia de acidosis por cuerpos cetónicos. También, puede haber presencia de acidosis leve derivada del ácido láctico.

Estadísticas y epidemiologia

- Entre las complicaciones agudas de la diabetes, el SHH constituye una de las principales.
- Alrededor del 56,8% de los casos ocurre en mujeres.
- Edad media de incidencia 54 años.
- Alrededor del 1% de los ingresos hospitalarios son ocasionados por el SHH.
- Al menos 1 de cada 1000 ingresos hospitalarios son personas con SHH.
- La mortalidad es alta, alrededor del 15 al 60%.
- Después de los 70 años aumenta el riesgo de mortalidad por SHH.
- Entre el 24,5 al 35% de los casos de SHH, no tienen diagnóstico previo de diabetes mellitus.

Factores de riesgo

- ✓ Infecciones (tracto respiratorio, urinario, septicemia).
- ✓ Poco o nulo apego al tratamiento.
- ✓ Uso de tratamiento inadecuado.
- ✓ Acromegalia.
- ✓ Alcoholismo.
- ✓ Uso de drogas de abuso (cocaína).
- ✓ Condiciones metabólicas (pancreatitis, obstrucción intestinal, insuficiencia renal, diálisis peritoneal).
- ✓ Posoperatorio de cirugía ortopédica, cardiacas o del SNC.
- ✓ Etiología o causas más frecuentes
- ✓ Diabetes mellitus no diagnosticada (especialmente en personas con edad avanzada).
- ✓ Síndrome de Cushing.
- ✓ Tirotoxicosis.
- ✓ Uso de fármacos que interfieren con la acción de la insulina (tiazidas, diuréticos de asa, bloqueadores de canales de calcio, diazóxido, propanolol, esteroides, fenitoína, cimetidina, inmunosupresores, entre otros).

Elementos fisiopatológicos

La glucosa, tiene le comportamiento de un osmol efectivo y un soluto impermeable debido al trastorno de la insulina, lo cual ocasiona diuresis osmótica induciendo de forma directa a la hipertonicidad en el líquido extracelular, así como incremento de glucosa ocasionada por reducción de la pérdida renal de líquidos hipotónicos por la diuresis osmótica.

A continuación, la hiperglucemia, conduce a la redistribución osmótica de agua fuera de las células, lo cual ocasiona hiponatremia por difusión y pérdidas urinarias, así como pérdida de agua libre y exceso de sodio sérico. De esta manera, aumenta la osmolaridad plasmática.

Reducción del efecto de la insulina circulante: inadecuadas concentraciones de insulina para utilizar la glucosa, pero suficiente para prevenir lipólisis, de modo que no ocurre la cetogénesis.

Incremento de hormonas contrarreguladoras como el glucagón, catecolaminas, hormona del crecimiento y cortisol, ocasionando aumento de glucemia por gluconeogénesis, glucogenólisis y reducción del uso de glucosa.

Descontrol metabólico, patologías coexistentes, reducción de la ingesta de líquidos, incrementan el desarrollo del SHH.

La hiperglucemia en SHH, podría estar asociada a un estado inflamatorio grave mediado por el aumento de citosinas proinflamatorias.

Criterios diagnósticos

Clasificaremos los criterios diagnósticos en observaciones clínicas y de laboratorio.

Clínica

- ✓ Fatiga, visión borrosa, polidipsia, poliuria, pérdida de peso, calambres musculares. Evolución previa de días o semanas hasta desencadenar SHH.
- ✓ Signos de deshidratación (disminución de turgencia de la piel, sequedad en mucosas).
- ✓ Hipotensión, taquicardia. A medida que progresa, puede conducir a choque con hipoperfusión tisular y reducción de volumen urinario.
- ✓ Síntomas abdominales (dolor, dolor en el cuadrante superior derecho, ausencia de ruidos intestinales, náuseas, vómitos). Investigue otras causas como abdomen agudo.
- ✓ Alteraciones en el estado de alerta: problemas de atención, desorientación, letargo, somnolencia, hasta coma.
- ✓ Manifestaciones neurológicas: irritabilidad del SNC, convulsiones, hemiparesias.
- ✓ Fiebre y taquipnea: descarte septicemia por gramnegativos.

Laboratorios

Para corroborar el grado de hiperglucemia y el balance del equilibrio ácido base, calcular osmolaridad sérica, brecha aniónica y vigilar cetosis.
Glucemia: > 600 mg/dL.
Brecha aniónica<12
Osmolaridad sérica efectiva > 320 mOsm/kg
Creatinina
A menudo se encuentra elevada. Se corrige tras la administración del tratamiento de SHH, siempre que no haya nefropatía.
Nitrógeno ureico

Cetonas en orina: Muy bajas o ausentes.
Electrolitos
Bicarbonato sérico >18 mEq/L
Concentración de potasio, puede estar elevada.
El sodio plasmático disminuye 1.6 mEq/L. Se recomienda calcular concentraciones de Sodio corregido:

Na+ corregido = Na+ reportado + [(1.6) (glucosa – 100)/100]

Gasometría: ph arterial >7,3.
En caso de sospechar infecciones como desencadenantes del SHH
Biometría hemática y hemocultivo.
Leucocitosis, es común en SHH como respuesta al estrés y deshidratación (12 a 20.000 leucocitos/mm^3, no obstante, >30.000 sugiere infección).
Examen de orina y urocultivo.
Pata descartar infarto agudo al miocardio o neumonías como factor precipitante
Electrocardiograma.
Enzimas cardiacas séricas.
Radiografía de tórax

Tratamiento

- ✓ Reposición de líquidos.
- ✓ Administre solución salina 0,9% vía endovenosa, cuando la concentración de sodio corregido sea normal o bajo. Por el contrario, si el sodio se encuentra elevado, emplee una solución hipotónica al 0,45%. La administración de líquido será:
- ✓ Administre 1500 mL en la primera hora.
- ✓ 1000 mL/ en la segunda y tercera hora.
- ✓ 500 a 750 mL/ hora para la cuarta hora.

Observaciones:

- ✓ Cuando la osmolaridad efectiva logre < 320 mOsm/L
- ✓ Si inicio con una solución hipotónica, cambie a solución salina 0,9% para continuar la administración de líquidos.
- ✓ Monitoree concentraciones de cloro, cuando este sea elevado, mantenga la solución salinahipotónica.
- ✓ Pacientes con hipotensión
- ✓ Inicie el tratamiento con 2000 mL/h de solución, en caso de no corregirse la hipotensión, considere administrar vasopresores o coloides.
- ✓ Cuando se obtenga <250 mg/dL de glucemia
- ✓ Considere emplear solución glucosada al 5% combinada con solución salina en caso de no haber corregido el déficit de volumen.

Recomendaciones

- ✓ Coloque catéter central para medir presión venosa central.
- ✓ Instale catéter para medir presión capilar pulmonar en cuña, cuando esté indicado.
- ✓ Procure que la corrección de osmolaridad no supere los 3 mOsm/kg/h, para evitar cambios drásticos que desencadenen complicaciones neurológicas.
- ✓ Administre el 50% del déficit dentro de las primeras 12 horas, el resto administre de forma lenta durante las próximas 24 a 36 horas.

Insulina

- ✓ Insulina rápida 0,15 U/kg en bolo (vía endovenosa).
- ✓ Cuando las condiciones no permitan administrar insulina IV, indique 0,1 U/kg/h vía subcutánea.
- ✓ Monitoree cada hora la glucemia hasta conseguir descenso de 50 a 70 mg/dL/h, en caso de no conseguirse, duplique la dosis hasta obtener los resultados esperados.
- ✓ Cuando la glucemia llega a 250 mg/dL administre 0,05 a 0,1 U7g/h de insulina para mantener la glucemia entre 250 a 300 mg/dL con el paciente alerta.
- ✓ Cuando se resuelva el SHH, inicie con 0,5 a 0,8 U/gk de insulina, dividida entre insulina basal NPH o glargina 1 o 2 administraciones al día.

Objetivos de gestión

- ✓ Restauración de volumen circulatorio y perfusión de los tejidos.
- ✓ Resolución de hiperglucemia.
- ✓ Corrección de desequilibrio electrolítico y acidosis.
- ✓ Tratar causa subyacente corregible.

Referencias bibliográficas

1. American Diabetes Association. 15. Diabetes care in the hospital: Standards of Medical Care in

Diabetes—2020. Diabetes Care 2020;43(Suppl. 1):S193-S202.
2. Dorantes y Martínez. Endocrinología clínica 5ta edición, Editorial El Manual moderno 2016.

Capítulo 103. Cetoacidosis diabética

Se trata de una complicación aguda de diabetes, la cual representa una absoluta deficiencia de la insulina, y es caracterizada por la tríada de cetonemia, hiperglucemia y acidosis metabólica.

Estadísticas y epidemiologia

- ✓ Ocurre alrededor del 2 al 10% de los pacientes con diabetes mellitus tipo 1.
- ✓ Es menos frecuente en pacientes con DMT2.
- ✓ Representa alrededor del 6,9% del ingreso hospitalario en México.
- ✓ En Estados Unidos, tiene una incidencia anual de 7,1 casos por 1000 ingresos hospitalarios en pacientes con diabetes.
- ✓ Se estima que la prevalencia en menores de 20 años, es mayor al 25%.
- ✓ Entre el 20 al 30% de los casos no son identificables los eventos desencadenantes.

Factores de riesgo

- ✓ Negación de la enfermedad.
- ✓ Trastornos de conducta alimentaria.
- ✓ Falta de apego al tratamiento.

Etiologia y causas más frecuentes

- Omisión o reducción de la dosis de insulina.
- Infecciones.
- Trasgresión dietética.
- Patologías gastrointestinales (pancreatitis).
- Anorexia.
- Infarto agudo de miocardio.
- Alcoholismo
- Uremia.
- Hipotiroidismo.
- Embarazo.
- Traumatismos.
- Uso de fármacos que afectan el metabolismo de la glucosa (tiazidas, corticoesteroides, simpaticomiméticos, antipsicóticos).
- Disfunción de bomba de infusión continua de insulina.

Elementos fisiopatológicos

Desequilibrio hormonal ocasionado por la deficiente secreción de insulina.

Incremento de hormonas contrarreguladoras (catecolaminas, cortisol, hormona de crecimiento y glucagón).

Aumento de las concentraciones de glucosa plasmática, por aumento de gluconeogénesis y glucogenólisis, en conjunto con la reducción de la utilización de glucosa por el hígado, tejido graso y muscular.

Estimulación de vías lipolíticas con producción de ácidos grasos libres oxidados a cuerpos cetónicos.

Incremento de citocinas proinflamatorias y factores protocoagulantes (proteína C reactiva, inhibidor del activador del plasminógeno 1).

Criterios diagnósticos

Clínica	Signos y síntomas de hiperglucemia. Vómitos (80%). Establecimiento rápido (alrededor de 24hrs). Otros síntomas: dolor abdominal, náuseas, visión borrosa. Examen físico Taquicardia. Hipotensión arterial. Signos de deshidratación. Respiración de Kussmaul. Hipotermia o fiebre. Distención gástrica. Hiporreflexia. La evaluación del estado neurológico, es fundamental para determinar la severidad (alerta, somnolencia, estupor o coma).
Laboratorios	Glucemia: >250 mg/dL. Sodio sérico: entre 132 a 138 mEq/L. Potasio: entre 4,4 a 5,7 mEq/L. Bicarbonato: <18 mEq/L (<10 mEq/L es cetoacidosis grave). Nitrógeno ureico sanguíneo (BUN): entre 25 a 41 mg/dL. Osmolaridad: entre 310 a 316. pH: < 7,3 Cetonas: presentes en suero y orina. Nota: puede requerir pruebas adicionales de acuerdo a manifestación clínica (gonadotropina coriónica

	humana, concentración de ácido acetilsalicílico, pruebas tiroideas, función hepática, concentración de etanol, entre otras).
Otros	Identifique causas subyacentes desencadenantes Urocultivo. Radiografía de tórax. Tomografía de cerebro, abdomen, pelvis o tórax.

Opciones de tratamiento

Reposición de volumen
Déficit: 6 a 9L.
Inicie la reposición con solución isotónica al 0,9% para reestablecer el volumen intravascular.
15 a 20 mL/kg por hora o 1 a 1,5 litros durante la primera hora.
Mida el sodio
En caso de hiponatremia continúe con solución salina al 0,9% con velocidad de infusión entre 250 a 500 ml/h.
Si el sodio sérico es superior a 150 mEq/L, sustituya la solución por una solución salina hipotónica 0,45% (preparada con la mitad de solución salina isotónica y otra mitad de agua destilada inyectable).
Cuando alcance nivel de glucemia entre 200 a 250 mg/dL emplee solución glucosada al 5%.
Meta: reposición de volumen entre las primeras 12 a 24 horas, obteniendo entre 0,5 a 1 ml/kg/h de diuresis.

Insulina
Ayuda a disminuir la glucemia y reduce la producción de cetonas.
Alternativa vía endovenosa
Un bolo inicial de 10 unidades.
Bolo de 5 unidades (o 0,1 U/kg en peso <50kg) cada hora.
Alternativa subcutánea
Use análogos de acción ultra rápida por vía subcutánea cada 1 o 2 horas.
Dosis inicial 0,3 U/kg seguidas de 0,2 U/kg cada 2 horas.
0,2 U/kg, seguida de 0,1 U/kg cada hora.

Reposición de potasio
< 2 mEq/L administre 40 a 60 mEq/L de solución.

2 a 4 mE1/L administre 30 a 40 mEq/L de solución.
4 a 5 mEq/L administre 20 mEq/L de solución.
>5 mEq/L No reponer hasta su disminución.

Reposición de bicarbonato

pH 6,9 a 7: reponer con 50 mEq + 10 mEq de KCl en 200 ml de agua en 2 horas.

pH <6,9: reponer con 100 mEq + 20 mEq de KCl en 400 ml de agua en 2 horas.

Peculiaridades del seguimiento

- ✓ Se deben tomar muestras de sangre cada 2 a 4 horas y mantener la insulinoterapia hasta conseguir los criterios siguientes:
- ✓ Glucemia <200 mg/dL.
- ✓ Anion gap <12 mEq/L
- ✓ pH >7,3.
- ✓ Bicarbonato: >18 mEq/L.
- ✓ Identifique la causa.
- ✓ Mida el potasio antes de administrar la insulina para evitar hipopotasemia.
- ✓ Mida regularmente la glucemia para evitar hipoglucemia.
- ✓ El uso del bicarbonato solo se emplea cuando el pH sea menor a 7.
- ✓ Evite la administración innecesaria de fosfato.
- ✓ Reexplore valores de laboratorio cada 1 a 2 horas para identificar signos de descompensación y efectividad del tratamiento.
- ✓ Evite correcciones rápidas de volumen. El cambio rápido podría ocasionar edema cerebral y predispone al riesgo de acidosis metabólica hiperclorémica.

Referencias bibliográficas

1. American Diabetes Association. 15. Diabetes care in the hospital: Standards of Medical Care in Diabetes—2020. Diabetes Care 2020;43(Suppl. 1):S193-S202.
2. Dorantes y Martinez. Endocrinología clínica 5ta edición, Editorial El Manual moderno 2016. Capítulo 46.

Capítulo 104. Cetoacidosis diabética

Se trata de una complicación aguda de diabetes, la cual representa una absoluta deficiencia de la insulina, y es caracterizada por la tríada de cetonemia, hiperglucemia y acidosis metabólica.

Estadísticas y epidemiologia

Ocurre alrededor del 2 al 10% de los pacientes con diabetes mellitus tipo 1. Es menos frecuente en pacientes con DMT2. Representa alrededor del 6,9% del ingreso hospitalario en México. En Estados Unidos, tiene una incidencia anual de 7,1 casos por 1000 ingresos hospitalarios en pacientes con diabetes. Se estima que la prevalencia en menores de 20 años, es mayor al 25%. Entre el 20 al 30% de los casos no son identificables los eventos desencadenantes.

Factores de riesgos

- ✓ Negación de la enfermedad.
- ✓ Trastornos de conducta alimentaria.
- ✓ Falta de apego al tratamiento.

Causas más frecuentes

- ✓ Omisión o reducción de la dosis de insulina.
- ✓ Infecciones.
- ✓ Trasgresión dietética.

- ✓ Patologías gastrointestinales (pancreatitis).
- ✓ Anorexia.
- ✓ Infarto agudo de miocardio.
- ✓ Alcoholismo
- ✓ Uremia.
- ✓ Hipotiroidismo.
- ✓ Embarazo.
- ✓ Traumatismos.
- ✓ Uso de fármacos que afectan el metabolismo de la glucosa (tiazidas, corticoesteroides, simpaticomiméticos, antipsicóticos).
- ✓ Disfunción de bomba de infusión continua de insulina.

Elementos fisiopatológicos

Desequilibrio hormonal ocasionado por la deficiente secreción de insulina.

Incremento de hormonas contrarreguladoras (catecolaminas, cortisol, hormona de crecimiento y glucagón).

Aumento de las concentraciones de glucosa plasmática, por aumento de gluconeogénesis y glucogenólisis, en conjunto con la reducción de la utilización de glucosa por el hígado, tejido graso y muscular.

Estimulación de vías lipolíticas con producción de ácidos grasos libres oxidados a cuerpos cetónicos.

Incremento de citosinas proinflamatorias y factores protocoagulantes (proteína C reactiva, inhibidor del activador del plasminógeno 1).

Criterios diagnósticos

Clínica	Signos y síntomas de hiperglucemia. Vómitos (80%). Establecimiento rápido (alrededor de 24hrs). Otros síntomas: dolor abdominal, náuseas, visión borrosa. Examen físico Taquicardia. Hipotensión arterial. Signos de deshidratación. Respiración de Kussmaul. Hipotermia o fiebre. Distención gástrica. Hiporreflexia. La evaluación del estado neurológico, es fundamental para determinar la severidad (alerta, somnolencia, estupor o coma).
Laboratorios	Glucemia: >250 mg/dL. Sodio sérico: entre 132 a 138 mEq/L. Potasio: entre 4,4 a 5,7 mEq/L. Bicarbonato: <18 mEq/L (<10 mEq/L es cetoacidosis grave). Nitrógeno ureico sanguíneo (BUN): entre 25 a 41 mg/dL. Osmolaridad: entre 310 a 316. pH: < 7,3 Cetonas: presentes en suero y orina. Nota: puede requerir pruebas adicionales de acuerdo a manifestación clínica (gonadotropina coriónica humana, concentración de ácido acetilsalicílico, pruebas tiroideas, función hepática, concentración de etanol, entre otras).
Otros	Identifique causas subyacentes desencadenantes Urocultivo. Radiografía de tórax. Tomografía de cerebro, abdomen, pelvis o tórax.

Opciones de tratamiento

Reposición de volumen
Déficit: 6 a 9L.
Inicie la reposición con solución isotónica al 0,9% para restablecer el volumen intravascular.
15 a 20 mL/kg por hora o 1 a 1,5 litros durante la primera hora.
Mida el sodio
En caso de hiponatremia continúe con solución salina al 0,9% con velocidad de infusión entre 250 a 500 ml/h.
Si el sodio sérico es superior a 150 mEq/L, sustituya la solución por una solución salina hipotónica 0,45% (preparada con la mitad de solución salina isotónica y otra mitad de agua destilada inyectable).
Cuando alcance nivel de glucemia entre 200 a 250 mg/dL emplee solución glucosada al 5%.
Meta: reposición de volumen entre las primeras 12 a 24 horas, obteniendo entre 0,5 a 1 ml/kg/h de diuresis.
Insulina
Ayuda a disminuir la glucemia y reduce la producción de cetonas.
Alternativa vía endovenosa
Un bolo inicial de 10 unidades.
Bolo de 5 unidades (o 0,1 U/kg en peso <50kg) cada hora.
Alternativa subcutánea
Use análogos de acción ultra rápida por vía subcutánea cada 1 o 2 horas.
Dosis inicial 0,3 U/kg seguidas de 0,2 U/kg cada 2 horas.
0,2 U/kg, seguida de 0,1 U/kg cada hora.
Reposición de potasio
< 2 mEq/L   administre 40 a 60 mEq/L de solución.
2 a 4 mE1/L   administre 30 a 40 mEq/L de solución.
4 a 5 mEq/L   administre 20 mEq/L de solución.
>5 mEq/L   No reponer hasta su disminución.
Reposición de bicarbonato
pH 6,9 a 7: reponer con 50 mEq + 10 mEq de KCl en 200 ml de agua en 2 horas.
pH <6,9: reponer con 100 mEq + 20 mEq de KCl en 400 ml de agua en

> 2 horas.

Peculiaridades del seguimiento

Se deben tomar muestras de sangre cada 2 a 4 horas y mantener la insulinoterapia hasta conseguir los criterios siguientes:

- ✓ Glucemia <200 mg/dL.
- ✓ Anion gap <12 mEq/L
- ✓ pH >7,3.
- ✓ Bicarbonato: >18 mEq/L.
- ✓ Identifique la causa.
- ✓ Mida el potasio antes de administrar la insulina para evitar hipopotasemia.
- ✓ Mida regularmente la glucemia para evitar hipoglucemia.
- ✓ El uso del bicarbonato solo se emplea cuando el pH sea menor a 7.
- ✓ Evite la administración innecesaria de fosfato.
- ✓ Reexplore valores de laboratorio cada 1 a 2 horas para identificar signos de descompensación y efectividad del tratamiento.
- ✓ Evite correcciones rápidas de volumen. El cambio rápido podría ocasionar edema cerebral y predispone al riesgo de acidosis metabólica hiperclorémica.

Referencias bibliográficas

1. American Diabetes Association. 15. Diabetes care in the hospital: Standards of Medical Care in Diabetes—2020. Diabetes Care 2020;43(Suppl. 1):S193-S202.
2. Dorantes y Martínez. Endocrinología clínica 5ta edición, Editorial El Manual moderno 2016. Capítulo 46.

Capítulo 105. Diabetes y salud cardiovascular

La alteración metabólica ocurrida en la diabetes mellitus, ocasiona una modificación de la distribución orgánica de macronutrientes, los cuales predisponen la formación de placas de ateroma, así como los trastornos vasculares, que en conjunto incrementan el riesgo de enfermedad cardíaca asociada a la diabetes.

Estadísticas y epidemiología

Las personas con DMT2, sin antecedentes de infarto miocardio previos, tienen el riesgo de infarto de miocardio durante 7 años tan elevado como las personas no diabéticas con antecedentes de infarto al miocardio.

La tasa de mortalidad por infarto de miocardio en pacientes con diabetes es mayor a los pacientes sin diabetes.

La diabetes elimina el efecto cardioprotector en las mujeres, durante el período premenopáusico.

La tasa de mortalidad por infarto del miocardio en los pacientes con diabetes es similar en hombres y mujeres.

La diabetes produce riesgo de enfermedades cardiovasculares significativamente mayor.

El riesgo de enfermedad coronaria en pacientes con DMT1 es 4 veces mayor en comparación con pacientes no diabéticos de 55 años.

Los pacientes con DMT1 con nivel de A1C <6,9% (meta de la mayoría de las guías de tratamiento), tenían 2 veces más riesgo de mortalidad por causas cardiovasculares que los controles pareados.

Alrededor del 50% de los pacientes con DMT2, tienen hipertensión.

Más del 30% de los pacientes con DMT2 tienen hipercolesterolemia al momento del diagnóstico.

La aterosclerosis representa entre el 65 al 80% de todas las muertes en los norteamericanos con diabetes.

Un 1% de incremento de la A1C, duplica el riesgo de enfermedad cardiovascular.

Factores de riesgo

- Tabaquismo.
- Antecedentes familiares de CAD.
- Obesidad abdominal.
- Sedentarismo.
- Dietas no balanceadas.

La American Diabetes Asociation, recomienda el uso de calculadoras virtuales para medir el riesgo cardiovascular, sugiriendo el uso de la calculadora proporcionada por American College of Cardiology:

http://tools.acc.org/ASCVD-Risk-Estimator-Plus/#!/calculate/estimate/

Etiología o causas más frecuentes

- ✓ Hipertensión arterial.
- ✓ Dislipidemias.
- ✓ Incremento de lipoproteínas de muy baja densidad. (VLDL).
- ✓ Pequeñas y densas partículas de lipoproteína de baja densidad.
- ✓ Lipemia postprandial.
- ✓ Actividad aumentada de PAI-1.

Elementos fisiopatológicos

La resistencia a la insulina en personas con hiperglucemia y diabéticos, contribuye al desarrollo de aterosclerosis.

Aumento de los niveles de VLDL debido al aumento de la producción y disminución de catabolismo de triglicéridos, incluidos quilomicrones.

Aumento de producción hepática de VLDL ocurre como consecuencia del aumento de los suministros de ácidos grasos debido a la reducción de la absorción de ácidos grasos libres por el músculo estriado, así como el aumento de entrega de ácidos grasos del tejido adiposo, asociado a obesidad central.

Las partículas de LDL en los diabéticos, son más pequeñas y densas que las partículas típicas de LDL, esto le confiere mayor tendencia a la oxidación y aceleran los procesos ateroscleróticos, fundamentalmente riesgosos para las enfermedades cardiovasculares y cardíacas.

En la diabetes ocurre el aumento del estrés oxidativo, incrementado el riesgo de complicaciones por diabetes. Esto reduce la acción antioxidante e incrementa la peroxidación lipídica alterando la función vascular.

La diabetes ocasiona alteraciones en la función endotelial promoviendo complicaciones vasculares.

Criterios diagnósticos

Peculiaridades clínicas de las enfermedades cardiovasculares en pacientes con diabetes

Características angiográficas de la enfermedad arterial coronaria
Naturaleza aterosclerótica severa y difusa en las coronarias. Mayor número de vasos coronarios afectados. Lesiones difusas. Lesión proximal más severa. Aumento de ulceración de la placa y trombosis.
Isquemia silenciosa
Aumento del riesgo de presentar infarto del miocardio silencioso o no reconocido. Manifestación de síntomas atípicos en un 32 a 42% (disnea, fatiga, náuseas, vómitos). Neuropatía autonómica con afectación al suministro sensorial del corazón, predispone a episodios isquémicos indoloros.
Síndrome coronario agudo
Representan la principal causa de muerte en personas con diabetes, especialmente cuando se encuentra asociado a insuficiencia cardíaca congestiva. La diabetes constituye un factor de mal pronóstico. La mortalidad a los 30 días, fue mayor en pacientes con terapia de

insulina.

La diabetes es un factor de riesgo de shock cardiogénico en cuanto al contexto de síndromes isquémicos agudos.

Aumento de la reincidencia de isquemia e infartos.

La disfunción diastólica preexistente es responsable de síntomas congestivos.

Capacidad reducida para desarrollar vasos sanguíneos colaterales en presencia de CAD. Esto puede explicar las anginas postinfarto frecuentes y la extensión del infarto.

Estudios

- ✓ Angiografía.
- ✓ Electrocardiograma.
- ✓ Prueba de esfuerzo en cinta rodante.
- ✓ Monitorización Holter.
- ✓ Grammagrafía de talio con ejercicio.
- ✓ Enzimas cardiacas.

Opciones de tratamiento

La terapia con insulina, reduce el riesgo de mortalidad a largo plazo (1 año).

La aspirina es útil para suprimir la síntesis de tromboxano A2, de modo que puede emplearse de forma eficaz como prevención primaria en pacientes con DM. Dosis: 81 a 325 mg/día como prevención secundaria. Puede utilizarse como prevención primaria en pacientes con:

- ✓ Tabaquismo.
- ✓ Hipertensión arterial.
- ✓ Obesidad.
- ✓ Albuminuria.

- LDL >130mg/dL.
- HDL <40 mg/dL.
- Triglicéridos > 250 mg/dL.

Los *Beta-bloqueantes*: efectivos para reducir el reinfarto y muerte súbita. El tratamiento temprano con beta bloqueantes, reduce hasta 37% la mortalidad en pacientes con diabetes.

Los *Inhibidores de la enzima convertidora de angiotensina (IECA)*, reducen el riesgo de mortalidad en pacientes diabéticos que sufrieron infarto de miocardio con disfunción ventricular izquierda. Son el primer tratamiento de elección en la hipertensión asociada a la diabetes.

Los *Antagonistas de la glucoproteína IIb/IIIa (GpIIb/IIIa)*, importantes agentes antiplaquetarios. Es un importante agente terapéutico en la angina inestable e IM sin onda Q.

Terapia trombolítica.

Procedimientos de revascularización.

Angioplastia (alivio efectivo en la angina).

Cirugía de bypass de la arteria coronaria.

Peculiaridades del seguimiento

Maneje los factores de riesgo promoviendo:

- Reducción del colesterol LDL y triglicéridos.
- Tratamiento y seguimiento de hipertensión arterial.
- Control de glicemia.
- Manejo del síndrome metabólico.

- ✓ Modificación de estilo de vida.
- ✓ Aliente las actividades físicas aeróbicas o cardiovasculares, siempre que no existan contraindicaciones para ello.

Referencias bibliográficas

1. American Diabetes Association. 10. Cardiovascular disease and risk management: Standards of Medical Care in Diabetes—2020. Diabetes Care 2020;43(Suppl.1):S111–S134
2. Shlomo Melmed, Richard J. Auchus, Allison B. Goldfine, Ronald J. Kowning, Clifford Rosen. Williams Textbook of Endocrinology 14Th edition. ELSEVIER, 2020.
3. C. Ronald Kahn, Gordon C. Weir, George L. King, Alan C. Moses, Robert J. Smith. Alan M. Jacobson. Joslin's Diabetes mellitus 14th. Edition. Lippincott Williams & Wilkins.

Capítulo 106. Pie diabético

Es definido por la Organización Mundial de la Salud (OMS), como el conjunto de síndromes en los cuales la isquemia, neuropatía e infección, causan disrupción tisular ocasionando morbilidad y posible amputación. Por su parte, la Asociación Americana de Diabetes, define al pie diabético como el área anatómica por debajo del maléolo en un individuo con diabetes, y que implica prevención primaria y vigilancia.

Los problemas de pie diabético, representan el principal motivo de hospitalización de diabéticos que cualquier otra complicación crónica y, a menudo, se requiere amputación como tratamiento trayendo como consecuencia la incapacidad funcional y el aumento del índice de morbilidad y mortalidad.

Epidemiologia

La diabetes constituye la causa más frecuente de amputaciones no traumáticas en las extremidades inferiores en Estados Unidos.

Ocurre tanto en DMT1 como en DMT2.

La incidencia es del 2 al 2,5% en países occidentales, aunque en países con incidencias de diabetes más altas como los Estados Unidos, podría oscilar entre el 5 al 6%.

Alrededor del 5 al 10% de los pacientes con diabetes, han desarrollado úlceras en el pie en algún momento.

Aproximadamente el 1% de los diabéticos han sufrido amputación.

La incidencia anual de ulceraciones es alrededor del 2%, cuando hay neuropatía asciende a 7% y hasta 50% cuando hay antecedentes de ulceración.

Las personas con diabetes tienen hasta en un 25% de riesgo de desarrollar pie diabético a lo largo de su vida.

Más del 80% de las amputaciones, son precedidas por ulceraciones en los pies.

Factores de riesgo

- ✓ Neuropatía sensorial periférica.
- ✓ Deformidad en los pies.
- ✓ Callos (especialmente el plantar).
- ✓ Edema.
- ✓ Almohadilla.
- ✓ Enfermedad vascular periférica.
- ✓ Antecedente de ulceraciones.
- ✓ Tabaquismo.
- ✓ Antecedente de amputación previa, retinopatía o enfermedad renal.

Etiología

Resultado de múltiples causas que interactúan entre sí, de las cuales, por sí solas no son capaces de ocasionar la ulceración. La combinación de los dos o más factores de riesgo, puede ocasionar la ruptura de la piel y ulceración. La tríada de causas principalmente es: neuropatía, deformidad y trauma.

Elementos fisiopatológicos

Neuropatía sensorial, motora y autónoma.

La reducción o pérdida de la sensación y propiocepción, disminuyen la perfusión capilar e incrementan la isquemia en los sitios de mayor carga de presión. Por otro lado, la neuropatía autonómica simpática, puede afectar a las extremidades inferiores mediante la reducción de la sudoración, ocasionando piel seca y desarrollando grietas y fisuras. En el caso de la neuropatía motora, ocurre desequilibrio de los músculos flexores y extensores en el pie, conduciendo a la deformidad del pie, con cabezas metatarsianas prominentes y arañazos en los dedos del pie. Entonces, la combinación entre la pérdida de propiocepción ocasionada por la neuropatía sensorial, y la prominencia de cabezas metatarsianas, conducen al aumento de presiones y cargas debajo del pie diabético. Asimismo, las altas presiones y la piel seca, condicionan la formación de callos bajo las áreas de carga de las cabezas metatarsianas.

Enfermedad vascular periférica

Aunque rara vez ocasiona ulceración, cuando se combina la enfermedad vascular con traumatismos menores, podría ocasionar ulceración. Puede ocurrir ulceración isquémica como consecuencia de lesiones menores e infección posterior, incrementando la demanda del suministro de sangre, por encima de la capacidad circulatoria. Aumenta el riesgo de amputación.

Criterios diagnósticos

El examen diagnóstico fundamentalmente consiste en la evaluación de riesgos de ulceración, incluyendo evidencia de neuropatías, deformidades, entre otras características.

Componentes clave del examen exhaustivo del pie diabético

Examen físico del pie diabético	*Dermatológico* Estado de la piel: color, temperatura, grosor, sequedad, grietas. Transpiración. Signos de infección: revise entre os dedos de pies, enfatizando la búsqueda de infecciones fúngicas. Ulceración. Callos o ampollas: presencia de hemorragia en callos. *Musculoesquelético* Deformidad: aspectos de dedos en garra, cabezas metatarsianas prominentes, articulación de Charcot Desgaste muscular: canalones entre metatarsianos. Analizar si el zapato es apropiado para el pie en función del tamaño, ancho o si incrementa riesgo de traumatismos. *Neurológico* Síntomas de neuropatía: dolor, ardor, entumecimiento. Capacidad de percibir presión monofilamentosa de 10 g más uno de los siguientes. Reflejos de tobillo. Umbral de percepción vibratoria. Vibración con diapasón 128 Hz. Sensación de pinchazo. *Vascular* Fatiga en las piernas. Claudicación.

Pulsos en el pie.
Índice tobillo-brazo (cuando esté indicado).

Tabla 88-1. Fuente: modificado. Shlomo Melmed, Richard J. Auchus, et al, Williams Textbook of Endocrinology 14Th edition. Elsevier, 2020.

Pruebas para evaluar riesgo de neuropatía

- ✓ Biotensómetro (umbral de percepción vibratoria de 25 mHz riesgo de ulceración).
- ✓ Alambre de monofilamento Semmes – Weinstein 5.07 (10 g): evalúa propiocepción, aplique el cable contra el pie con la fuerza suficiente para que este se doble suavemente. La falta de percepción indica mayor riesgo de ulceración.
- ✓ Úlceras de pie que no cicatrizan
- ✓ La úlcera neuroisquémica es la principal causa de úlceras de difícil curación, los signos de isquemia están alterados en el paciente diabético, por lo que debe solicitar arteriografía no invasiva.
- ✓ Radiografía simple.
- ✓ Resonancia magnética (MRI).
- ✓ Escáneres óseos.
- ✓ Escáner de glóbulos blancos etiquetado con indio-111.

Sistema de clasificación de úlceras del pie diabético Wagner

Grado	Descripción
0	Sin úlcera, pero pie de alto riesgo (deformidad, callo, insensibilidad).
1	Úlcera superficial de espesor completo.
2	Úlcera más profunda, tendones penetrantes, sin afectación de hueso.

3	Úlcera más profunda con afectación del hueso (osteítis).
4	Gangrena parcial (dedos de los pies, antepié).
5	Gangrena pie entero.

Tabla 88-2. Clasificación de úlceras. Fuente: Oyibo S, Jude EB, Tarawneh I, et al. Una comparación de dos sistemas de clasificación de úlceras del pie diabético: los sistemas de clasificación de heridas Wagner y la Universidad de Texas. Cuidado de la diabetes. 2001; 24: 84–88

Opciones de tratamiento

Grado de úlcera	Tratamiento
Grado 0	Eliminación del callo plantar está asociado a reducción de la presión del pie y reducción del riesgo de úlceras del pie.
	Calzados ortopédicos personalizados.
	Revisión frecuente de los pies.
Wagner grado 1 y 2.	Molde de contacto total (TCC)
	Bota extraíble de Scotch Cast.
	En caso de infección, asociar antibiótico de amplio espectro (amoxicilina/ácido clavulánico, clindamicina).
	Terapia de oxígeno hiperbárico (OHB).
Wagner grado 1 y 2 (úlceras neuroisquémicas).	TCC no recomendado.
	Yeso removible.
	Bota de yeso neumática (Aricast) en caso de infección.
	Arteriografía con tratamiento quirúrgico.
	Angioplastia.
Wagner grado 3	Resección del hueso infectado.
	Antibioticoterapia (clindamicina o flucloxaciclina) durante 90 días.
Wagner grado 4 y 5	En gangrenas localizadas: amputación espontánea.
	En gangrenas extensas: hospitalización, antibioticoterapia múltiple, control glucémico con insulina endovenosa, amputación.

Tratamientos complementarios

- ✓ Terapia de heridas de presión negativa.
- ✓ Alargamiento del tendón de Aquiles.
- ✓ Condiciones de buen pronóstico
- ✓ Entrada arterial adecuada.
- ✓ Infección tratada adecuadamente.
- ✓ Eliminación de la presión de la herida y el área circundante inmediata.

Peculiaridades del seguimiento

Debe realizarse examen exhaustivo del pie, por lo menos 1 vez al año o más de acuerdo al riesgo.

Los pacientes con alto riesgo de ulceración deben ser manejados por un equipo de especialistas experimentados en el pie diabético, que incluya podólogo, ortesista, diabetólogo, cirujanos vasculares y ortopédicos.

Pacientes de alto riesgo de ulceración deben ser educados acerca del cuidado del autocuidado de los pies en el hogar y establecer revisiones frecuentes por arte del cirujano o podólogo.

Instruya a sus pacientes acerca de la importancia de no ejercer presión sobre la úlcera (caminar apoyando el pie, calzado ajustado), para obtener mejor pronóstico de curación.

Instruya a todos sus pacientes con diabetes acerca del cuidado de los pies.

Referencias bibliográficas

1. Shlomo Melmed, Richard J. Auchus, Allison B. Goldfine, Ronald J. Kowning, Clifford Rosen. Williams Textbook of Endocrinology 14Th edition. ELSEVIER, 2020.
2. C. Ronald Kahn, Gordon C. Weir, George L. King, Alan C. Moses, Robert J. Smith. Alan M. Jacobson. Joslin's Diabetes mellitus 14th. Edition. Lippincott Williams & Wilkins.
3. Dorantes y Martinez. Endocrinología clínica 5ta edición, Editorial El Manual moderno 2016.
4. American Diabetes Association. 11. Microvascular complications and foot care: *Standards of Medical Care in Diabetes—2020*. Diabetes Care 2020;43(Suppl. 1):S135–S151

Capítulo 107. Neuropatía periférica diabética

Se refiere a la presencia de signos y síntomas asociados a la disfunción de nervios periféricos como consecuencia de la pérdida progresiva de las fibras nerviosas asociadas a la diabetes.

En general, las neuropatías diabéticas son heterogéneas, también pueden ser focales o difusas, afectando a distintas partes del sistema nervioso e incluir gran variedad de manifestaciones clínicas.

Estadísticas y epidemiologia

Puede afectar alrededor del 50 al 80% de los pacientes diabéticos.

Son las complicaciones más comunes de la diabetes.

La neuropatía diabética periférica, incrementa el riesgo de desarrollar úlceras de pie diabético.

La prevalencia se incrementa a 50% después de los 25 años.

Al menos el 7,5% de los pacientes diabéticos podrían tener neuropatía periférica al momento del diagnóstico.

Las anormalidades en los pies y piernas, aumentaron de 8,3% al inicio al 16,7% luego de 5 años y hasta un 41,9% después de los 10 años.

Factores de riesgo

- ✓ Pacientes con diabetes tipo 1.
- ✓ Pacientes con diabetes tipo 2.
- ✓ Antecedentes de retinopatía diabética proliferativa.
- ✓ Tabaquismo.
- ✓ Mal control glucémico.
- ✓ Hipercolesterolemia.
- ✓ Enfermedad cardiovascular.
- ✓ Duración de la diabetes.
- ✓ Edad (>25 años).

Etiología

Trastorno vascular asociado a la hiperglucemia prolongada de la diabetes mellitus. Procesos inducidos por hiperglucemia.

Elementos fisiopatológicos

Daño tisular inducido por hiperglucemia (neuronas y células de Schwann en nervios periféricos).

Trastornos metabólicos predisponentes (hiperglucemia, vía de los polioles, glucosilación no enzimática de proteínas estructurales o productos finales de glucosilación, actividad de la proteína cinasa C, entre otros).

Insuficiencia microvascular.

Otros (reducción de factor de crecimiento neuronal).

Criterios diagnósticos

Tipos de neuropatía	Manifestaciones clínicas
Mononeuropatía	Síndrome del túnel del carpo (nervio mediano afectado). Aparición sintomática gradual o súbita: sensación de calor, entumecimiento o calambre en palma de la mano, dedos, especialmente el pulgar, medio e índice, sensación subjetiva de hinchazón e inutilidad. Puede aparecer en una o ambas manos durante la noche. Neuropatía cubital Dolor y parestesia en los dedos cuarto y quinto de la mano. Neuropatía radial (rara). Compresión del nervio radial con déficit motor en la muñeca. Neuropatía peroneal Debilidad en la dorsiflexión del pie.
Neuropatías craneales	Ocurre con mayor frecuencia en personas mayores con DM de larga duración. Neuropatía ocular: afectación de nervios craneanos III, IV y VI. Diplopía, ptosis palpebral, alteraciones pupilares, cefalea ipsilateral. Neuropatía facial o del VII Parálisis de Bell, inicio súbito, debilidad unilateral de músculos de la cara, fisura palpebral no oclusiva, irritación corneal. Alteración del gusto.
Amiotrofia diabética	Dolor, atrofia de la cintura pélvica o escapular, fasciculaciones musculares. Hay debilidad y desgaste muscular, puede ser simétrica o asimétrica. Puede haber dolor en la parte lateral de los muslos, debilidad de los músculos psoas ilíaco, obturador, aductor. Dificultad para levantarse de una silla.

Radiculoneuropatía troncal	Puede haber remisión espontánea con 20% de recurrencia. Hay vasculitis epineural. Afecta a varones de edad avanzada principalmente. Ocurre sensación de quemadura, hiperestesia o dolor punzante. La manifestación abarca la parte inferior del tórax o la pared del abdomen, puede ser unilateral o bilateral. Inicio súbito con parálisis de la mano o del pie.
Polineuropatía	También conocida como neuropatía somática difusa. Se manifiesta de forma aguda o crónica. Es la forma más frecuente de neuropatía diabética. predomina la afección sensitiva por encima de la motora. Reducción de la percepción de los estímulos táctiles térmicos y dolorosos. Hay parestesias, disestesias, dolor y disminución en la sensibilidad vibratoria. Hiposensibilidad en guante o en calcetín en el miembro afectado. Pérdida de reflejo Aquíleo. Puede haber dolor y pérdida de la percepción de temperatura. Puede haber dolor punzante o quemante nocturno principalmente. Hormigueo o adormecimiento, puede haber hipersensibilidad al roce de la ropa.

Examen físico

- ✓ Fuerza muscular.
- ✓ Exploración de reflejos de estiramiento muscular.
- ✓ Pruebas táctiles monofilamento de 10 g, vibración de diapasón a 128 Hz.
- ✓ Evaluar sensación de pinchazo.

Paraclínicos

- ✓ Estudios electromiografía o potenciales evocados.
- ✓ Ultrasonido.
- ✓ Biopsias.

Opciones de tratamiento

El tratamiento específico para corregir el daño nervioso no está disponible actualmente, no obstante, el control glucémico mejorado puede ser eficaz para prevenir la neuropatía periférica.

Tratamiento inicial: opciones de tratamientos.

- ✓ Pregabalina: 300 a 600 mg/día.
- ✓ Duloxetina: 60 a 120 mg/ día.
- ✓ Gabapentina: 600 a 900 mg/ día.

Otros tratamientos:

- ✓ Analgésicos opiáceos para el dolor intenso e incapacitante (dextrometorfano 400 mg/día).
- ✓ Estimulación eléctrica percutánea (3 a 4 semanas).
- ✓ Capsaicina 0,075% tópico, 4 veces al día.

Peculiaridades del seguimiento: Todos los pacientes deben someterse anualmente a estudio de monofilamento de 10 g para identificar los pies con riesgo de ulceración y amputación como consecuencia de neuropatía diabética.

Al momento del diagnóstico de diabetes mellitus tipo 2, todos los pacientes deben recibir evaluación de neuropatía diabética. Al cabo de 5 años del diagnóstico de diabetes mellitus tipo 1, debe realizarse la evaluación para neuropatía diabética.

Referencias bibliográficas

1. American Diabetes Association. 11. Microvascular complications and foot care: Standards of Medical Care in Diabetes—2020. Diabetes Care 2020;43(Suppl. 1):S135–S151.
2. Shlomo Melmed, Richard J. Auchus, Allison B. Goldfine, Ronald J. Kowning, Clifford Rosen. Williams Textbook of Endocrinology 14Th edition. ELSEVIER, 2020.
3. C. Ronald Kahn, Gordon C. Weir, George L. King, Alan C. Moses, Robert J. Smith. Alan M. Jacobson. Joslin's Diabetes mellitus 14th. Edition. Lippincott Williams & Wilkins.
4. Dorantes y Martinez. Endocrinología clínica 5ta edición, Editorial El Manual moderno 2016.

Capítulo 108. Neuropatía autónomica diabética

También conocida como neuropatía visceral, se trata de una complicación común de la diabetes. Se caracteriza por deteriorar calidad de vida e incrementa el riesgo de mortalidad, mediante la alteración neurológica del sistema nervioso autónomo, encargado de regular los órganos del cuerpo, de modo que puede manifestar un amplio grupo de síntomas heterogéneos, por lo que suele confundirse con un vasto grupo de diagnósticos diferenciales.

Estadísticas y epidemiologia

Al menos 1/3 de pacientes con neuropatía autónomica, tienen deteriorada la calidad de vida con disfunción eréctil.

La prevalencia varía entre el 1 al 9% en pacientes con diabetes tipo 1.

La prevalencia en pacientes con diabetes tipo 2, es del 20 al 73%.

Dada la inconsistencia diagnóstica, no hay suficientes estudios epidemiológicos.

La neuropatía autónomica cardiovascular tiene una prevalencia variable entre el 2 al 34% de acuerdo al criterio utilizado para el diagnóstico.

Factores de riesgo

- ✓ Pobre o nulo control glucémico.
- ✓ Factores vasculares asociados.
- ✓ Duración de la diabetes.
- ✓ Tiempo prolongado de A1C elevada.
- ✓ Hipertrigliceridemias.
- ✓ Hipertensión arterial.

Etiología

Factores relacionados a la hiperglucemia crónica y trastornos metabólicos asociados a la diabetes.

Elementos fisiopatológicos

Acumulación de productos tóxicos (sorbitol, hipertrigliceridemia, hiperheomocisteinemia, entre otros).

Isquemia (acumulación de sustancias protrombóticas, disfunción endotelial, microangiopatía de vasa nervorum).

Mecanismos inmunológicos (anticuerpos).

Deficiencia de factores neutróficos (deficiencia de factor de crecimiento nervioso).

Criterios diagnósticos

Manifestaciones clónicas de neuropatía autonómica diabética

Aparato o sistema	Manifestaciones
Cardiovascular	Trastornos del flujo sanguíneo cutáneo.
	Taquicardia de reposo.
	Intolerancia al ejercicio.
	Reducción de variabilidad en la frecuencia cardiaca y tensión arterial.
	Inestabilidad hemodinámica perioperatoria.
	Isquemia silenciosa.
	Hipotensión ortostática.
	Muerte súbita.
Respiratorio	Reducción de respuesta a hipercapnia o hipoxia.
	Apnea del sueño.
Gastrointestinal	Disfunción anorrectal.
	Hipotonía colónica.
	Atonía de la vesícula biliar.
	Enteropatía diabética.
	Gastroparesia diabética.
	Disfunción motora esofágica (acidez, disfagia)
	Náuseas.
	Hinchazón.
	Pérdida de apetito.
	Saciedad precoz.
	Vómitos posprandiales.
Genitourinario	Dispareunia.
	Eyaculación retrógrada.
	Disfunción eréctil.
	Cistopatía diabética.
	Disfunción de vejiga.
	Incontinencia urinaria.
Oftalmológico	Reducción de respuesta pupilar a la oscuridad.
	Pupila de Argyll-Robertson.

Dérmico	Diaforesis pospandrial (sudoración gustativa). Anhidrosis asimétrica.
Metabólico	Hipoglucemia sin respuesta. Hipoglucemia inadvertida.

Evalúe signos de disautonomía: taquicardia fija, hipotensión postural.

Pruebas para medir función cardíaca autonómica: maniobra de Valsalva, índice 30:15, respiración profunda (para valorar el sistema parasimpático, en conjunto con la prueba ortostatismo y ejercicio isométrico para evaluar el sistema nervioso simpático.

Estudios adicionales:

- ✓ Pupilometría refleja a la luz.
- ✓ Sensibilidad barorrefleja, estableciendo correlación del grosor arterial (expresado por la velocidad de la onda de pulso carotídeo femoral)
- ✓ Registro electrocardiográfico.
- ✓ Tomografía computarizada por emisión de fotón único.
- ✓ Tomografía por emisión de positrones.
- ✓ Análisis espectral de variabilidad de frecuencia cardiaca.
- ✓ Reactividad vascular mediada por ultrasonido Doppler.
- ✓ Gammagrafíacon ^{123}I meta-yodo-benzil-fuanidina (MIBG).

Para evaluar gastroparesia, realice medición del vaciamiento gástrico mediante gammagrafía de sólidos digestibles a intervalos de 15 minutos durante 5 horas posterior a la ingesta, también puede emplear prueba de aliento con ácido C-octanoico.

Recomendaciones para de la American Diabetes Association para la neuropatía autonómica cardíaca (NAC)

- ✓ Evalúe signos y síntomas de NAC, en pacientes con complicaciones neuropáticas y microvaculares.
- ✓ Considere evaluar clínica de NAC en pacientes con hipoglucemia inconsciente.
- ✓ Pacientes con síntomas o signos de NAC, deben ser sometidos a pruebas específicas para identificar comorbilidades, interacciones farmacológicas u otras causas que simulen clínica de NAC.

Opciones de tratamiento

- ✓ Optimice el control glucémico para retrasar o prevenir el desarrollo de neuropatía autonómica.
- ✓ Considere enfoque multifactorial orientado a la glucemia y corrección de factores de riesgo de las complicaciones de la diabetes.
- ✓ Promueva modificaciones del estilo de vida, para mejorar calidad de vida.
- ✓ Tratamiento sintomático.
- ✓ Modificaciones específicas.

En gastroparesia, promueva la alimentación frecuente de pequeño volumen, bajo en grasa y fibra. Sustituya medicamentos que reduzcan la motilidad gástrica. Puede administrarse metoclopramida (máximo 5 días consecutivos).

Disfunción eréctil: inhibidores de la fosfodiesterasa tipo 5(tadalafil, sidenafil y vardenafil), asesoramiento psicosexual, terapia cognitivo conductual.

Peculiaridades del seguimiento: **Evalúa mínimo 1 vez al año, signos y síntomas sugerentes de NAC, en pacientes diabéticos con alto riesgo de desarrollar neuropatías autonómicas. Investigue causas o comorbilidades subyacentes.**

Referencias bibliográficas

1. Dorantes y Martinez. Endocrinología clínica 5ta edición, Editorial El Manual moderno 2016.
2. ShlomoMelmed, Richard J. Auchus, Allison B. Goldfine, Ronald J. Kowning, Clifford Rosen. Williams Textbook of Endocrinology 14Th edition. ELSEVIER, 2020

Capítulo 109. Enfermedad renal diabética

La nefropatía diabética se define como un síndrome clínico, el cual está caracterizado por disminución progresiva de la función renal, y proteinuria.

Epidemiologia

En Estados Unidos, más del 50% de las personas en terapia de reemplazo renal, tienen diabetes como causa principal de su insuficiencia renal.

La mayoría de los pacientes con diabetes están en países en desarrollo, donde no se cuenta con recursos e infraestructura de salud apropiadas para el reemplazo renal.

En países desarrollados, por cada 20 pacientes con enfermedad renal crónica y diabetes, sobrevivirá menos de uno, sucumbiendo a la enfermedad cardiovascular y cardíaca.

La mayoría de las muertes cardiovasculares en personas diabéticas menores de 50 años, se atribuyen a la nefropatía diabética.

Los pacientes con DM1 sin nefropatía, tienen menos riesgo de muerte prematura.

En pacientes con DM2, la presencia de microalbuminuria se asocia a dos o cuatro veces más riesgo de mortalidad.

Entre el 20 al 40% de los pacientes con diabetes, desarrollan nefropatía diabética dentro los 10 años posteriores al diagnóstico.

Al menos el 20% de los pacientes con DM2, tienen enfermedad renal, al momento del diagnóstico.

Factores de riesgo

- ✓ Obesidad central.
- ✓ Hipertensión arterial.
- ✓ Dislipidemias.
- ✓ Tabaquismo.
- ✓ Mal control de la glucemia.

Etiología

La hiperglucemia, se considera la condición necesaria para el desarrollo de la nefropatía diabética.

Elementos fisiopatológicos

Estimulación de células del glomérulo y los túbulos renales por la hiperglucemia, de modo que estas aumentan la síntesis de mediadores humorales, factores de crecimiento y citocinas, ocasionando alteraciones hemodinámicas y estructurales características de la nefropatía diabética.

Historia natural de la nefropatía en DMT1
Etapa 1: hiperfiltración Aumento de la tasa de filtración glomerular y aumento presión glomerular capilar.
Etapa2: etapa silenciosa Ausencia de albuminuria. TFG normal. Ocurren cambios estructurales

significativos.

Etapa 3: microalbuminuria
También llamada etapa de nefropatía incipiente. Microalbuminuria de 20 a 200 μg/minuto o 30 a 300 mg por 24 h.

Etapa 4: macroalbuminuria (nefropatía manifiesta)
Macroalbuminuria > 300 mg/24 h (200 μg/minuto).

Etapa 5: uremia
Requerida terapia de reemplazo renal.

La historia natural de la nefropatía en la DMT2, es similar, aunque puede haber modificaciones en el comportamiento debido a la interacción de factores subyacentes y larga data de evolución.

Criterios diagnósticos

Etapas	Valores de albuminuria	Características clínicas
Micro-albuminuria	20 a 199 μg/min	Anormal disminución de la presión arterial durante la noche. Aumento de niveles de presión arterial.
	30 a 299 mg/24 h	Aumento de triglicéridos, colesterol total, LDL y ácidos grasos saturados. Disfunción endotelial. Aumento de frecuencia de componentes del síndrome metabólico. Aumento de mortalidad cardiovascular.
	30 a 299 mg/g muestra de orina puntual	TFG estable
Macro-albuminuria	>200 μg/min	Hipertensión arterial.
	>300 mg/24 horas	Incremento de triglicéridos, colesterol total y LDL.
	>300 mg/g muestra de orina puntual	Isquemia miocárdica asintomática. Disminución progresiva de TFG

Evaluación

Al momento el diagnóstico de DMT2, realice pruebas de función renal. Por el contrario, se recomienda realizar la primera evaluación para nefropatía diabética a los 5 años del diagnóstico a pacientes con DMT1.

Muestra de orina puntual (primera orina de la mañana o al azar).

La muestra no puede realizarse en presencia de infección urinaria, hematuria, enfermedad febril, hiperglucemia pronunciada a corto plazo, ejercicio vigoroso.

Otros estudios

- ✓ Cromatografía líquida de alto rendimiento.
- ✓ Mediciones semicuantitativas de albuminuria con tira reactiva (Micral Test II).
- ✓ Ultrasonografía renal.

Fórmula Cockroft-Gault

$$\text{Aclaramiento de creatinina (ml/min)} = [(140 - \text{edad (años)}] \times \text{peso (kg)} / [72 \times \text{creatinina sérica (mg/dl)} \times (0.85 \text{ si es mujer})]$$

La determinación del aclaramiento de la creatinina es fundamental para la evaluación de la severidad de la nefropatía renal.

Opciones de tratamiento.

- ✓ Corrección de factores de riesgo (dejar de fumar).

- ✓ Control intensivo de la glucemia.
- ✓ Lograr A1C <7%.
- ✓ Glitazonas: se asocia a mejor retención hídrica.
- ✓ Metformina: seguro, excepto en pacientes con nefropatía diabética avanzada.
- ✓ Control de la hipertensión arterial
- ✓ IECAS/ARA II.
- ✓ Presión arterial <130/80 o 125/75 mmHg.
- ✓ Dieta: restricción de proteínas a 0,8 mg/kg peso (ver capítulo 21).
- ✓ Lípidos
- ✓ Reducir triglicéridos <150 mg/dL
- ✓ Colesterol LDL <100 mg/dL
- ✓ Estatinas
- ✓ Ácido acetilsalicílico
- ✓ Indicado a pacientes con isquemia coronaria, trastorno vascular periférico o ambas.

Peculiaridades del seguimiento

Todas las pruebas anormales, tienen que confirmarse en dos de cada 3 muestras recolectadas por un período de 3 a 6 meses.

Se recomienda la confirmación del estudio mediante la medición de proteína total en una muestra de 24 horas. Los valores > 500 mg/24h, confirman el diagnóstico de proteinuria.

Referencias bibliográficas

1. Shlomo Melmed, Richard J. Auchus, Allison B. Goldfine, Ronald J. Kowning, Clifford Rosen. Williams Textbook of Endocrinology 14Th edition. ELSEVIER, 2020.
2. Dorantes y Martinez. Endocrinología clínica 5ta edición, Editorial El Manual moderno 2016.
3. Kirkman MS, Briscoe VJ, Clark N, Florez H, Haas LB, Halter JB, et al. Diabetes in Older Adults. Diabetes Care. 1 de diciembre de 2012;35(12):2650-64.

Capítulo 110. Retinopatía diabética

Es una complicación crónica de la diabetes, caracterizada por trastorno vascular retiniano, el cual ocasiona un conjunto de alteraciones anatómicas y fisiológicas en la retina y vítreo.

Es decir, se trata de un trastorno microvascular crónico, que amenaza la vista como consecuencia de la diabetes mellitus.

Estadísticas y epidemiologia

Alrededor del 25% de las personas con DMT1, tienen retinopatía, luego de los 5 años de recibir el diagnóstico. Esta cifra se eleva a 60 a 80% después de 10 a 15 años.

La forma de retinopatía más grave visualmente, se presenta alrededor del 67% de los pacientes en diabéticos tipo 1 con más de 35 años de enfermedad.

La ceguera es 25 veces más común entre los diabéticos que las personas sin diabetes.

Los CDC, estiman que para el año 2050, al menos 3,4 millones de estadounidenses tendrán retinopatía diabética.

Factores de riesgo

- ✓ Tiempo de evolución de la diabetes.
- ✓ Deficiente control de glucemia.

- ✓ Raza (hispanos).
- ✓ Hipertensión arterial.
- ✓ Nefropatía diabética.
- ✓ Embarazo.
- ✓ Tabaquismo.

Etiología

Trastorno microvascular ocasionado por hiperglucemia prolongada debido a la diabetes mellitus.

Elementos fisiopatológicos

El exceso de glucosa en la sangre y en el interior de las células endoteliales y pericitos ocasiona disfunción progresiva de las mismas.

Aumento intravascular de sorbitol, ocasionando alteraciones osmóticas y altera las funciones del binomio célula endotelial/pericito de los capilares retinianos.

Glucosilación no enzimática de proteínas, lo cual conduce a la formación de productos proinflamatorios y ateroscleróticos.

Oclusión vascular que desencadenan zonas amplias de retina hipóxica.

Aumento de permeabilidad vascular, favoreciendo la formación del edema macular.

Criterios diagnósticos

- ✓ Manifestaciones sintomáticas

- ✓ Puede ser asintomática
- ✓ Visión borrosa.
- ✓ Reducción o pérdida de la visión unilateral o bilateral.

Hallazgos clínicos a la oftalmoscopia:

Hallazgo clínico	Descripción
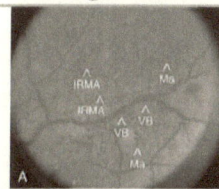	Microaneurismas: signo temprano, extracción de la microvasculatura retiniana. Caracterizada por pequeños puntos rojos redondos.
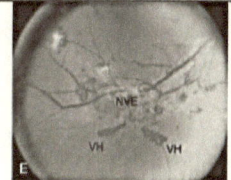	Hemorragias: rotura de microaneurismas, capilares o las vénulas. Puede presentarse como puntos o manchas, dependiendo de la profundidad. Pueden confundirse con microaneurismas.
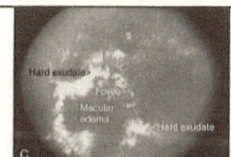	Exudados duros: depósitos extracelulares de lipoproteínas séricas y lípidos, los cuales escapan a través de la pared vascular lesionada en los microaneurismas. Depósitos blanco- amarillentos puntiformes que seagrupan en anillos, alrededor de microeaneurismas o en forma de placas retinianas.Franco predominio macular. Exudados blandos: lesiones algodonosas. Aspecto blanco grisáceo en forma oval o redondeada. Tamaño variable. Se localizan en la capa de fibras nerviosas de la retina. Deben su aspecto al cese del flujo axoplásmico debido a isquemia

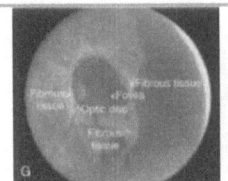	Fibrosis: procesos de cicatrización ocasionan fibrosis progresiva de nuevos complejos de vasos sanguíneos.

Tabla 92-1. Fuente. ShlomoMelmed, Richard J. Auchus, et al. Williams Textbook of Endocrinology 14Th edition. ELSEVIER, 2020.

- ✓ Examen ocular completo (examen oftálmico dilatado)
- ✓ Biomicroscopía con lámpara de hendidura.
- ✓ Examen de la periferia de la retina con oftalmoscopia indirecta.
- ✓ Lentes de contacto con espejo.
- ✓ Gonioscopia.

Opciones de tratamiento

Todo paciente que tenga cualquier nivel de edema macular, deberá ser remitido inmediatamente a oftalmólogo especializado en tratamiento de retinopatía diabética.

Tratamiento estándar tradicional es la fotocoagulación focal con láser panretiniano.

Puede emplearse inyecciones intravítreas de factor de crecimiento endotelial anti-vascular (ranizubizumab). Están indicadas para disminuir el riesgo de pérdida de visión en pacientes con retinopatía diabética proliferativa. También se indica en el edema macular diabético que ocurre bajo del centro foveal.

Peculiaridades del seguimiento

Todos los pacientes con diabetes requieren ser consultados regularmente con un proveedor de salud ocular especializado en diabetes (oftalmólogo u optometrista).

La frecuencia de las consultas de seguimiento, se establecerán de acuerdo al nivel de riesgo y gravedad del diagnóstico inicial de retinopatía diabética.

Si no hay evidencia de retinopatía y el paciente tiene buen control glucémico, se realiza la detección de seguimiento cada 1 o 2 años.

Las personas con diabetes tipo 1, a los 5 años de establecerse el diagnóstico deben recibir examen ocular completo con examen ocular dilatado.

Los pacientes con DMT2, deben ser evaluados al momento del diagnóstico inicial de DM, con un examen ocular dilatado.

Considere programas que utilicen fotografía de retina (con lectura remota).

Asesore a sus pacientes en edad fértil con DM, sobre los riesgos del desarrollo o progresión de retinopatía diabética durante el embarazo. Los exámenes oculares, deben realizarse antes del embarazo o durante el primer mes en diabetes preexistente.

Referencias bibliográficas

1. American Diabetes Association. 11. Microvascular complications and foot care: Standards of Medical Care in Diabetes—2020. Diabetes Care 2020;43(Suppl. 1):S135–S151.
2. Shlomo Melmed, Richard J. Auchus, Allison B. Goldfine, Ronald J. Kowning, Clifford Rosen. Williams Textbook of Endocrinology 14Th edition. ELSEVIER, 2020.
3. Dorantes y Martinez. Endocrinología clínica 5ta edición, Editorial El Manual moderno 2016.

Capítulo 112. Edulcorantes y diabetes

Los edulcorantes son sustancias generalmente químicas, encargadas de endulzar los alimentos como sustituto del azúcar. Los edulcorantes no nutritivos e hipocalóricos, son habitualmente utilizados por personas con obesidad y/o diabetes como parte del control de la ingesta calórica diaria.

Edulcorantes hipocalóricos y no nutritivos

Ocasionan una menor respuesta de la glucosa en la sangre y, como media, pueden contener tan solo 2 calorías por gramo.

Aprobados por la Food and Drug Administation (FDA)

Bajos en calorías	No nutritivos
Eritritol.	Sacarina.
Sorbitol	Aspartamo.
Manitol.	Neotamo.
Xilitol.	Acesulfamo potásico.
Isomalt.	Sucralosa.
Lactitol.	
Hidrolisato de almidón hidrogenado.	
Tagatosa.	

Ingesta diaria aceptable (IDA)

Es definida como la cantidad de un aditivo alimenticio que puede ser consumido de manera segura diariamente durante la vida de una persona sin que esto represente riesgo. Es determinado por la FDA o por otra entidad gubernamental encargada de la seguridad alimentaria del país en el que sea consumido.

Todos los edulcorantes aprobados por la FDA, pueden ser utilizados por personas con diabetes, incluyendo a las mujeres embarazadas, no obstante, el consumo debe mantenerse dentro de los valores establecidos para la IDA.

Características de los edulcorantes artificiales y potencial efecto secundario

Edulcorante	X más dulce que el azúcar	IDA (mg de edulcorante/kg peso corporal/día).	Posible efecto secundario
Sacarina	300	5	Cáncer de vejiga
Acesulfamo	200	15	Carcinogénico
Aspartamo	200	50	Fatiga crónica, tumor cerebral
Neotame	8000	18	Neurotóxico, inmunotóxico, excitotóxico
Stevia	150	4	-
Sucralosa	600	5	Posible daño al ADN, afecta la sensibilidad a la insulina.

Uso de edulcorantes en pacientes diabéticos

El uso de edulcorantes artificiales no interfiere en los niveles de glucemia o insulinemia, y además facilitan la pérdida o mantenimiento de peso al limitar la ingesta de calorías. La *American Diabetes Association*, *American Heart Association* y la *Academy of Nutrition and Dietetics*, consideran seguro, el uso de edulcorantes de acuerdo a las pautas otorgadas por la FDA. Puede ayudar a regular la hiperglucemia reactiva entre personas sin diabetes tipo 2.

Preocupaciones relacionadas con el uso de edulcorantes

- ✓ Aumentan el apetito. Se teoriza que ocurre debido a un mecanismo compensador de las calorías ahorradas, puede conducir a una mayor ingesta calórica por otras vías.
- ✓ Incremento del peso corporal. Estudios en ratas, demostraron un excesivo aumento de peso tras el consumo de edulcorantes bajos en calorías.
- ✓ Hipersensibilidad al dulzor. Se teoriza respecto al incremento de la secreción de insulina secundaria a la hipersensibilidad al dulzor. El incremento de los niveles de insulina en la sangre conduce a la disminución de la actividad del receptor debido a una resistencia insulínica, en pacientes con diabetes tipo 2.
- ✓ Reacciones alérgicas.
- ✓ Efectos secundarios gastrointestinales.

Si bien, el uso de edulcorantes artificiales es actualmente un aditivo frecuente entre los alimentos comerciales y, un elemento útil para limitar la ingesta calórica y mejorar el control glucémico, se recomienda discreción y moderación en el consumo, ya que los recientes estudios sugieren implicación del desarrollo de diabetes e incremento de la resistencia de insulina por el consumo excesivo de edulcorantes artificiales. No obstante, se requiere más investigación.

Referencias bibliográficas

1. Krause. Dietoterapia. 14.a Edición. Editorial, Elsevier, 2017.
2. Mathur, Kushagra et al. "Effect of artificial sweeteners on insulin resistance among type-2 diabetes mellitus patients." Journal of family medicine and primary care vol. 9,1 69-71. 28 Jan. 2020, doi:10.4103/jfmpc.jfmpc_329_19
3. Purohit, V., & Mishra, S. (2018). The truth about artificial sweeteners - Are they good for diabetics?.Indian heart journal, 70(1), 197–199. https://doi.org/10.1016/j.ihj.2018.01.020

Capítulo 112. Control del paciente diabético

Para el apropiado control del paciente diabético, se requiere un conjunto de intervenciones que comprenden la atención de un equipo multidisciplinario para obtener y mantener los objetivos del tratamiento para la diabetes, retrasar o prevenir el desarrollo de complicaciones de la enfermedad y mejorar la calidad de vida, prolongando a su vez la esperanza da vida del paciente con diabetes.

Estrategias de control del paciente diabético

- ✓ Evaluación de las características clave del paciente
- ✓ Actual estilo de vida.
- ✓ Comorbilidades (enfermedad renal, enfermedad cardiovascular aterosclerótica, etcétera).
- ✓ Características clínicas (peso, A1C, otras).
- ✓ Aspectos psicológicos (motivación, depresión, otras).
- ✓ Contexto cultural y socioeconómico.

Consideración de factores específicos que impactan la elección del tratamiento

- ✓ Objetivos individualizados de A1C.
- ✓ Impacto en el peso corporal y la hipoglucemia.
- ✓ Perfil de los efectos secundarios y la medicación.

- ✓ Planificación de régimen para optimizar la adherencia y la persistencia.
- ✓ Acceso, costo y disponibilidad del medicamento.
- ✓ Decisión compartida para crear un plan de gestión
- ✓ Involucre a pacientes, cuidadores y familiares.
- ✓ Busque y priorice las preferencias del paciente.
- ✓ Las consultas efectivas, deben incluir entrevistas motivadoras.
- ✓ Ejercite el empoderamiento del paciente.
- ✓ Asegure el acceso de educación y apoyo para el autocontrol de la diabetes (DSMES).

Acuerdo en el plan de gestión

- ✓ Planifique objetivos SMART (específico, mensurable, realista, alcanzable, tiempo limitado).
- ✓ Implemente planes de gestión

Todo paciente que no cumpla con los objetivos, deben ser valorados al menos cada 3 meses, siempre que esto represente un avance. El contacto frecuente especialmente al inicio, puede favorecer la DSMES.

- ✓ Monitoreo y apoyo continuo, incluyendo:
- ✓ Bienestar emocional.
- ✓ Verificación de la tolerancia a la medicación.
- ✓ Monitoreo de estatus glucémico.
- ✓ Retroalimentación incluyendo autocontrol de la glucemia, peso, conteo de pasos, HbA1C, presión arterial, perfil lipídico.

Revisión y acuerdo de plan de gestión

- ✓ Revisión regular del plan de gestión.
- ✓ Mutuo acuerdo sobre cambios o modificaciones.
- ✓ Evite inercia clínica, asegurando que la modificación acordada de la terapia sea implementada de forma oportuna.
- ✓ Realice regularmente el ciclo de decisión (al menos una o dos veces al año).

Estrategias de tratamiento para el control del paciente diabético

- ✓ Las estrategias terapéuticas deben individualizarse en función a las características y comorbilidades subyacentes de cada paciente con diabetes.
- ✓ Intervenciones del estilo de vida
- ✓ Tratamiento médico nutricional (ver capítulo 15 y 16).
- ✓ Reducción del peso corporal (>5%).
- ✓ Aumentar la actividad física.
- ✓ Eliminación de hábitos nocivos (tabaquismo, alcoholismo)

Tratamiento farmacológico

- ✓ Fármacos anti hiperglucemiantes (ver capítulo 97).
- ✓ Fármacos para mejorar perfil lipídico (ver capítulo 61).
- ✓ Tratamiento quirúrgico
- ✓ Cirugía endocrina o metabólica (ver capítulo 59).

Estrategias de evaluación del control glicémico

- ✓ Prueba de Hb A1C.
- ✓ Autocontrol del paciente de la glucosa en sangre.
- ✓ Monitorización contínua de glucosa.
- ✓ Otras: fructosamina y el 1,5-anhidroglucitol.

Recomendaciones para rangos de objetivo típicos para el control glucémicos (no embarazo)

Medición	Individuos sanos	Individuos alto riesgo	Comentarios
Glucosa plasmática preprandial	80-130 mg/dL 4.4 a 7.2 mmol/L	No aplica	Ayuno, previo al almuerzo y antes de la cena.
Pico de glucosa preprandial	< 180 mg/dL <10 mmol/L	No aplica	1 o 2 horas después de ingerir alimento
Glucosa media en plasma	< 154 mg/dL < 8,6 mmol/L	No aplica	Calculado a partir de los valores del perfil de glucosa
HbA$_{1C}$	<7% < 53 mmol/mol	7 a 8% 53 a 64 mmol/mol	Puede requerir ajustes cuando hay desajustes entre la glucosa y la HbA$_{1C}$

Referencias bibliográficas

1. Shlomo Melmed, Richard J. Auchus, Allison B. Goldfine, Ronald J. Kowning, Clifford Rosen.

Williams Textbook of Endocrinology 14Th edition. ELSEVIER, 2020.
2. American Diabetes Association. 1. Improving care and promoting health in populations: Standards of Medical Care in Diabetes—2020. Diabetes Care 2020;43(Suppl. 1):S7–S13

Capítulo 113. Automonitoreo de la glucosa

El automonitoreo de la glucosa, hoy día forma parte de las intervenciones multifactoriales diseñadas para obtener un beneficio importante en el control de glucemia. El automonitoreo otorga al paciente una participación activa en la vigilancia y corrección de los factores de vida que influyen en el comportamiento de los niveles de glucosa en la sangre.

Beneficios:

- ✓ Apoyo en los conceptos educativos de ejercicio y nutrición.
- ✓ Determinación del patrón diario de glucosa para poder seleccionar la mejor táctica farmacológica.
- ✓ Documentar aquellas respuestas tempranas a la farmacoterapia.
- ✓ Servir como herramienta de motivación.
- ✓ Permite la participación activa del paciente en el cumplimiento de los objetivos del tratamiento.

Usos recomendados:

Todos los pacientes con diabetes deben realizar el automonitoreo de glucosa para mejorar el control de la diabetes. A continuación, se relatan las diversas circunstancias enfáticamente recomendadas.

- ✓ Pacientes con DMT1.
- ✓ Pacientes con diagnóstico nuevo de diabetes para fines educativos sobre el comportamiento de glucemia.
- ✓ Se puede emplear de forma selectiva de acuerdo a la duración con la diabetes, los riesgos de hipoglucemia, entre otros factores.
- ✓ Pacientes con DMT2 en terapia con insulina o sulfonilureas, ya que se puede identificar episodios mínimos e incluso asintomáticos de hipoglucemia (puede predecir eventos graves posteriores).
- ✓ Miedo o ansiedad del paciente a la hipoglucemia.

Recomendaciones para su uso:

El paciente debe variar periódicamente la hora del día en la cual realizará la medición de la glucosa.

Cuando sea deficiente el control de la adecuado, es recomendable concentrarse en los niveles glucémicos preprandiales.

Una vez que la glucemia preprandial sea entre 120 a 130 mg/dL, añada mediciones 1 a 2 horas después de las comidas. De esta manera, ayudará a sus pacientes a comprender la influencia de las comidas, actividades y medicamentos sobre el control glucémico.

En la DM recién diagnosticada y la DM gestacional, se recomienda el monitoreo solo 1 a 2 horas después de las comidas para permitirle al paciente evaluar el efecto del estilo de vida sobre la glucemia.

Circunstancias especiales que requieren automonitoreo de glucosa

- ✓ Regímenes intensivos de insulinoterapia (inyecciones o bomba).
- ✓ Previo a las comidas y meriendas.
- ✓ Antes de acostarse.
- ✓ Antes del ejercicio físico.
- ✓ Si sospecha de hipoglucemia o nivel bajo de glucosa.
- ✓ Después de tratar la hipoglucemia o nivel bajo de glucosa.
- ✓ Antes y durante tareas críticas (conducir).
- ✓ Antes de ingerir bebidas alcohólicas.

Recomendaciones al momento de la consulta

- ✓ Enfatice la importancia de recolectar apropiadamente las mediciones de glucemia.
- ✓ Examine cuidadosamente los registros del automonitoreo de glucosa de sus pacientes, al momento de la visita. No hacerlo podría desalentar a sus pacientes a realizar el automonitoreo, posteriormente.
- ✓ Aliente a sus pacientes a establecer comunicación telefónica o por correo electrónico con el equipo de atención médica, cuando ocurran circunstancias inesperadas durante el automonitoreo de glucosa, como por ejemplo rápido deterioro del control o hipoglucemia preocupante, entre otras, para facilitar rápidamente la corrección apropiada.

- ✓ Asegúrese que sus pacientes reciban instrucciones continuas y evaluación periódica de la técnica de automonitoreo.
- ✓ Recuerde a sus pacientes no emplear tiras vencidas y adquirirlas mediante distribuidores autorizados o compradas en una farmacia.
- ✓ Facilite material de apoyo y herramientas orientativas, siempre que sea posible para promover el automonitoreo.

Material de apoyo que para el paciente

CÓMO FUNCIONA EL CALENDARIO

Utilice este calendario para registrar sus niveles de azúcar en sangre todos los días y aprender a controlar su diabetes para evitar complicaciones. Pregúntele a su equipo de atención médica cuántas veces al día debe medir su nivel de azúcar en sangre.

A CONTINUACIÓN, LE DAMOS UN EJEMPLO FÁCIL

CONSEJOS FÁCILES PARA REGISTRAR EL NIVEL DE AZÚCAR EN SANGRE

17	
D	126B
A	176A
C	94B
HA	100B

Puede escribir hasta cuatro niveles de azúcar en sangre cada día: D (desayuno), A (almuerzo), C (cena), HA (hora de acostarse). Registre el resultado si se hace la prueba antes o después de una comida usando una "B" para antes de las comidas, y una "A" para después de las comidas. Si registra el resultado después de una comida, espere dos horas para obtener una mejor lectura. También hágase la prueba en cualquier momento que tenga síntomas como mucha sed, sudoración sin ningún motivo, temblores o confusión.

CONOZCA LOS OBJETIVOS.*

- Los niveles de azúcar en sangre antes de las comidas (B) deben estar entre 80 y 130 mg/dl.
- Los niveles de azúcar en sangre que se midan entre 1 y 2 horas después de las comidas (A) deben ser inferiores a 180 mg/dl.

*Consulte con su proveedor para ver qué objetivos son adecuados para usted.

OBJETIVOS DE MI EQUIPO DE ATENCIÓN MÉDICA

QUÉ	CON QUÉ FRECUENCIA	MI OBJETIVO	FECHA DE LA VISITA	RESULTADO	FECHA DE LA VISITA	RESULTADO
MANTENER EL NIVEL DE A1C BAJO CONTROL	Hablar con el proveedor en cada visita					
MANTENER LA PRESIÓN ARTERIAL BAJO CONTROL	cada año					
REALIZARSE UN EXAMEN DE PUPILA DILATADA	Hablar con el proveedor en cada visita					
HACERSE UNA PRUEBA DE ORINA/ PROTEÍNA	Hablar con el proveedor en cada visita	negativo				
CONTROLAR EL NIVEL DE COLESTEROL (LDL-C). AVERIGUAR SI TOMAR UNA ESTATINA ES LO ADECUADO PARA USTED	Hablar con su proveedor sobre los factores de riesgo					
MANTENER UN PESO SALUDABLE	cada año					
REALIZARSE UN EXAMEN DE PIES	cada año					
RECIBIR UNA VACUNA CONTRA LA GRIPE	Hablar con su proveedor sobre las vacunas anuales contra la gripe					

WELL SENSE HEALTH PLAN

wellsense.org

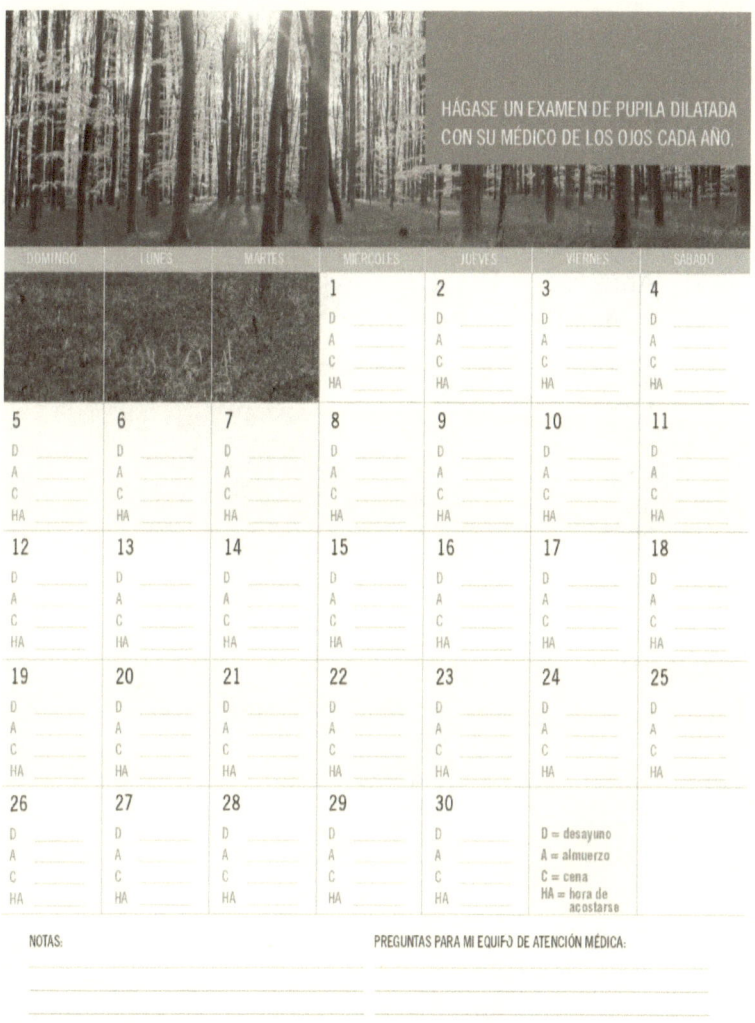

*Más herramientas para pacientes **Aquí***

Referencias bibliográficas

1. Shlomo Melmed, Richard J. Auchus, Allison B. Goldfine, Ronald J. Kowning, Clifford Rosen. Williams Textbook of Endocrinology 14Th edition. ELSEVIER, 2020.
2. American Diabetes Association. 7. Diabetes Technology: Standards of Medical Care in Diabetes—2020. Diabetes Care 2020;43(Suppl. 1):S77–S88.

Capítulo 114. Hemoglobina A1C

La valoración de la hemoglobina A1C, es una estimación acerca del nivel promedio de la glucosa en el plasma durante un período aproximado de 2 a 3 meses previos a la prueba. Es por esta razón, que el uso de este indicador en el control de la glucemia, además de facilitar los ensayos clínicos, también ayuda a mejorar el manejo clínico de rutina.

Esta prueba es la principal herramienta para la evaluación del control glucémico con un gran valor predictivo para complicaciones asociadas a la diabetes.

Recomendaciones de uso

Debe realizarse de forma rutinaria a todos los pacientes diabéticos tanto en la evaluación inicial, como en las consultas sucesivas.

La medición de HbA1C, en aproximadamente 3 meses de haber establecido el tratamiento, demostrará la efectividad del mismo.

Programe la frecuencia de realización de esta prueba de acuerdo a características individuales en sus pacientes de acuerdo al riesgo y el régimen de tratamiento.

Aquellos pacientes con DMT2 y glucemia estable (dentro de los objetivos planteados), pueden tener buenos resultados al realizar mediciones de HbA1C, dos veces al año.

Aquellos pacientes inestables, que no hayan alcanzado objetivos del tratamiento y además que requieran manejo intensivo, requerirán pruebas con frecuencia mayor.

Aquellos pacientes propensos a desarrollar variabilidad glucémica, evalúe la evaluación mediante la combinación de los datos recogidos mediante la automedición de glucosa y el resultado obtenido de HbA1C.

Limitaciones de la hemoglobina A1C

La glucemia actual no siempre se correlaciona bien con la HbA1C.

Existen variabilidades de modo que cada paciente individual, podría diferir en la relación de HbA1C con concentraciones media de la glucosa.

No evalúa las variaciones ni el patrón diario del control glucémico.

Aquellas afecciones que afectan el recambio de glóbulos rojos (como anemias hemolíticas, transfusiones sanguíneas, enfermedad renal en etapa terminal, embarazo, ente otras), podrían ocasionar discrepancias entre la verdadera condición de la glucemia alterando el resultado de la HbA1C.

Correlación entre la hemoglobina A1C y el automonitoreo de glucosa

La American Diabetes Association en conjunto con la American Association for Clinical Chemistry, determinaron, que esta correlación realizada en el ensayo del estudio internacional de glucosa media derivada de A1C (ADAG), fue lo suficientemente fuerte para realizar la notificación del resultado de la HbA1C, como del promedio estimado de glucosa (eAG) al momento de un médico solicitar la prueba de HbA1C.

Glucosa promedio estimada (eAG)

A1C%	mg/dL	mmol/L
5	97 (76 a 120)	5.4 (4.2 a 6.7)
6	126 (100 a 152)	7.0 (5.5 a 8.5)
7	154 (123 a 185)	8.6 (6.8 a 10.3)
8	183 (147 a 217)	10.2 (8.1 a 12.1)
9	212 (170 a 249)	11.8 (9.4 a 13.9)
10	240 (193 a 282)	13.4 (10.7 a 15.7)
11	269 (217 a 314)	14.9 (12.0 a 17.5)
12	298 (240 a 347)	16.5 (13.3 a 19.3)
Datos entre paréntesis son IC del 95%. Para convertir los resultados de A1C en eAG, en mg/dL o mmolL, puede emplear la calculadora online disponible en: professional.diabetes.org/eAG .		
Estimaciones basadas en datos de ADAG (2700 mediciones de glucosa durante 3 meses mediante la medición de HbA1C.		

Metas de la HbA1C

Condición	Meta de A1C
Nivel aceptable (logrado de forma segura, sin hipoglucemia, ni efectos adversos)	<6,5%
Adultos (sin embarazo)	< 7% (53 mmol/mol)
Pacientes con antecedentes de hipoglucemia grave, complicaciones vasculares avanzadas, otras)	<8% (64mmol/mol)

El mejor control glucémico, con un promedio de A1C <7%, está asociado a la reducción entre el 50 al 76% de las tasas de desarrollo y empeoramiento de las complicaciones microvasculares.

Alrededor del 57% de los pacientes con DMT1 y buen control glucémico, tuvieron una reducción significativa del riesgo de infartos al miocardio y otras complicaciones vasculares por la diabetes.

Se ha demostrado que los pacientes con DMT2, con un tratamiento intensivo de glucemia desde el inicio del diagnóstico, tienen tasas más bajas de ECV a largo plazo.

Referencias bibliográficas

1. American Diabetes Association. 6. Glycemic targets: Standards of Medical Care in Diabetes—2020. Diabetes Care 2020;43(Suppl. 1):S66–S76.
2. ShlomoMelmed, Richard J. Auchus, Allison B. Goldfine, Ronald J. Kowning, Clifford Rosen. Williams Textbook of Endocrinology 14Th edition. ELSEVIER, 2020.

Capítulo 115. Monitoreo continuo de la glucosa

Se trata de un dispositivo que toma muestras de fluidos intersticiales en el tejido subcutáneo a intervalos frecuentes de modo que pueden informar los resultados en el tiempo real y cuando se necesite.

Su objetivo consiste en reducir la variabilidad glucémica y evitar la hipoglucemia mientras se busca obtener mejor nivel de HbA1C.

Características generales

Sonidos de alerta para informar al paciente acerca del comportamiento de la glucemia cuando esta se encuentre en tendencias más altas, valores bajos o inminentes de hipoglucemia.

Pueden conectarse a teléfonos inteligentes para servir como receptor. Las aplicaciones especializadas, proporcionan en tiempo real la información acerca de la glucemia, actualizándose cada 5 minutos.

Dispositivos de monitoreo continua de glucosa (MCG)

Tipo	Descripción
MCG en tiempo real	Miden el nivel de glucosa de forma continua proporcionando al usuario alarmas y alertas

	automáticas de acuerdo a niveles precisos de glucosa.
MCG escaneado intermitentemente	Los dispositivos de escaneo intermitente, realizan mediciones continuas, sin embargo, muestra valores de glucosa cuando son deslizados por un lector o un teléfono inteligente para revelar los resultados.
MCG cegado (profesional)	Miden niveles de glucosa, pero no se muestran al paciente en tiempo real. Este tipo de dispositivos son generalmente iniciados en una clínica empleando un lector que es propiedad de la clínica. Estos se retiran luego de un período de tiempo, que generalmente es entre 10 a 14 días, tras los cuales el proveedor y el paciente analizan los patrones y las tendencias glucémicas.
MCG sin cegamiento	Este dispositivo, mide la glucosa y la muestra al paciente.

Tabla 96-1. Fuente: American Diabetes Association. 7. Diabetes Technology: Standards of Medical Care in Diabetes—2020. Diabetes Care 2020; 43(Suppl. 1):S77–S88.

Recomendaciones para su uso

Al momento de prescribir dispositivos de MCG, proporcione a sus pacientes educación, capacitación y apoyo sólido acerca de la diabetes y la implementación adecuada del dispositivo.

Aliente a sus pacientes con dispositivos de MCG a autocontrolar sus niveles de glucosa en sangre, para calibrar el dispositivo o verificar las discordancias entre los síntomas y las lecturas.

El uso de dispositivos MCG en conjunto con la terapia con insulina, representan una herramienta útil para disminuir niveles de A1C y prevenir hipoglucemias en adultos con DMT1 que no logran cumplir los objetivos.

Considere el uso de dispositivos MCG, entodos los niños y adolescentes con DMT1, independientemente del tratamiento.

Instruya a sus pacientes acerca de utilizar el dispositivo MCG de tiempo real, frecuentemente para obtener mejores beneficios. Asimismo, promueva revisiones mínimo cada 8 horas en dispositivos MCG de escaneo intermitentes.

Los dispositivos MCG de tiempo real, son útiles para mejorar los niveles de A1C de forma efectiva, el tiempo en el rango, así como los resultados de los neonatos en mujeres embarazadas con DMT1.

La información aportada por MCG cegados, al combinarse con la educación acerca del autocontrol de la diabetes y el ajuste de las dosis de los fármacos, son útiles para identificar y realizar correcciones a patrones glucemia indeseados.

Efectos secundarios de los dispositivos MCG

Algunos casos, los dispositivos MCG, deben sus efectos secundarios como consecuencia de la presencia de un sensibilizador de la piel conocido como acrilato de isobornilo. Las reacciones se deben a la adherencia a la piel, lo cual ocasiona dermatitis de contacto o reacciones alérgicas.

Referencias bibliográficas

1. Shlomo Melmed, Richard J. Auchus, Allison B. Goldfine, Ronald J. Kowning, Clifford Rosen. Williams Textbook of Endocrinology 14Th edition. ELSEVIER, 2020.
2. American Diabetes Association. 7. Diabetes Technology: Standards of Medical Care in Diabetes—2020. Diabetes Care 2020;43(Suppl. 1):S77–S88

Capítulo 116. Anti hiperglucemiantes

Los medicamentos anti hiperglucemiantes, abordan de manera independiente diversos mecanismos fisiopatológicos que contribuyen al desarrollo de la enfermedad diabética. Estos se han clasificado en el grupo que mejora la sensibilidad periférica de insulina, otro grupo encargado de aumentar la disponibilidad de insulina y, por último, aquellos con otros mecanismos de acción, favorables para combatir la hiperglucemia.

Estos medicamentos, son habitualmente empleados en el tratamiento de la diabetes mellitus tipo 2. Aunque también la terapéutica de la DMT2, podría incluir el uso de terapia con insulina, este se reserva principalmente para el tratamiento de la DMT1, el mismo será abordado en el capítulo 98.

Biguanidas (metformina)

Mecanismo de efecto sobre la glucosa: disminuye la producción de glucosa hepática.

Contraindicaciones:

- ✓ Enfermedad hepática.
- ✓ Cardiopatía grave.
- ✓ TGF <30
- ✓ DKA.

- ✓ DMT1.
- ✓ Efectos secundarios: náuseas, diarrea, dolor abdominal, deficiencia de vitamina B12.

Secretagogo (sulfonilureas)

Mecanismo de efectos sobre glucosa: **aumenta secreción de insulina.**

Efectos secundarios: **hipoglucemia, aumento de peso.**

Contraindicaciones:

- ✓ DKA.
- ✓ Diabetes tipo 1.
- ✓ Dosis
- ✓ 5 a 20 mg BID (Glipzida)
- ✓ 80–160 BID (Gliclazida).
- ✓ 30–120 QD (Gliclazida-MR).
- ✓ 0.5–4 mg QD (Glimepirida).
- ✓ 2.5–10 mg (Gliburida BID, Gliptizisa-ER QD).
- ✓ 0,5 – 2 mg TID (Repaglidina).
- ✓ 60–120 mg TID (Nateglinida).

Tiazoladinedionas

Mecanismo de efectos sobre la glucosa: **disminuye resistencia a la insulina.**

Efecto secundario: **aumento de peso, edema, fracturas.**

Contraindicaciones: **insuficiencia cardíaca sintomática, DKA, DMT1**

Inhibidor de DPP-4

Mecanismo de efectos sobre la glucosa: aumenta la insulina y disminuye el glucagón.

Efecto secundario: **hipersensibilidad**

Contraindicaciones: **DKA, diabetes tipo 1.**

Inhibidor de la α- glucosidasa (acarbosa, miglitol)

Mecanismo de efectos sobre la glucosa: retrasa la absorción de los carbohidratos. Dosis: 25 a 50 mg TID.

Contraindicaciones: **DKA, DMT1.**

Efectos secundarios: **flatulencia, molestias abdominales, diarrea.**

Inhibidor de SGLT (Jardiance, canagliflozina, ertugliflozina)

Mecanismo de efectos sobre la glucosa: Aumenta el aclaramiento renal de la glucosa y sodio.

Contraindicaciones: **DKA, DMT1, TFG <30.**

Efectos secundarios: **infecciones urogenitales, náuseas, diarrea, hipotensión.**

Otros: aumenta el riesgo de fracturas, riesgo de hipotensión, riesgo de gangrena de Fournier, aumenta la concentración de colesterol LDL, riesgo de amputación (canagliglozina).

Secuestrante de ácidos biliares (Colesevelam)

Mecanismo de efectos sobre la glucosa: retraso de la absorción de carbohidratos probable. Dosis: 6 pestañas de 625 mg QD.

Contraindicaciones:

- ✓ Pancreatitis.
- ✓ Enfermedad intestinal.
- ✓ DKA.
- ✓ DMT1.
- ✓ Hipertrigliceridemia.

Efectos secundarios: estreñimiento.

Características clínicas de agentes antihiperglucemiantes

Sulfonilúreas

Fármaco	Vida media (h)	Fijación a proteínas (%)	Metabolitos	Excreción renal (% de la dosis)	Duración de efecto	Dosis diaria (mg)	Número de dosis/día
Primera generación							
Acetohexamida	3.5-11		Activos e	60	12-18	500-1500	2
Tolbutamida	4.0-25	95-97	Inactivos	100	6-12	500-3000	2-3
Tolazamida	7		Inactivos	95	12-18	100-1000	1-2
Clorpropamida	24-48	88-96	Inactivos y activos Activos e inactivos	6-60	20-60	100-500	1
Segunda generación							
Glibenclamida	10-16	99	Inactivos	50	10-24	1.5-20	1-2
Glicazida	12	94	Inactivos	60-70	6-24	80-240	1-2
Glimepirida	9.2	>99	Activos e	60	16-24	2-8	1
Glipizida	3-7	92-99	Inactivos Inactivos	68	6-12	2.5-30	1-2

Tomado de: Florez J. Farmacología Humana. Elsevier Masson. 5ta edición. 2008

Grupos de antidiabéticos orales

FARMACO	EFICACIA	HIPO	INFLUENCIA EN PESO	EFECTOS CV		DOSIS	EFECTO RENAL	
				ASCVD	HF		PROGRESION DE DKD	DOSIS Y CONSIDERACION
Metformina	Alta	No	Neutral (potencial modesto)	Beneficioso: potencial	Neutral	500 a 1000 mg BID	Neutral	Contraindicado con TFG <30 ml/min/1.73 m²
Inhibidor SGLT-2	Medio	No	Perdida	Beneficioso: empagliflozin Canagliflozin	Beneficio Empagliflozin Canagliflozin Dapagliflozin	100 a 300 mg QD	Beneficioso: Canagliflozin Empagliflozin Dapagliflozin	Ajustar dosis renal
GLP-1 RAs	Alto	No	Perdida	Neutral: Lixisenatida.	Neutral	5 a 10 µ g BID Pre desayuno Y Pre-cena. 10 a 20 µ g QD Pre-desayuno	Beneficioso: Liraglutida	Requerido ajuste renal (lixisenatida, exenatida). Precaución al utilizar por riesgo de injuria renal.
Inhibidor de DPP-4	Medio	No	Neutral	Neutral	Riesgo potencial: Saxagliptina	25 a 100 mg QD 50 mg QD o BID 2.5 a 5 mg QD 5 mg QD 6.25 a 25 mg QD	Neutral	Requiere ajuste de dosis renal (sitagliptina, saxagliptina, alogliptina). Puede usarse en insuficiencia renal.
Tiazolidinedionas	Alto	No	Ganancia	Beneficio potencial: pioglitazona	Aumenta el riesgo	15 a 30 mg QD 4 a 8 mg QD	Neutral	No requiere ajuste de dosis. Generalmente, no es recomendado en la insuficiencia renal debido a su potencial para retención de líquidos.

Referencias bibliográficas

1. Shlomo Melmed, Richard J. et al. Williams Textbook of Endocrinology 14Th edition. ELSEVIER, 2020.
2. American Diabetes Association. 9. Pharmacologic approaches to glycemic treatment: Standards of Medical Care in Diabetes—2020. Diabetes Care 2020;43(Suppl. 1):S98–S110

Capítulo 117. Tratamiento con insulina

Desde comienzos de la década de 1920, la terapia con insulinas para el tratamiento de la diabetes mellitus, es esencial para todos los pacientes con DMT1, y constituye además un pilar fundamental en el tratamiento de la DMT2.

La insulina terapia con insulina, puede emplearse para complementar la producción endógena de insulina basal, regular la producción de glucosa hepática en el estado postprandial.

La mayoría de las insulinas utilizadas hoy día, son sintetizadas por tecnología recombinante, aunque también existen análogos sintéticos de la molécula humana.

Tipos de insulinas comunes y sus características

Tipos y nombres genéticos (*nombres comerciales*)	Inicio de acción (minutos)	Efecto máximo (pico)	Duración del efecto (horas)	Administración
De acción rápida (análogos)				
Aspart*(Fiasp)* Aspart*(NovoLog)*. Glulisina*(Apidra)*. Lispro (*Humalog*)	<5 10 a 20	0,5 a 1,5	3 a 5	Inmediatamente antes o después de las comidas (de 0 a 15 minutos antes o después)
Humano regular de corta duración				
Humulin R Novolin R	30 a 45	2 a 4	4 a 8	Entre 15 a 30 minutos antes de las

				comidas.
NPH de acción intermedia				
Humulin N
Novolin N	60 a 120	4 a 8	12 a 20	Administrar 1 o 2 veces al día
De liberación prolongada				
Determir *(Levemir)*
Glargina *(lantus, Basaglar)*.
Degludec *(Tresiba)* | 60 a 120 | 6 a 10

Sin pico pronunciado (glargina y degludec). | 16 a 24

~24
Hasta 72 | Generalmente se administra solo 1 vez al día |
Premezclado				
70/30 NPH/R *(Humulin 70/30, Novolin 70/30)*	30 a 40	4 a 8	10 a 20	Generalmente son administrados 2 veces al día, entre 0 a 30 minutos antes de las comidas.
70/30 Protamine-aspart/aspart *(Novolog Mix 70/30)*.	10 a 20	4 a 8	10 a 20	
75/25 Protamine-lispro/lispro *(HumalogMix 70/30)*	10 a 20	4 a 8	10 a 20	
50/50 Protamine-lispro/lispro *(HumalogMix 50/50)*	10 a 20	4 a 8	10 a 20	
50/50 Protamine-aspart/aspart *(Novolog Mix 50/50)*	15 a 60	4 a 8	10 a 20	
Concentrado *(análogos basales de acción prolongada)*				
U-500 concentrado Humano regular *(Humulin U-500)*	30 a 45	6 a 12	12 a 24	Administrado 2 veces al día
U-200 deglubec *(Tresiba U-200)*	60 a 120	Sin pico pronunciado.	>24	Administrado 1 vez al día
U-300 glargina *(Toujeo 300*	60 a 120	Sin pico pronunciado	Hasta 72 h	

U/mL).				Una vez al día

Tabla 98-1. Características de las insulinas. ShlomoMelmed, et al. Williams Textbook of Endocrinology 14Th edition. Elsevier, 2020.

Tratamiento con insulinas en DMT1

El uso de análogos de insulina de acción rápida (RAA), se asocia a menos riesgo de hipoglucemia, menor nivel de A1C y ganancia de peso, en comparación al uso de las insulinas humanas.

La insulina aspart (de acción más rápida), ayuda a reducir excursiones prandiales mejor que las RAA.

Los análogos basales de acción más prolongada como U-300 glargina o degludec, podrían asociarse a un menor riesgo de hipoglucemia, a diferencia de U-100 glargina.

La terapia con bomba de insulina podría ser muy beneficioso para reducir A1C y disminuir tasas de hipoglucemia severa en adultos y niños con DMT1.

Debe considerarse para la mayoría de los pacientes con DMT1, el manejo intensivo de insulina, empleando una versión de CSII y monitoreo continuo de glucosa.

Los requerimientos diarios totales de insulina, deben estimarse en función del peso con dosis típicas de 0,4 a 1,0 unidades /kg/día (durante la pubertad, embarazo y enfermedades médicas, se requerirán dosis mayores).

Dosis inicial para pacientes con DMT1, recomendada por *American Diabetes Association/JDRF Type 1 Diabetes Sourcebook*: 0,5 unidades/kg/día (metabólicamente estables).

Mitad como insulina basal (para el control de la glucemia entre comidas).

Mitad como insulina prandial (controla glucemia después de comer).

Técnica de inyección de insulina

- ✓ Inyección en áreas corporales apropiadas (abdomen, muslo, nalgas, parte superior del brazo).
- ✓ Rotación regular del lugar de inyección para evitar lipohipertrofia.
- ✓ Evite infecciones mediante el cuidado apropiado del lugar de inyección.
- ✓ Inyección debe realizarse en el tejido subcutáneo, evite hacerlo intramuscular.
- ✓ Emplee agujas cortas (agujas de pluma de 4mm).

Recomendaciones para el personal médico

Instruya apropiadamente el método de inyección y técnicas de cuidado de área a inyectar.

Evalúe la técnica de inyección en sus pacientes.

Tratamiento con insulinas en pacientes con DMT2

La insulina basal, es el régimen de inicio más conveniente, y puede ser empleada en conjunto con la metformina y otros anti-hiperglicemiantes orales.

La dosis inicial se estima de acuerdo al peso corporal a dosis 0,1 a 0,2 unidades/kg/día, y al grado de hiperglucemia con titulación individualizada (en función de días, o semanas).

En ayunas, la glucosa puede ser controlada mediante el uso de insulina NPH humana o un análogo de insulina de acción prolongada.

Ensayos clínicos, han demostrado que el uso de análogos de acción prolongada (U-100 glargina o detemir), logra reducir el riesgo de hipoglucemia nocturna y sintomática, al compararse con la insulina NPH.

Algunos pacientes DMT2, pueden necesitar dosis de insulina preprandial, además de la insulina basal para obtener los objetivos glucémicos. Puede emplearse dosis de 4 unidades o 10% de la cantidad de la insulina basal en la comida más grande del día o la que tenga mayor excursión pospandrial.

Las personas con DMT2, al ser resistentes a la insulina, pueden requerir dosis diarias más altas (~1 unidad / kg) que los pacientes con DMT1, teniendo además menor riesgo de hipoglicemia.

Considere terapia inyectable combinada cuando la insulina basal se haya titulado a un nivel aceptable de glucemia en ayunas o si la dosis es superior a 0,5 unidades/kg/día y la HbA1C se mantiene por encima del objetivo.

Recomendaciones para el personal médico

- ✓ Eduque e involucre a sus pacientes sobre los beneficios del tratamiento con insulina.
- ✓ Evite utilizar la terapia de insulina como una amenaza o describirla como una señal de falla personal o castigo.
- ✓ Enfatice la importancia y la utilidad objetivamente.

Referencias bibliográficas

1. Shlomo Melmed, Richard J. Auchus, Allison B. Goldfine, Ronald J. Kowning, Clifford Rosen. Williams Textbook of Endocrinology 14Th edition. ELSEVIER, 2020.
2. American Diabetes Association. 9. Pharmacologic approaches to glycemic treatment: Standards of Medical Care in Diabetes—2020. Diabetes Care 2020; 43 (Suppl. 1):S98–S110.

Capítulo 118. Análogos de la insulina

Gracias a los avances en la tecnología recombinante, se ha logrado modificar la molécula de insulina mediante la ingeniera genética, el resultado, son los análogos de insulina, los cuales constituyen un importante agente en el tratamiento de la diabetes mellitus 1.

Los análogos de la insulina, se clasifican de acuerdo a su velocidad de acción en "análogos de acción rápida" y "análogos de acción prolongada", los cuales permiten realizar acertadas modificaciones terapéuticas en pase a las características individuales del paciente. Sus características farmacocinéticas, fueron descritas en el capítulo 98.

Análogos de acción rápida

La insulina humana regular, no puede imitar de forma adecuada, el perfil de acción temporal la secreción fisiológica de la insulina endógena. La insulina en solución, se presenta de forma asociada, formando agregados más grandes conocidos como hexámeros. Sin embargo, estos agregados, tienen que disociarse luego de la administración subcutánea de insulina.

Se han logrado desarrollar análogos de la insulina humana, que puedan lograr disociarse rápidamente de los hexámeros a monómeros o que pueden permanecer menos asociados en la solución, lo cual permite que sean absorbidos adecuadamente y comenzar su acción mucho más rápidamente.

Insulina lispro recombinante

De aspecto cristalino.Utiliza una forma no patógena de *Escherichia coli*, produciendo e invirtiendo la posición de los aminoácidos 28 y 29 (prolina y lisina) en la cadena β de insulina.

Se usa antes e inmediatamente después de las comidas.

Menor riesgo de inmunogenicidad, en comparación a la insulina humana.

Aprobado por la FDA para uso intravenoso.

Insulina aspártica (aspart)

De aspecto cristalino.Se trata de un análogo de insulina, cuyas características son muy similares a lispro. Su estructura química, consiste en una sustitución de ácido aspártico por prolina en la posición 28 de la cadena β. Con esta sustitución, es reducida la habilidad de la molécula para la formación de hexámeros, por lo tanto, puede absorberse muy rápidamente luego de su aplicación por vía subcutánea, consiguiendo un buen control de glucosa postprandial inmediata.

Se emplea con las comidas para el control de glucemia posprandial.

Aprobado por la FDA para ser utilizado por vía intravenosa.

Insulina glulisina.

La glulisina, debe su estructura química a una modificación realizada en la insulina humana del ácido aspártico en la posición 3 de la cadena β (β3) por lisina, mientras que la lisina de la posición 29 β, es cambiada por ácido glutámico, de modo que, desde el punto de vista químico, puede recibir el nombre de 3βlisina- 29βácido glutámico.

Aprobado por la FDA para su uso intravenoso.

Se emplea antes o después de las comidas.

Análogos de acción prolongada

Insulina glargina.

Se trata de una insulina soluble de aspecto cristalino. Su estructura química, es el resultado de la agregación de dos argininas al terminal C en la cadena B, de modo que desplaza el punto isoeléctrico de la insulina.

Usada para controlar la glucemia basal.

No debe mezclarse en la misma jeringa con otros tipos de insulina.

Insulina detemir.

Logra una concentración basal de efecto insulínico, logrando un efecto farmacocinético suficiente para ser administrado cada 24 horas. Su estructura química consiste también en la modificación de la secuencia aminoácidos.

Carece de pico máximo de actividad.

Período activo entre 18 y 24 horas.

Se emplea como insulina basal y puede usarse una o dos veces al día.

Menor riesgo de hipoglucemia.

Insulina degludec

La estructura química de la insulina degludec, se formó tras la acilación del residuo de lisina encontrado en la posición β29 de insulina desβ30, con una cadena del ácido hexadecanoico, mediante unión de L-y-glutamato. Esto trae como resultado la formación de dihexámeros estables al momento de su formación farmacéutica. No obstante, luego de ser administrados es permitida la formación de multihexámeros, para posteriormente ser disociados.

Para alcanzar un estado estable, debe ser empleada durante 3 días consecutivos, y evitar la acumulación de insulina.

Análogo de insulina ultra largo.

No debe ser administrada en conjunto con otras insulinas.

Solo debe administrarse vía subcutánea.

Es asociada a menor hipoglucemia sintomática.

Insulina inhalada

Se trata de polvo seco de insulina recombinante, cuya vía de administración es mediante la absorción pulmonar por inhalación. La misma se hadescrito en el capítulo 100.

Referencia bibliográfica

1. C. Ronald Kahn, Gordon C. Weir, George L. King, Alan C. Moses, Robert J. Smith. Alan M. Jacobson. Joslin's Diabetes mellitus 14th. Edition. Lippincott Williams & Wilkins.
2. Dorantes y Martinez. Endocrinología clínica 5ta edición, Editorial El Manual moderno 2016.
3. American Diabetes Association. 9. Pharmacologic approaches to glycemic treatment: Standards of Medical Care in Diabetes—2020. Diabetes Care 2020;43(Suppl. 1):S98–S110

Capítulo 119. Insulinas inhaladas

El sistema de inhalación de insulina en polvo seco, emplea una cámara de retención para mantener o capturar la nube de insulina, para permitir realizar inhalaciones lentas y profundas.

Una alternativa segura para pacientes reacios a las inyecciones, es la insulina inhalada. Consiste en la inhalación de un polvo seco conformado de insulina humana, diseñada para ser absorbido por los pulmones. Una vez inhalado el polvo se disuelve rápidamente para aportar la insulina y obtener las concentraciones máximas a los 15 minutos luego de ser administradas.

Disponibilidad de uso:

Las insulinas inhaladas están disponibles para controlar la glucosa prandial con un rango de uso limitado en su dosificación.

Beneficio:

- ✓ Mejoran el manejo de glucosa sin hipoglucemia postprandial y aumento de peso
- ✓ Efecto de inicio más rápido.
- ✓ Farmacocinética de las insulinas inhaladas:
- ✓ Inicio de acción: 15 a 40 minutos.
- ✓ Efecto máximo (pico): 120 a 140 min (1 o 2 horas).

- ✓ Duración del efecto (horas): 4 a 6 horas.
- ✓ Vía de administración: vía respiratoria (inhalación pulmonar).

Contraindicación:

- ✓ Pacientes con enfermedad pulmonar crónica (como asma, enfermedad pulmonar obstructiva crónica).
- ✓ Pacientes fumadores o que hayan dejado de fumar recientemente.
- ✓ No se recomienda en pacientes con cetoacidosis diabética.

Observaciones:

Todos los pacientes necesitan realizarse una espirometría (FEV_1), antes de iniciar este tratamiento.

Todos los pacientes deben ser evaluados exhaustivamente para descartar la presencia de enfermedades pulmonares antes y después de iniciar el tratamiento con inulinas inhaladas.

Biodisponibilidad relativamente pobre en comparación con la insulina subcutánea.

En los pacientes fumadores, la insulina puede ser absorbida más rápidamente de modo que pueda poner en riesgo la efectividad del uso clínico de insulinas inhaladas. En estos pacientes no se recomienda.

En los pacientes con DMT1, debe emplearse de forma conjunta con una insulina de acción prolongada.

Su costo es más elevado, y puede no ser una opción rentable para la adherencia al tratamiento para algunos pacientes.

Efectos adversos al tratamiento

- ✓ Tos.
- ✓ Irritación de la vía aérea.
- ✓ Infecciones de las vías aéreas superiores.
- ✓ Alta incidencia e broncoespasmo.
- ✓ Exacerbaciones del asma.

En personas con enfermedad pulmonar obstructiva crónica, se presentó una significativa disminución del volumen espiratorio forzado en el primer segundo (efecto transitorio).

Tipos de presentación:

Dispositivo de polvo seco.

Dispositivo acuoso de insulina en aerosol (se activa por la respiración y libera la insulina cuando son óptimos tanto el caudal inspiratorio como el volumen.

Referencias bibliográficas

1. C. Ronald Kahn, Gordon C. Weir, George L. King, Alan C. Moses, Robert J. Smith. Alan M. Jacobson. Joslin's Diabetes mellitus 14th. Edition. Lippincott Williams & Wilkins.
2. American Diabetes Association. 9. Pharmacologic approaches to glycemic treatment: Standards of

Medical Care in Diabetes—2020. Diabetes Care 2020;43(Suppl. 1):S98–S110.2.
3. Dorantes y Martinez. Endocrinología clínica 5ta edición, Editorial El Manual moderno 2016.

Capítulo 120. Bombas de insulina

Durante 40 años, han estado disponibles en los Estados Unidos, dispositivos o bombas CSII o insulina. Este tipo de dispositivos, tienen como función administrar la insulina de acción rápida durante todo el día para ayudar a realizar el control de los niveles de glucosa en la sangre.

Las bombas de insulina, suelen emplear tubos para administrar la insulina mediante una cánula, aunque existen otros tipos de bomba que se unen directamente a la piel sin emplear tubos. Actualmente, no hay consensos claros para guiar la elección de qué forma de administración es mejor para un determinado paciente, por lo tanto, la elección de las bombas de insulina o de MDI, se basan con frecuencia en las características individuales del paciente.

Beneficios:

Ayuda a reducir la A1C (−0.30% [IC 95% −0.58 a −0.02]).

Reduce la hipoglucemia severa en adultos y en niños.

Recomendaciones prácticas

Puede iniciarse con éxito desde el momento del diagnóstico.

Evalúe la preparación del paciente y la familia, el tipo de bomba a elegir, la configuración inicial de la bomba, educación de complicaciones a la familia y al paciente como falla del equipo de infusión y cetoacidosis diabética (CAD), introducción de ajustes avanzados de la bomba (como tasas basales temporales, bolo de onda extendida/cuadrada/dual) y transición del MDI.

Desarrollo de complicaciones

Cetoacidosis diabética:

Pueden ser ocasionadas como consecuencia de un problema con el equipo de infusión, por desalojo u oclusión. Estas fallas, podrían poner al paciente en riesgo de cetosis y cetoacidosis diabética, por lo tanto, es necesario aprender a reconocer y manejar precozmente dichas circunstancias.

Lipohipertrofia y lipoatrofia:

Ocasionada por la administración de insulina de forma prolongada en la misma región del tejido subcutáneo. La lipoatrofia es menos frecuente.

Infecciones en el sitio de la bomba.

- ✓ Causas principales de interrupción de la terapia con bomba
- ✓ Costo.
- ✓ Capacidad de uso.
- ✓ Disgusto del paciente con respecto a la bomba.
- ✓ Control subóptimo de la glucemia.
- ✓ Trastornos del estado de ánimo (depresión o ansiedad).

Situaciones especiales del uso de la bomba de insulina

Paciente	Peculiaridades del uso de la bomba
Pediátricos	Mejor manejo glucémico. Son seguras para el paciente con DMT1. Menor riesgo de hipoglucemia. Menor riesgo de CAD y otras complicaciones de la diabetes. Mejoran la calidad de vida. Son recomendadas para todos los pacientes pediátricos (especialmente <7 años). No hay suficiente evidencia para recomendar su uso en pediátricos con DMT2. Barreras: preocupaciones asociadas a la interferencia física del dispositivo, incomodidad en el área, carga financiera.
DMT2 y otros tipos de diabetes	DMT2 de larga data, pancreatectomía y/o fibrosis quística, pueden obtener beneficios terapéuticos con el uso de la bomba de insulina.
Adultos mayores	Los adultos mayores con DMT1, son beneficiados de la terapia de bomba de insulina en curso. No hay evidencia de datos que afirmen que la medición del péptido C o anticuerpos predicen el éxito de la terapia con bomba de insulina. Debe permitirse a los adultos mayores continuar con la terapia de bomba de insulina cuando no hayan circunstancias que lo impidan.

Sistemas combinados de bomba de insulina y sensor

Las terapias con el uso de la bomba aumentada por sensor con suspensión automática baja en glucosa, son buenas opciones para considerar su uso en niños y en adultos con diabetes mellitus tipo 1, ya que son muy efectivas para prevenir o mitigar los episodios de hipoglucemias.

De hecho, pueden ser considerados los sistemas automatizados de administración de insulina, para los niños y adultos con DMT1, obteniendo una mejora significativa en el control glucémico.

Por otro lado, los pacientes que puedan encontrarse utilizando sistemas no aprobados por la FDA (por ejemplo, los sistemas de circuito cerrado de bricolaje, entre otros), deben tener presente que los proveedores no pueden prescribir estos sistemas, no obstante, podrían proporcionar información de seguridad, consejos de respaldo para todos aquello dispositivos individuales e información de seguridad, de modo de mejorar la seguridad del paciente.

Bombas aumentadas por sensor

Los sistemas automatizados de insulina pueden aumentar y reducir la administración de la insulina, de acuerdo con el nivel de glucosa derivado del sensor, de forma que puedan comenzar a aproximarse a la administración de insulina fisiológica.

Este tipo de dispositivos, cuenta con 3 componentes: una bomba de insulina, un sensor continuo de glucosa y un algoritmo capaz de determinar la administración de insulina necesaria.

Pacientes hospitalizados

Aquellos pacientes que se encuentren utilizando dispositivos para la diabetes durante la instancia hospitalaria, deben tener la oportunidad de utilizarlos durante el entorno de hospitalización, siempre que sean competentes para hacerlo. No obstante, debe apegarse a las políticas hospitalarias sobre el manejo de la diabetes.

En caso de permitir el uso de la bomba de insulina dentro del ambiente hospitalario, debe realizar revisiones regulares acerca del ajuste de dosis de insulina en función a los posibles riesgos que interfieran con el comportamiento de la insulina, por ejemplo, infecciones, medicamentos, inmovilidad, entre otros.

Referencias bibliográficas

1. American Diabetes Association. 7. Diabetes Technology: Standards of Medical Care in Diabetes—2020. Diabetes Care 2020;43(Suppl. 1):S77–S88.

Capítulo 121. Páncreas de reemplazo

En la década de 1960, fue la primera vez que se llevó a cabo el experimento de un trasplante de páncreas, sin embargo, o fue sino hasta la década de 1980 cuando comenzó a emplearse como terapia para la diabetes.

Los procedimientos quirúrgicos que tienen mejores resultados y por lo tanto son comúnmente más empleados, son los trasplantes simultáneos de riñón y páncreas.

Resultados obtenibles

- ✓ 85% de los páncreas de reemplazo, mantienen la euglucemia en el recepto 1 año después del trasplante.
- ✓ 50% permanecen funcionando bien luego de 5 años.
- ✓ Resultados de PAK y PTA, no han sido tan favorables, aunque mejoran constantemente.
- ✓ Normaliza los niveles de glucosa.
- ✓ Mitiga complicaciones microvasculares de la diabetes.

Riesgos y beneficios del páncreas de reemplazo como terapia para la diabetes.

Riesgos/desventajas	Beneficios
Uso de inmunosupresores de por vida	Estabilización de retinopatía. Mejora en la velocidad de

Mortalidad y morbilidad significativa Hospitalizaciones prolongadas. Infección intraabdominal Trombosis vascular Costo elevado Rechazo del órgano trasplantado Recurrencia de la diabetes como resultado de mecanismos de autoinmunidad recurrente.	conducción nerviosa. Mejoras histológicas de los riñones trasplantados (luego del trasplante pancreático). Mejor supervivencia de neuropatía autonómica. Mejoría de resultados a largo plazo. Mejor calidad de vida.

Varios estudios sugieren que los mejores resultados para el trasplante pancreático, ocurren cuando estos se realizan simultáneamente con trasplante de riñón, en comparación a los resultados obtenidos cuando solo se realiza cirugía para reemplazar el páncreas.

Trasplante de islotes pancreáticos

Los primeros islotes trasplantados con éxito fueron realizados en roedores a principios de la década de 1970, a pesar que se esperaba que fuese una terapia eficaz, ha sido objeto de muchas controversias y debates, debido a su elevada tendencia a fracasar, sin embargo, podría considerarse un éxito eventual.

Los mecanismos de rechazo del trasplante pancreático y los islotes individuales, consisten en mecanismos inmunológicos asociados a la DMT1, por lo tanto, sin la apropiada y continua administración de inmunosupresores, la necesidad de terapia de reemplazo de insulina exógena, podría reaparecer como consecuencia de la autoinmunidad recurrente de los autoanticuerpos asociados a DMT1.

Recomendaciones

El trasplante de páncreas, debe ser reservado para pacientes con DMT1, que recibirán un trasplante renal simultáneo.

El trasplante pancreático solo, debe considerarse únicamente cuando el manejo de la glucemia sea difícil (hipoglucemias graves, cetoacidosis recurrente a pesar de óptimo manejo del control glucémico).

Los inmunosupresores utilizados con más frecuencia actualmente son el tacrolimus (FK-506), micofenolato de mofetilo y prednisona.

Referencias bibliográficas

1. Shlomo Melmed, Richard J. Auchus, Allison B. Goldfine, Ronald J. Kowning, Clifford Rosen. Williams Textbook of Endocrinology 14Th edition. ELSEVIER, 2020.
2. C. Ronald Kahn, Gordon C. Weir, George L. King, Alan C. Moses, Robert J. Smith. Alan M. Jacobson. Joslin's Diabetes mellitus 14th. Edition. Lippincott Williams & Wilkins.
3. American Diabetes Association. 9. Pharmacologic approaches to glycemic treatment: Standards of Medical Care in Diabetes—2020. Diabetes Care 2020;43(Suppl. 1):S98–S110

Capítulo 122. Células madres y diabetes

Aunque se han obtenido resultados favorables con el trasplante pancreático y el injerto de islotes, lamentablemente, hay escasez cuantitativa de tejidos donantes, sumado al riesgo de complicaciones asociadas con la supresión inmune, se ha limitado considerablemente este tipo de terapias, y su aplicación global para el tratamiento de la diabetes.

Por esta razón, la investigación de terapias hacia el desarrollo sostenibles de células productoras de insulina sustitutas, como por ejemplo islotes xenogénicos y células madres pluripotentes inducidas o células madres fetales, en conjunto con investigaciones metodológicas, han permitido mejorar los resultados terapéuticos a través del uso de estas células.

Las células madres, idealmente deberían renovarse por sí mismas e incluso diferenciarse in vivo para producir el tipo de células deseado, en este caso, las células beta del páncreas.

Expansión y trasplante de células de islote

En los conductos pancreáticos adultos, aparece la neogéneisis de células beta, ofreciendo la posibilidad de generar células beta para ser trasplantadas a pacientes con diabetes.

Puede efectuarse proliferación in vitro de preparaciones de islotes adultos.

Implicación recurrente de pérdida de producción insulínica (islotes biológicamente impotentes).

La posibilidad de identificar y expandir las células madre pancreáticas putativas, ha propuesto y estimulado un conjunto de estudios orientados a identificar regiones de la proliferación activa de las células del páncreas adulto, mediante el cultivo y la expansión de preparaciones del conducto pancreático, así como probablemente aislando células madres.

- ✓ Potencial de desarrollo de las células madre
- ✓ Capacidad de reproducirse.
- ✓ Generan células diferenciadas multilinaje.
- ✓ Mantenimiento de fenotipo indiferenciado o embrionario.
- ✓ División lenta y asimétrica.
- ✓ Producen células hijas que pueden diferenciarse.
- ✓ Células madre pancreáticas probables

Cada vez surge más evidencia que en el epitelio del conducto pancreático, se encuentran células madre o células precursoras. Por lo tanto, cultivar las células del conducto, podría fomentar la expansión de las células beta.

Genes Notch, son expresados en células del conducto pancreático. Estos se encuentran implicados en la regulación del equilibrio entre la proliferación y diferenciación celular. La disrupción de la señalización de Notch, ocasiona diferenciación endocrina acelerada, ramificación pancreática interrumpida y a la exocrina diferenciación.

Probable presencia de células madre pancreáticas en los islotes pancreáticos.

Expansión del conducto pancreático

Actualmente, existe evidencia sobre el potencial de poder emplear células madre como terapia para la diabetes.

No obstante, a pesar de que los recientes estudios ofrecen una nueva esperanza para generar islotes a gran escala, hoy día, no se ha logrado aislar apropiadamente la célula madre pancreática real, además, los mecanismos que permiten la expansión del tejido en el conducto pancreático, todavía no están claros. El epitelio presenta importantes desafíos para el futuro, pero también prometedores resultados para el tratamiento de la DMT1.

Referencia bibliográfica

1. Shlomo Melmed, Richard J. Auchus, Allison B. Goldfine, Ronald J. Kowning, Clifford Rosen. Williams Textbook of Endocrinology 14Th edition. ELSEVIER, 2020.
2. C. Ronald Kahn, Gordon C. Weir, George L. King, Alan C. Moses, Robert J. Smith. Alan M. Jacobson. Joslin's Diabetes mellitus 14th. Edition. Lippincott Williams & Wilkins.

Capítulo 123. Cirugías en la persona con diabetes

La diabetes mellitus, es una enfermedad altamente asociada a requerir procedimientos quirúrgicos y, además, con un mayor riesgo de morbilidad y mortalidad post-operatorios.

Por lo tanto, el objetivo del manejo está orientado a optimizar el control metabólico, mediante el monitoreo cercano, reposición apropiada de calorías y líquido y seguimiento estrecho de la dosis de insulina.

Respuesta fisiopatológica de la diabetes al estrés metabólico de la cirugía

La respuesta al estrés del procedimiento quirúrgico en conjunto con la hiperglucemia resultante, la diuresis osmótica y la hipoinsulinemia, incrementan el riesgo de complicaciones agudas de la diabetes (cetoacidosis, síndrome hiperosmolar).

Asimismo, la hiperglucemia, es capaz de deteriorar la función leucocitaria y altera la capacidad de cicatrización de la herida quirúrgica.

Efectos del estrés metabólico:

Efectos antiinsulínicos de estrés quirúrgico: resistencia a la insulina inducida por las hormonas del estrés circulante y alteración de la función de las células beta-pancreáticas.

Efectos catabólicos directos de las hormonas: ocasionado por la respuesta neuroendocrina al estrés de la cirugía y la anestesia general, conducen a la activación de hormonas contrarreguladoras, que predisponen a hiperglucemia severa.

Recomendaciones de la American Diabetes Association para el cuidado perioperatorio

Mantenga un rango objetivo para los niveles de glucemia, durante el período perioperatorio. Este debe ser de 80 a 180 mg/dL (4.4 a 10.0 mmol/L).

Realice una apropiada y exhaustiva evaluación del riesgo perioperatorio, especialmente para aquellos pacientes diabéticos con alto riesgo de cardiopatía isquémica, así como aquellos con insuficiencia renal o neuropatía autónoma.

Si el paciente se encuentra tomando metformina o cualquier otro tipo de agente anti-hiperglucémico oral, debe suspenderse durante el día de la cirugía.

El día de la cirugía o procedimiento, debe administrar la mitad de la dosis de insulina NPH o al menos entre el 60 al 80% de la insulina análoga o bomba basal de bomba de acción prolongada.

Durante el ayuno perioperatorio, debe realizar cada 4 a 6 horas mínimo, el control de glucosa en sangre. Realice dosificación con insulina de acción rápida o corta de acuerdo a los requerimientos del paciente.

La evidencia actual, indica que una reducción del 25% de la insulina la noche previa a la cirugía, tenía probabilidades más altas de lograr la glucemia perioperatoria dentro del rango requerido para reducir el riesgo de hipoglucemia.

La cobertura de insulina basal, en conjunto con la insulina de acción rápida o rápida bolo basal, ha sido asociada con un mejor resultado en el control glucémico, así como la reducción de tasas de complicaciones perioperatorias, especialmente en cirugías generales no cardiacas, en comparación con los regímenes reactivos de escala móvil.

Recomendaciones de acuerdo al tipo de cirugía

Cirugía menor	Cirugía importante	Cirugía de emergencia
Los pacientes en terapia con insulina de acción prolongada, deberán cambiarse a insulinas de acción intermedia al menos 1 o 2 días antes de la cirugía.	Deben ser ingresados al entorno hospitalario al menos 2 o 3 días previos a la cirugía cuando el control sea subóptimo (A1C >8%). Toda anomalía metabólica y electrolítica grave, debe ser corregida antes de la cirugía.	Alrededor del 5% de los pacientes diabéticos, necesitará una cirugía de emergencia. Busque cuidadosamente signos de cetoacidosis diabética y otros trastornos que puedan confundirse con emergencias quirúrgicas. En caso de control glucémico subóptimo, retrase la cirugía, cuando sea posible, para poder realizar las correcciones de emergencia o mejorar el estado metabólico del paciente. Monitoree la glucemia cada hora y el potasio sérico cada 2 o 4 horas.

Referencias bibliográficas

1. American Diabetes Association. 15. Diabetes care in the hospital: Standards of Medical Care in Diabetes—2020. Diabetes Care 2020;43(Suppl. 1):S193-S202.
2. Dagogo-Jack S, Alberti KGMM. Management of Diabetes mellitus in Surgical Patients. Diabetes Spectrum. 1 de enero de 2002;15(1):44-8.

Capítulo 124. Remisión de la diabetes

Desde la terminología médica, la palabra "cura" es definida como la restauración de una buena salud, mientras que la definición de la palabra "remisión", consiste en la atenuación, disminución o desaparición de los signos y síntomas propios de una enfermedad, indicando de esta manera que, a pesar de la ausencia de las manifestaciones típicas de una enfermedad, esta tiene la posibilidad de reaparecer.

Muchos médicos consideran que el término "cura", debe reservarse para aquellas patologías o enfermedades agudas. Por el contrario, aquellas enfermedades que han sido consideradas crónicas, ante la ausencia de sus manifestaciones típicas, debe atribuirse el término de "remisión".

Definición de remisión en la diabetes mellitus tipo 1 y tipo 2 declarada por la American Diabetes Association en el consenso del 2009.

"Lograr los niveles de glucemia por debajo del rango diabético en ausencia de la administración de fármacos activos (antihiperglucémicos, medicamentos inmunosupresores) o quirúrgicos (procedimientos en cursos como reemplazos repetidos de dispositivos endoluminales) terapia".

Características de los tipos de remisión postulados

Remisión parcial	Remisión completa
Consiste en la hiperglucemia subdiabética: A1C <6,5%. Glucosa en ayunas: 100 a 125 mg/dL (5,6 a 6,9 mmol/L). Al menos 1 año de duración. En ausencia de terapias farmacológicas activas o procedimientos actuales.	Consiste en el retorno a las medidas normales del metabolismo de la glucosa: A1C < 6%. Glucosa en ayunas < 100 mg/dL (5,6 mmol/L). Al menos 1 año de duración. En ausencia de terapia farmacológica activa o procedimientos hipoglucemiantes en curso.

Remisión prolongada

Consiste de una remisión completa que dura más de 5 años, desde el punto de vista operativo, puede ser considerado una cura de la diabetes. No obstante, todo paciente en remisión, tienen riesgo más elevado de desarrollar diabetes nuevamente en comparación con sujetos similares en edad, sexo, IMC, y etnia sin antecedentes diabéticos previos.

Remisión en la diabetes tipo 2

Se ha documentado la remisión de la diabetes mellitus tipo 2, posterior a la operación de cirugía bariátrica metabólica o, tras el esfuerzo del mantenimiento de las intervenciones en el estilo de vida (pérdida de peso, dieta, y ejercicio físico).

Los siguientes no cumplen con los criterios de remisión de diabetes:

Euglucemia consecuente al uso de medicamentos.

Procedimientos repetidos (Fase dinámica del ajuste de la banda, posterior al procedimiento de la banda gástrica). Podrá considerarse remisión de la diabetes, posterior al procedimiento de banda gástrica, solo después de que el paciente ya no requiera ajustes o reemplazos del dispositivo y haya alcanzado un estado estable.

Remisión en la diabetes tipo 1

Potencialmente, la remisión en la DMT1, puede alcanzarse, luego de las terapias de modulación inmune o de reemplazo de islotes que no requieren inmunosupresión continua. Sin embargo, no puede considerarse remisión de la DMT1, cuando los trasplantes requieran inmunosupresión continua, o sea necesaria terapias futuras (páncreas artificial implantado).

Observaciones

Durante la fase de remisión parcial o completa menor a 5 años, deben mantenerse los objetivos para el tratamiento de comorbilidades asociadas a la diabetes como la hipertensión y las dislipidemias.

Cuando la remisión supera los 5 años, puede replantearse los objetivos en función a un paciente sin diabetes, siempre que no existan recurrencias de la diabetes o eventos cardiovasculares.

Cuando el paciente tenga menos de 5 años de remisión, debe mantener el régimen de pruebas de detección de complicaciones de la diabetes manteniendo la frecuencia que manejaba durante la diabetes activa. Tras los 5 años de remisión, puede reducirse la frecuencia de la evaluación de detección.

Si no existen antecedentes de complicaciones, al cabo de 5 años sin remisión, pueden detenerse las pruebas de complicaciones de la diabetes.

Referencias bibliográficas

1. Buse, J. B., Caprio, S., Cefalu, W. T., Ceriello, A., Del Prato, S., Inzucchi, S. E., McLaughlin, S., Phillips, G. L., 2nd, Robertson, R. P., Rubino, F., Kahn, R., &Kirkman, M. S. (2009). How do we define cure of diabetes?. Diabetes care, 32(11), 2133–2135. https://doi.org/10.2337/dc09-9036.

Tópicos Claves en la Endocrinología

Resúmenes

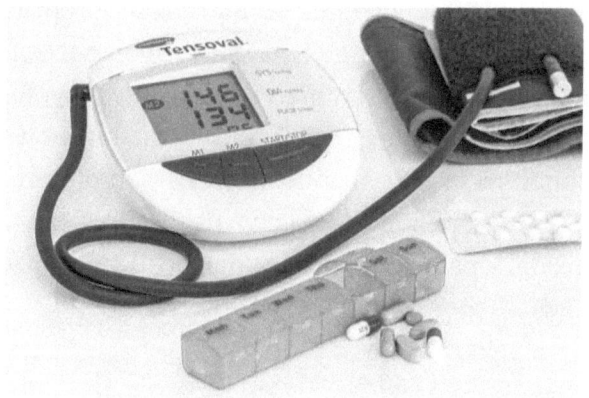

I. Síntomas y signos clínicos sospechosos de enfermedad endocrina

Debido a que las glándulas endocrinas son inaccesibles en la exploración física habitual (a excepción de la glándula tiroides y las gónadas), el médico debe realizar una historia clínica exhaustiva y completa, e interrogar apropiadamente acerca de los signos y síntomas endocrinos por aparatos y sistemas, antecedentes familiares, personales, evolución de la pubertad, menarquía, desarrollo y maduración sexual, alteraciones en la piel, manifestaciones neurológicas, entre otras, a fin de orientar el examen físico de la manera más enriquecedora para identificar y diagnóstica las patologías endocrinas.

Signo/ síntoma	Definición/ Descripción	Diagnósticos probables
Alteración del peso corporal		
Delgadez	Peso corporal inferior al promedio estimado para su sexo, talla y edad en la comunidad en la que reside.	Idiopático, desnutrición, trastornos del patrón alimenticio (anorexia nerviosa, etcétera), hipertiroidismo, uso de fármacos adelgazantes, infecciones crónicas, trastornos psiquiátricos, neoplasias malignas, feocromocitoma, diabetes con glucosuria, enfermedad de Addison, Hipercalcemia.
Adelgazamiento	Individuo con peso anterior superior al actual.	
Desnutrición	Consecuencia de una alimentación deficiente en calorías, proteínas y nutrientes durante un período prolongado.	
Aumento de peso (sobrepeso,	Ganancia de tejido adiposo. Aumento de peso como consecuencia de un	Sobrealimentación, sedentarismo. Síndrome de Cushing

670

obesidad, obesidad mórbida)	incremento excesivo del depósito de grasa corporal. Excede al 20% del peso deseable, mientras que la obesidad mórbida se considera cuando ha excedido el 40% del peso corporal.	(patrón de obesidad central) Acromegalia. Hipotiroidismo. Diabetes mellitus tipo 2. Síndrome metabólico. Edema cíclico o indeterminado. Predisposición genética, Hipogonadismo hipogonadotrópico. Lipomastia.
Obesidad central o androide	Depósito graso subcutáneo a predominio en la región abdominal.	
Obesidad ginecoide	Depósito adiposo subcutáneo gluteofemoral. Patrón de obesidad típicamente femenino.	
Alteraciones del crecimiento		
Enanismo	Defecto de crecimiento consistente en un retraso en la talla. Corresponde a una talla inferior al 40% de la media para la edad y sexo en el grupo poblacional del sujeto. Cuando la reducción de la talla es del 20% se habla de sujeto de talla pequeña.	Craneofaringioma. Infecciones crónicas. Síndrome de Down. Enfermedad celíaca. Hipotiroidismo infantil. Raquitismo. Síndrome de Turner.
Gigantismo	Crecimiento de la estatura que sobrepasa la altura normal. En adultos se estima gigantismo cuando la talla es superior a 203 cm, mientras que en niños es 3 desviaciones estándar por encima de la talla normal para su sexo y edad.	Acromegalia. Hipogonadismo. Hipertiroidismo.
Alteraciones de piel y anexos		
Piel gruesa	Manifestación de piel rugosa, dura y gruesa.	Gigantismo. Acromegalia. Hipotiroidismo.
Piel fina	Evidencia de piel fina, caliente y húmeda con	Hipertiroidismo.

	sudoración y fácil dermografismo.	
Estrías violáceas	Especialmente aparecen en la región anterolateral e inferior del abdomen, las nalgas, las mamas y la parte superior de los brazos y muslos.	Síndromes corticosuprarrenales con incremento del cortisol plasmático (síndrome de Cushing).
Acné	Comedones abiertos frecuentes entre los jóvenes sanos de ambos sexos durante la etapa puberal.	Fisiológico Hiperfunción corticosuprarrenal Tumor ovárico productor de andrógenos. Síndrome de ovarios poliquísticos.
Alopecia	Pérdida significativa del cabello provocada por motivos, físicos, químicos o predisposición genética.	Desnutrición, genética, tiña del cuero cabelludo, quemaduras lesiones mecánicas o químicas, tricotilomanía, lupus discoide, tumores, ictiosis ligada al cromosoma X, hipoparatiroidismo, hipopituitarismo, hipotiroidismo.
Efluvio telógeno	Rápida caída del pelo en todo el cuero cabelludo, a menudo reversible que resulta de alteraciones en el ciclo del pelo normal.	Enfermedades sistémicas causantes de alopecia, embarazo, estrés emocional intenso, pérdida brusca de peso.
Alopecia androgénica	Condición que combina predisposición genética y acción de las hormonas androgénicas. Puede ocurrir en hombres y en mujeres.	Predisposición genética.
Hipertricosis	Aumento exagerado del vello normal en la mujer en áreas donde existen de acuerdo al patrón femenino (piernas y antebrazos)	Predisposición genética.

Hirsutismo	Patrón masculino de crecimiento del pelo en la mujer. Es desencadenado generalmente por una excesiva producción de andrógenos.	Enfermedad de Cushing, enfermedad de ovarios poliquísticos, deficiencias de 21-hidroxilasa, 3 beta hidroxiesteroide deshidrogenasa isomerasa, 11 beta-hidroxilasa, tumores suprarrenales, uso de fármacos (diazóxido, minoxidil, difenilhidantoína, glucocorticoides), otros estados asociados a hiperandrogenismo.
Alteración del ánimo		
Astenia	Sensación de cansancio o agotamiento previa a realizar alguna actividad extenuante.	Puede asociarse a casi cualquier patología. Cuando se acompaña con modificaciones del peso corporal puede asociarse a síndrome de Addison e hipertiroidismo (disminución de peso corporal), síndrome de Cushing e hipotiroidismo (aumento de peso)
Alteraciones de los ojos		
Exoftalmos	Es la protrusión de los globos oculares fuera de la cavidad orbitaria como resultado del incremento del tejido retro-orbitario. Generalmente es bilateral, y presenta aumento de la apertura palpebral y con mirada fija.	Hipertiroidismo tipo Graves-Basedow
Cataratas	Opacidad del cristalino	Hipoparatiroidismo. Diabetes mellitus
Hemianopsia	Ceguera o falta de visión que afecta solo a la mitad del campo visual.	Compresión del quiasma óptico (tumor hipofisario)
Alteraciones olfatorias		
Anosmia /	Ausencia o disminución de	Hipogonadismo

Hiposmia	la capacidad olfativa.	hipogonadotrópico
Hiperosmia	Alteración donde se ve incrementada la sensibilidad olfatoria.	Embarazo Enfermedad de Graves-Basedow
Alteraciones de la lengua		
Macroglosia	Incremento del tejido de la lengua por lo cual esta se hace más grande de lo normal.	Acromegalia Hipotiroidismo congénito. Síndrome de Down. Síndrome de Beckwith-Wiedermann
Alteraciones en el cuello		
Bocio	Aumento del tamaño de la glándula tiroides	Bocio congénito. Hipotiroidismo. Hipertiroidismo. Bocio multinodular. Neoplasia maligna tiroidea.
Estrumitis	Procesos inflamatorios que han sido instaurados en un bocio.	Procesos inflamatorios
Tiroiditis	Inflamación de la glándula tiroides. Puede ser aguda, subaguda y crónica de acuerdo a la evolución.	Infecciones tiroideas secundarias a infección respiratoria superior.
Alteraciones de las mamas		
Ginecomastia	Incremento del tamaño de las glándulas mamarias en el varón, puede ser unilateral o bilateral. Aumenta el estroma mamario y tejido glandular.	Fisiológico (neonatal, puberal, senil). Hiperprolactinemia. Realimentación. Resistencia a acción de andrógenos. Aumento de la producción de estrógenos (tumor en células de Leydig secretantes de estrógenos, neoplasias adrenocorticales feminizantes). Tumor de células de Sertoli. Obesidad. Enfermedad de Graves-

		Basedown. Cirrosis hepática. Hipogonadismo hipogonadotrópico. Síndrome de Klinefelter. Anorquia congénita. Prolactinoma.
Galactorrea	Eliminación de secreciones a través de la mama, secreciones lactescentes en una mujer no lactante o luego de 6 meses del posparto en una mujer que no amamanta. Esta puede ser unilateral o bilateral.	Fisiológica. Craneofaringiomas. Prolactinomas. Adenomas mixtos. Sarcoidosis. Disgerminomas. Hipotiroidismo primario. Síndrome de Nelson. Enfermedad de Addison. Hipotiroidismo primario. Fármacos (benzodiacepinas, reserpina, antidepresivos tricíclicos, opiáceos, cimetidina, cocaína, benzodiacepinas, entre otros). Quiste de la bolsa de Rathke.
Alteraciones musculares		
Atrofia muscular	Desgaste, pérdida o disminución del músculo esquelético, el cual puede presentarse con o sin alteraciones de la sensibilidad. Es la reducción de la masa muscular.	Diabetes mellitus descompensada de larga duración. Enfermedad de Cushing. Insuficiencia corticosuprarrenal. Acromegalia. Hipogonadismo masculino por eunucoidismo o castración.
Hipertrofia muscular	Aumento del tamaño del músculo debido al aumento de la cantidad de miofibrillas.	Pubertad precoz. Hipotiroidismo o mixedema marcado. Primeros estadios de la acromegalia. Síndromes adrenogenitales

Espasmos /Tetania	Se trata de una serie de contracciones de un músculo o grupo muscular. Por su parte, la tetania se define como la contracción más prolongada o continua, la cual, puede ocasionar posición alterada o limitarse a un movimiento pequeño.	Hipocalcemia Hipomagnesemia. Deshidratación. Hipopotasemia. Embarazo. Fármacos Hipoparatiroidismo.
Alteraciones óseas		
Osteoporosis	Disminución de la densidad mineral ósea que incrementa el riesgo de fracturas patológicas o por compresión.	Síndrome de Cushing. Hipertiroidismo. Envejecimiento.
Osteomalacia	Síndrome caracterizado por el reblandecimiento óseo causado por carencia de vitamina D.	Deficiencia de vitamina D. Celiaquía.
Osteodistrofia	Atrofia ósea con gran actividad osteoclástica y con sustitución del hueso por tejido fibroso. Signos radiológicos similares al hiperparatiroidismo primario (resorción subperiosteal de las falanges, quistes óseos, pérdida de la lámina dura de los dientes, entre otros)	Hiperparatiroidismo secundario.
Alteraciones del volumen urinario		
Poliuria	Eliminación de orina mayor a 3 litros en 24 horas.	Diabetes insípida Hiperaldosteronismo. Hiperparatiroidismo. Diabetes mellitus. Polidipsia primaria.
Alteraciones menstruales		
Amenorrea	Ausencia de menstruación durante 6 meses consecutivos en mujeres	Síndrome de Turner, Síndrome de Kallmann, anovulación hipotalámica,

	que previamente han tenido menstruaciones o ausencia de la menarquia a los 16 años de edad.	hipotiroidismo, hipertiroidismo, hiperandrogenemia, defectos anatómicos, galla ovárica primaria (disgenesia gonadal, mosaicismos cromosómicos, entre otros).
Oligomenorrea	Sangrado menstrual cada 35 días o más.	Síndrome de ovarios poliquísticos. Anticonceptivos orales. Obesidad
Alteraciones neurológicas		
Parestesias	Sensación anormal de cosquilleo, sensaciones punzantes, hormigueo, frío o calor, que pueden experimentar en la piel sujetos con alteraciones nerviosas o circulatorias.	Neuropatía diabética. Hipotiroidismo Deficiencia de vitaminas (grupo B). Desnutrición.
Temblores	Se trata de movimientos rítmicos como sacudidas involuntarias en una o más partes del cuerpo. Ocurre debido a contracciones musculares.	Hipertiroidismo. Feocromocitoma. Secreción excesiva de catecolaminas. Ansiedad o pánico. Fármacos (cafeína, corticoides, anfetaminas, otros).
Hiperreflexia osteotendinosa	Aumento o exaltación de los reflejos osteotendinosos.	Hipertiroidismo.
Reflejos lentos	Lentitud en la velocidad de respuesta al estimular los reflejos y con una fase de recuperación retardada.	Hipotiroidismo.
Convulsiones	Contracciones tónico clónicas involuntarias, violentas y patológicas.	Crisis hipoglucémica. Hipocalcemia Neoplasia cerebral Infecciones cerebrales. Fenilcetonuria.
Coma	Alteración del estado de consciencia caracterizado	Coma hiperosmolar. Cetoacidosis diabética

	por un estado de inconsciencia profunda. Ocasiona una incapacidad de respuesta a los estímulos externos o necesidades internas.	Hipoglucemia severa. Insuficiencia renal (nefropatía diabética). Hiperparatiroidismo severo Deshidratación Hemoconcentración Nefrolitiasis Nefrocalcinosis. Enfermedad de Cushing complicada por manifestaciones ateroescleróticas renales. Insuficiencia corticosuprarrenal aguda
Alteraciones sexuales		
Disminución de la libido	Reducción del interés por el sexo o por las relaciones sexuales tanto en iniciativa, frecuencia e intensidad las respuestas frente a os estímulos eróticos. Puede ocurrir tanto en hombres como en mujeres.	Hipogonadismo Depresión Menopausia Diabetes mellitus. Fármacos (betabloqueantes, clonidina, diuréticos, metildopa, anticonceptivos orales, benzodiacepinas). Cáncer de próstata. Enfermedad renal crónica.
Impotencia	También llamada disfunción sexual eréctil. Se trata de la falla para lograr una erección o mantenerla con la suficiente firmeza que permita la relación sexual.	Obesidad. Enfermedad cardíaca. Diabetes mellitus. Síndrome metabólico. Esclerosis múltiple Factores psicológicos Fármacos (propanolol, ketoconazol, espironolactona, finasterida, otros). Trastornos testiculares primarios. Hiperprolactinemia. Hipopituitarismo.

Referencias bibliográficas

1. Shlomo Melmed, Richard J. Ahúchas, Alison B. Golfines, Ronald J. Konin, Lifford Rosen. Williams Text book of Endocrinology 14Th edition. ELSEVIER, 2020.
2. Argente. Álvarez. Semiología Médica. Fisiopatología, Semiotecnia y Propedéutica. Enseñanza basada en el paciente. 6ta edición. Editorial Panamericana, 2011.
3. Raimundo Llanio Navarro, Gabriel Perdomo González. Propedéutica clínica y Semiología Médica. Editorial Ciencias Médicas, 2003.
4. Yu J. (2014). Endocrine disorders and the neurologic manifestations. Annals of pediatric endocrinology & metabolism, 19(4), 184–190. https://doi.org/10.6065/apem.2014.19.4.184

II. Rol de las pruebas dinámicas en el diagnóstico de las endocrinopatías

En gran medida, el diagnóstico y tratamiento apropiado de la endocrinología, depende del uso y la interpretación correcta de las pruebas diagnósticas. Las pruebas dinámicas endocrinas proveen al médico una perspectiva amplia del estado funcional de las glándulas endocrinas para que, en conjunto con la correlación clínica y laboratorios basales, llegar al diagnóstico y tratamiento oportunos para el paciente.

Glándula hipófisis

Pruebas dinámicas de la pituitaria anterior

Prueba	Indicación	Contraindicación	Interpretación
Prueba de tolerancia a la insulina	Evaluación de reserva de ACTH y cortisol. Evaluación de reserva de GH en niños con retraso de crecimiento. Diferenciación entre síndrome de Cushing de la depresión. Respuesta de GH en adultos.	Epilepsia. Hipotiroidismo no tratado. Cortisol sérico inferior a 100 nmol/L. Enfermedad isquémica del corazón.	La respuesta de GH adecuada es el incremento mayor a 6 mcg/L. En adultos, esto puede indicar hipopituitarismo. En niños una respuesta normal es considerada en aumentos mayores a 12 mcg/L. En el síndrome de Cushing se presentará un incremento de menos 170 nmol/L superior de las fluctuaciones del nivel de cortisol. La respuesta correcta de cortisol es superior a 170 nmol a más de 500 nmol. La prueba no puede interpretarse a menos que se obtenga una hipoglucemia <2,2 mmol/L.
Prueba de glucagón	Evalúa la reserva de la GH y la ACTH/cortisol,	Feocromocitoma. Insulinoma. Inanición durante más de 48 horas.	La respuesta adecuada de cortisol es el aumento superior de 170 nmol/L a más de 500 nmol/L.

		principalmente cuando se induce por la insulina la hipoglucemia se contraindica.	Enfermedades por almacenamiento de glucógeno. Hipocortisolemia grave (nivel <55 nmol/L a las 09:00 horas). Deficiencia de tiroxina (puede reducir respuesta de cortisol y GH).	El aumento adecuado de GH es valores superiores a 6 mcg/L.
Prueba de hormona liberadora de Tirotrofina (TRH)		Evalúa la reserva de TSH. Diagnóstico diferencial de las causas hipofisarias e hipotalámicas de la deficiencia de TSH.	Los pacientes deben de dejar el medicamento con tiroxina durante 3 semanas antes de la prueba. Por esta razón, rara vez es utilizada en personas en tratamiento con tiroxina.	El resultado normal de TSH es el incremento superior de 5 mU/L con valor de 30 minutos superando el valor de 60 min. Cuando la muestra de 60 minutos excede el valor de los 30 minutos, es indicativo de enfermedad hipotalámica primaria. En el hipertiroidismo la TSH permanece suprimida. En el hipotiroidismo ocurre una respuesta exagerada.
Prueba de hormona liberadora de gonadotropina GnRH/LHRH		Confirma pubertad precoz. Investiga deficiencias posibles de gonadotropinas.		Los picos normales ocurren a los 30 o 60 minutos. La LH debe superar los 10 U/L, mientras que la FDH debe ser superior a los 2U/L. Una indicación de hipopituitarismo temprano es una respuesta inadecuada. La deficiencia de gonadotropinas es diagnosticada e niveles basales más que en la respuesta dinámica. En varones es basado en niveles bajos de testosterona sin gonadotropinas basales elevadas. En femeninas, bajo nivel de estradiol sin gonadotropinas basales elevadas sin respuesta al clomifeno. Los pre-púberes no deben tener respuesta de FSH o LH a LHRH. Si hay esteroides sexuales presentes, la hipófisis responderá a LHRH.
Prueba combinada de función		Examina todos los componentes	Epilepsia. Hipotiroidismo no tratado (daña la	*Actualmente no se utiliza* En el protocolo "Split" puede observarse la respuesta de

pituitaria	de la función hipofisaria anterior, particularmente utilizados en tumores hipofisarios o luego del tratamiento de neoplasias.	respuesta de cortisol y GH). Enfermedad isquémica cardíaca.	prolactina y GH a TRH. En la respuesta normal, aumenta la prolactina en un 100% a su nivel basal, mientras que en los prolactinomas se presenta una respuesta subnormal. En personas normales, ocurre una disminución de GH con TRH, y en personas con acromegalia aumenta en un 80%. El protocolo "dividido", la pérdida de incremento paradójico de TRH en la acromegalia es un buen indicador de tratamiento exitoso.
Prueba de supresión de dexametasona en dosis baja	Detección de Síndrome de Cushing. Diagnóstico diferencial entre SOP, CAH y secreción autónoma de neoplasias de andrógenos	Personas que tomen inductores de enzimas. Embarazo. Precaución en DM y pacientes psicológicamente inestables.	Si el valor de cortisol a las 09:00 es inferior a 50 nmol/L, el paciente muestra supresión. No conseguir la supresión, se observa en pacientes con secreción autónoma de cortisol. En la virilización de SOP o CAH parcial, habrá supresión completa /parcial de testosterona.
Prueba de ejercicio	Niños con retraso del crecimiento. De preferencia, según la evaluación de velocidad de crecimiento reducida y GH aleatoria inferior a 15 mU/L.		Una respuesta normal de GH superior a 15 mU/L, absuelve cualquier investigación de deficiencia de GH y excluye la necesidad de otras pruebas. Una respuesta de GH inferir a 15 mU/L, indica que el niño podría requerir una prueba formal o una prueba de ejercicio repetida.
Prueba de estimulación de arginina	Niños con retraso de crecimiento definido y GH por debajo de lo normal en prueba de estimulación (<15 mU/L).		Una respuesta de GH superior a 15 mU/L excluye deficiencia de GH. Una respuesta de GH entre 7 a 15 mU/L indica deficiencia parcia de GH (debe ser investigada por una segunda prueba de estimulación formal). Una respuesta de GH menor a 7 mU/L debe ser confirmada con una segunda prueba, aunque si existen hallazgos

				clínicos y auxiliares compatibles, puede considerarse la terapia de reemplazo. Niños con retraso de crecimiento puberal pueden mostrar una respuesta de GH inferior a lo normal si no se realiza preparación de hormonas sexuales.
Prueba de tolerancia a la glucosa oral para acromegalia	Sospecha clínica de acromegalia			Las personas sanas, presentan un descenso de los niveles de GH después de la glucosa oral. Al menos una de las muestras durante la prueba debe presentar niveles de GH indetectables (<0,6 mcg/L). La falta de supresión o un incremento paradójico de GH indica acromegalia.

Pruebas dinámicas de la pituitaria posterior

Prueba	Indicaciones	Contraindicaciones	Interpretación
Prueba de privación de agua	Principio: deshidratar hasta que la secreción de ADH concentre la orina. Diabetes insípida. Polidipsia primaria.	Excluir otras causas de poliuria (hipopotasemia, hipercalcemia, insuficiencia renal crónica, diuréticos, hiperglucemia). Deficiencia de las hormonas pituitarias anteriores.	Normal: con deshidratación, ocurre una concentración del plasma, pero inferior a 300 mosmol/kg. La orina se concentra a más de 600 mosm/kg. Polidipsia primaria o diabetes insípida parcial: inicia con una osmolaridad baja del plasma, la cual se concentra has la normalidad durante la etapa I. La orina e concentra aunque puede ser una respuesta subnormal. Diabetes insípida central (DIC): concentración excesiva (superior a 300 mosmol/kg) con orina hipotónica inadecuada. Después de DDAVP, el paciente con DIC y deficiencia de ADH, puede concentrar la orina a más del 150% del valor más alto anterior.

Glándula tiroides

Prueba	Indicación	Contraindicación	Interpretación
Prueba de Pentagastrina para el carcinoma de tiroides medular	Sospecha de carcinoma medular de tiroides. Sospecha de MEN2. Cribado de familias con carcinoma medular de tiroides. Personas con CT basal superior a 22,1 ng/L en hombres o >10,8 ng/L en mujeres.	Alergia o anafilaxia en administración repetida.	CT estimulada entre 30 a 100 ng/l: recomiende cribado de seguimiento. Pacientes con CT estimulada entre 100 a 200 ng/L: hiperplasia de células C o MTC temprano probable. CT estimulada >200 ng/L: MTC probable.
Prueba de calcio para cáncer medular de tiroides	Sospecha de acalcitoninemia. Sospecha de carcinoma medular de tiroides. Sospecha de MEN2.	Trastornos hemorrágicos	En el carcinoma medular de tiroides, con frecuencia hay un incremento de la calcitonina sérica en ayunas (>90 ng/L), aunque puede estar en rango normal. Las pruebas provocativas mejoran la sensibilidad a la medición de la calcitonina. El rango normal para el pico de la calcitonina luego de la infusión de calcio oscila entre los 100 a 200 ng/L.
Prueba de captación de yodo radiactivo	Diferenciar entre tipos de hipertiroidismo de alta y baja captación. Enfermedad de Graves no evidente.		Normal: promedio para prueba de RAIU de 24 horas son del 8 al 25%. RAIU alta: enfermedad de Graves, Bocio multinodular tóxico, adenoma tóxico. Toxicosis de Hashimoto,

			Coriocarcinoma. RAIU baja: tiroiditis subaguda, indolora, enfermedad de Graves con carga de yodo aguda, hipertiroidismo inducido por yodo, carcinoma tiroideo funcionante metastásico.

Glándulas paratiroides

Patología	Prueba	Resultado (ejemplos)
Hipercalcemia hipocalciúrica familiar	Calcio en orina Creatinina en orina Creatinina plasmática. Calcio plasmático	1,0 mmol/L 6,3 mmol/L 130 umol/L 2,65 mmol/L
Hiperparatiroidismo primario	Calcio en orina Creatinina en orina Creatinina plasmática Calcio plasmático	2,2 mmol/L 1,4 mmol/L 74 umol/L 3,3 mmol/L
Aclaramiento de calcio	*Fórmula* [Calcio en orina (mmol / l) x volumen de orina (ml)] / [Calcio en plasma (mmol / l) x 1440]	
Aclaramiento de creatinina	*Fórmula* [Creatinina en orina (mmol / l) x volumen de orina (ml)] / [Creatinina plasmática (mmol / l) x 1440]	

Glándulas suprarrenales

Prueba	Indicación	Contra-indicada	Interpretación
Prueba corta de Synacthen	Hipoadrenalismo debido a hipofunción pituitaria. Función de las suprarrenales luego de un curso prolongado de corticoesteroides o después de la supresión por Síndrome de Cushing, luego de extirpación de adenoma adrenal.	Cortisol superior a 550 nmol/L. Cortisol aleatorio superior a 450 nmol/L.	Respuesta normal (prueba realizada a las 09:00h): cortisol plasmático estimulado superior a 550 nmol/L y aumento incremental de al menos 170 nmol/L. Respuesta de cortisol alterada y ACTH superior a 200 ng/L, indica insuficiencia suprarrenal primaria.

	Diagnóstico y caracterización de deficiencia de 21-hidroxilasa y otras causas de hiperplasia adrenal. Diagnóstico de hiperplasia adrenal congénita no clásica (mujer hiperandrogénica si 17-hidroxiprogesterona basal de fase folicular es superior a 6,0 nmol/L).		Si ACTH es menor a 10 ng/L, indica diagnóstico de insuficiencia suprarrenal secundaria. Respuesta de 17-OH progesterona en sospecha de deficiencia de 21-hidroxilasa (no clásica): ocurre un maraco aumento luego de la estimulación con ACTH superior a 30 nmol/L, el cual varía de acuerdo a si el paciente esté heterocigoto u homocigoto.
Prueba larga de Synacthen	Diferencia hipoadrenalismo primario y secundario. Confirmación del diagnóstico de hipoadrenalismo.		Respuesta normal: cortisol basal superior a 170 nmol/L con aumento a más de 900 nmol/L (pico). Muestras de las 09:00, 09:30 y 10:00 pueden interpretarse como la prueba corta de Synacthen. Poca o ninguna respuesta ocurre en la insuficiencia suprarrenal primaria. En la insuficiencia suprarrenal secundaria algunos pacientes muestran incremento del cortisol, la cual puede retrasarse. Una respuesta subnormal no excluye esto. Debe ser medido ACTH.
Aldosterona plasma y actividad de renina plasmática: Prueba de infusión salina	Hipertensión acelerada. Hipertensión resistente a fármacos. Hipertensión ce incidentaloma arenal. Hipertensión con hipopotasemia.		Niveles de aldosterona plasmática luego de la infusión menor a 140 pmol/L indican diagnóstico de hiperaldosteronismo improbable. Niveles superiores a 280 pmol/L son un signo probable de hiperaldosteronismo. Valores entre 140 a 280 pmol/L son resultados indeterminados.
Prueba de	Prácticamente	En pacientes	Normal: adrenalina y

supresión de pentolinio	obsoleta Excluye diagnóstico de feocromocitoma con hipertensión.	frágiles y/o con enfermedades coronarias o carotídeas graves, así como enfermedades vasculares, debe realizarse con cuidado.	noradrenalina plasma inicialmente elevada, pero dentro del rango normal con pentolinio. En feocromocitoma la secreción autónoma no se suprime.
Prueba de supresión de clonidina	Excluye diagnóstico de feocromocitoma.	Paciente frágil con antecedentes de hipotensión o enfermedad coronaria o carotídea severa.	Normal: supresión de catecolaminas plasmáticas a =50% de su valor inicial y a = 2,96 nmol/L. Los pacientes con feocromocitoma no deben suprimir y se indica el diagnóstico.

Páncreas endocrino

Prueba	Indicación	Contra-indicada	Interpretación
Prueba de tolerancia a la glucosa	Sospecha de diabetes mellitus (no se requiere cuando la glucemia venosa en ayunas es superior a 7,0 mmol/L o glucemia aleatoria superior a 11,1mmol/L). Acromegalia (establecer el diagnóstico y realizar seguimiento luego del tratamiento). Sospecha de hipoglucemia reactiva.		DM: > 7,0 mmol/L (rápido) o > 11,1 mmol/L (2 horas luego de la carga de glucosa). Intolerancia a la glucosa: >7,8 a 11,0 mmol/L (2 horas después de cargas de glucosa). Glucosa alterada en ayunas: superior a 6,1 a 7.0 mmol/L (rápido). Normal: 6,1 mmol/l (rápido) y 7,8 mmol/L (2 horas después de la carga de glucosa).
Pruebas de funcionamiento autonómico	Sospecha de neuropatía autonómica diabética. Síndrome de Shy-Drager.	Pacientes con retinopatías proliferativas (no realizar maniobra de Valsalva).	Pruebas Relación de Valsalva Normal = 1,21 Límite 1,11 a 1,20 Anormal =1,10 HR(max – min):

	Sospecha de falla autonómica por otras causas.	Fibrilación auricular (pruebas no interpretables).	Normal >15 Límite 11 a 14 Anormal < 10 Relación 30 :15 Normal >1,04 Límite: 1,01 a 1,03 Anormal = 1,00 Caída en BP: Normal = 10 Límite: 11 a 29 Anormal = 30

Referencias bibliográficas

1. Lavin N, editor. Manual of endocrinology and metabolism. 4th ed. Philadelphia: Wolters Kluwer/Lippincott Williams & Wilkins Health; 2009. 837 p.
2. Andrew Hattersley Maria Barnard John Wilding Stephen Gilbey Peter Hammond, et al. Endocrine Unit. Imperial College Healthcare NHS. Trust Charing Cross, Hammersmith and St. Mary's Hospitals Endocrinology Handbook. March 2010.

III. Interacción y derivación del endocrinólogo con otros especialistas

Principalmente, la función que tiene un equipo multidisciplinario, consiste en reunir a un grupo de médicos especializados en diversos campos de la salud, para determinar un plan de tratamiento y seguimiento específico para cada paciente.

La interacción entre diversas áreas de la medicina, comprende la cooperación con el objetivo de mejorar la eficiencia del tratamiento, mejorar la calidad de vida y abarcar todas las posibles alteraciones ocasionadas por una patología en común de acuerdo a los aparatos y sistemas afectados.

Recepción de referencias de especialidades médicas principales

Nutricionista clínico

La nutrición clínica consiste en una disciplina que permite realizar un abordaje a partir del estado nutricional de las personas, correlacionando aspectos biológicos, psicológicos y sociales. Esta rama puede abarcar tanto la prevención de problemas nutricionales más frecuentes, como orientar al paciente en el tratamiento de la enfermedad asociadas a la alimentación y sus complicaciones.

Motivos de referencias más frecuentes desde el nutricionista clínico hacia endocrinología

Los nutricionistas clínicos, pueden identificar signos y síntomas asociados a trastornos endocrinos subyacentes o identificar el factor de riesgo de una persona para el desarrollo de ciertas patologías endocrinas.

El nutricionista clínico, puede derivar a sus pacientes a la consulta de endocrinología cuando sospeche alguna de las siguientes patologías o cuando considere oportuna una valoración de pesquisa en pacientes de riesgo:

- ✓ Obesidad.
- ✓ Síndrome metabólico.
- ✓ Prediabetes.
- ✓ Diabetes mellitus.
- ✓ Paciente con hipoglucemias.
- ✓ Niño con delgadez.
- ✓ Niño con obesidad.
- ✓ Enfermedad celíaca.
- ✓ Paciente con acantosis nigricans.
- ✓ Paciente con trastornos en el patrón alimenticio (anorexia nerviosa, bulimia).

Nefrología

La nefrología, subespecialidad de la medicina interna especializada en el tratamiento de patologías renales, colabora en el tratamiento de problemas renales también asociados a trastornos endocrinos como, por ejemplo, las complicaciones renales de la diabetes mellitus. No obstante, el nefrólogo puede indicar referencia al médico endocrino en las siguientes condiciones:

- ✓ Diabetes insípida central.
- ✓ Diabetes mellitus tipo 1 y 2.

Cardiología

Las enfermedades cardiovasculares, en conjunto con las endocrinas, constituyen las patologías crónicas de mayor morbilidad y, asociadas a mayores tasas de mortalidad en toda la población mundial.

Además, las enfermedades cardiovasculares representan la principal causa de morbilidad y mortalidad entre los pacientes diabéticos tipo 2, siendo esta uno de los más importantes motivos de consulta en las consultas de endocrinología.

Los trastornos endocrinos, pueden influir en diversas formas al aparato cardiovascular. Un cardiólogo experimentado, puede observar rasgos clínicos entere sus pacientes que simulen enfermedades cardiovasculares de etiología endocrina o que esta coexista con una enfermedad propiamente del sistema cardiovascular.

Entre las patologías de referencia más comunes se encuentran:

- ✓ Prediabetes.
- ✓ Obesidad.
- ✓ Diabetes mellitus.
- ✓ Hipertiroidismo.

- ✓ Hipotiroidismo.
- ✓ Hipertensión arterial refractaria al tratamiento.
- ✓ Aldosteronismo primario.
- ✓ Síndrome de Cushing.
- ✓ Feocromocitoma.

Ginecología y obstetricia

La endocrinología, juega un papel fundamental en diversos trastornos ginecológicos y reproductivos adquiriendo una importancia práctica considerable en las consultas de estas áreas de la medicina. Se estima que alrededor del 40% de los pacientes en la práctica clínica ginecológica, presentan algún problema asociado a trastornos endocrinológicos, bien sea problemas de planificación familiar, rasgos de virilización femenino, trastornos menstruales, infertilidad, terapia de reemplazo hormonal en la menopausia, entre otros.

Algunas de las indicaciones que podrían considerar un médico ginecólogo u obstetra para derivar a endocrinología son:

- ✓ Reemplazo hormonal.
- ✓ Hirsutismo.
- ✓ Amenorrea.
- ✓ Galactorrea.
- ✓ Síndrome de Sheehan.
- ✓ Infertilidad femenina.
- ✓ Abortos recurrentes.
- ✓ Síndrome de ovarios poliquísticos.
- ✓ Síndrome de Turner.
- ✓ Hipogonadismo hipogonadotrópico.

Pediatría

Constituye en el área de la medicina encargada del estudio y/o evaluación de los pacientes durante sus primeros estadios evolutivos del desarrollo y maduración. Cronológicamente, abarca edades de pacientes desde el momento del nacimiento hasta la edad de la adolescencia, la cual, de acuerdo al país, puede ser hasta los 18 o 21 años de edad.

En esta etapa pediátrica, son manifiestas diversas patologías endocrinas, entre las cuales, destaca las de etiología genética y/o autoinmune como, por ejemplo, la diabetes mellitus tipo 1, aunque con más frecuencia se ven casos de diabetes mellitus tipo 2 así como otros trastornos endocrinos asociadas a la edad adulta debido a factores ambientales coexistentes con una susceptibilidad genética.

Las patologías endocrinológicas en la edad pediátrica no son infrecuentes y pueden diagnosticarse desde el momento del nacimiento distintos tipos de trastornos. Entre los más frecuentes motivos de derivación se encuentran:

- ✓ Criptorquidia.
- ✓ Diabetes mellitus tipo 1.
- ✓ Pubertad precoz.
- ✓ Pubertad retardada.
- ✓ Insuficiencia suprarrenal.
- ✓ Síndrome de Turner.
- ✓ Síndrome de Klinefelter.
- ✓ Genitales ambiguos.
- ✓ Deficiencia de 21-hidroxilasa.

Genetistas

La medicina genética consiste en el estudio de la herencia, es decir, el proceso mediante el cual un padre le transmite ciertos genes a su descendencia, incluyendo los rasgos asociados a sus capacidades mentales, de desarrollo, probabilidad de contraer ciertas enfermedades, entre otros.

Diversas enfermedades de origen genético, pueden alterar la función endocrina en diversos niveles. Por esta razón, los motivos de derivación a endocrinología, pueden ser diversos. Algunos de ellos se encuentran en la *Tabla 363 – 1.*

Principales situaciones clínicas que el endocrino debe derivar a especialidades médicas

Cada paciente puede presentar una amplia variedad de manifestaciones clínicas propias de diversas áreas de especialidades médicas. Es fundamental para el médico, realizar una oportuna identificación de las situaciones clínicas subyacentes y realizar una derivación oportuna.

Las referencias a cualquier especialidad médica, debe contemplar, además de la patología endocrina de base, los factores de riesgos asociados al estilo de vida, antecedentes familiares, personales, entre otras variables.

Especialidad médica	Descripción	Motivo de referencia
Nutricionista clínico	El tratamiento de patologías principalmente de base metabólica y	Diabetes tipo 1. Diabetes tipo 2. Diabetes gestacional.

694

	nutricional, debe ser tratado en conjunto con un nutricionista clínico o nutricionista dietista, de modo que pueda establecerse un plan de tratamiento más eficiente para el paciente. El médico tratante debe realizar la derivación a nutrición en las siguientes condiciones.	Nefrolitiasis. Complicaciones de la diabetes. Pacientes con intestino irritable. Obesidad. Pacientes con cirugía metabólica o bariátrica. Intolerancia a la lactosa. Deficiencias nutricionales. Pareja infértil. Embarazadas. Enfermedad celíaca. Ancianos con sarcopenia. Niño con delgadez o delgadez extrema. Síndrome metabólico. Paciente prediabético.
Medicina genética	Todo médico debe considerar remitir a sus pacientes a la especialidad genética, cuando sospecha que su paciente se encuentra en riesgo de tener un trastorno genético, o que se encuentre afectado por él en la consulta actual.	Pacientes con uno o más miembros en la familia con discapacidad del desarrollo, retraso mental o defecto congénito común. Muertes prematuras en uno o más miembros de la familia debido a afecciones médicas conocidas o desconocidas. Inicio de enfermedades endocrinas más temprano del esperado para la misma. Padres con descendencia confirmada de enfermedad genética. Parejas consanguíneas cercanas. *Patologías más frecuentes que el endocrino debe referir a medicina genética:* Diabetes mellitus: monogénica, LADA, MODY. Tiroiditis crónica de Hashimoto. Hipotiroidismo congénito. Enfermedad de Graves Basedow. Carcinoma tiroideo. Síndrome Di George. Enfermedad de Paget ósea (cuando han sido excluidas otras causas). Síndrome de resistencia de ACTH. Hiperplasia suprarrenal congénita. Neoplasia endocrina múltiple 1 y 2. Craneofaringiomas. Síndrome de Turner. Síndrome de Klinefelter. Síndrome de Noonan.

		Síndrome de Kallmann.
Genitales ambiguos.
Abortos recurrentes.
Psicología /psiquiatría	Aunque el médico endocrino pueda tratar el desbalance hormonal ocasionado por estos trastornos, el tratamiento de base va encaminado hacia la resolución de los factores psicológicos subyacentes, por lo que no debe excluirse la referencia a la unidad de salud mental.	Anorexia nerviosa.
Bulimia.
Nefrología	Los trastornos endocrinos que requieren valoración por el servicio de nefrología, a menudo comprenden realizar una valoración, indicación de tratamiento conjunto y seguimiento a largo plazo de manera coordinada.	Diabetes mellitus tipo 2 no controlado.
Nefropatía diabética.
Nefrolitiasis.
Diabetes insípida nefrogénica.
Tormenta tiroidea.
Síndrome de Turner.
Cardiología	La derivación de cardiología es común en pacientes ingresados a unidad hospitalaria por causas no cardíacas. Por otro lado, patologías endocrinas de diversas etiologías, pueden ocasionar alteraciones en el funcionamiento cardiovascular, mientras que otras de etiología genética, pueden presentarse con malformaciones cardiacas subyacentes.	Diabetes mellitus.
Hipertiroidismo.
Crisis hipocalcémicas.
Tormenta tiroidea.
Síndrome de Turner.
Síndrome de Klinefelter.
Síndrome de Noonan
Oncología	El tratamiento efectivo de las neoplasias en glándulas endocrinas, debe ser establecido a partir de un equipo multidisciplinario.	Metástasis de glándulas suprarrenales.
Carcinoma papilar de tiroides.
Carcinoma folicular de tiroides
Carcinoma medular de tiroides.
Carcinoma anaplásico de tiroides.

		Neoplasias endocrinas.
Oftalmología	La referencia al servicio de oftalmología, es útil para el diagnóstico de la evolución de patologías y sus complicaciones asociadas a la retina, compresión de los nervios oculares y otras, a fin de establecer una terapéutica y/o reducir el riesgo de evolución del daño visual.	Neoplasias hipotalámicas, selares, hipofisarias y pituitarias. Orbitopatía tiroidea. Retinopatía diabética. Síndrome de Turner.
Anatomía patológica	Principalmente, se realiza la derivación diagnóstica para analizar muestras de tejido sospechoso de malignidad a fin de establecer el tratamiento más apropiado en función del comportamiento de la lesión sospechosa.	Neoplasias neuroendocrinas. Neoplasias tiroideas. Neoplasias adrenales. Otros.
Medicina nuclear	Útil para el estudio y la administración de tratamientos con I^{131} y Tc^{99}	Trastornos tiroideos. Trastornos paratiroideos. Otros.
Cirugía: Neurocirugía, Cirugía estética, Otras.	Muchas de las patologías endocrinas comprenden intervenciones quirúrgicas tanto diagnósticas como terapéuticas.	Clitoromegalia. Genitales ambiguos. Tumores endocrinos. Alteraciones anatómicas congénitas. Acromegalia. Hipotiroidismo central. Insuficiencia suprarrenal central. Enfermedad de Cushing.

Tabla 363 – 1.

Referencias bibliográficas

1. Genetic Alliance; The New York-Mid-Atlantic Consortium for Genetic and Newborn Screening Services. Understanding Genetics: A New York, Mid-Atlantic Guide for Patients and Health Professionals. Washington (DC): Genetic Alliance; 2009 Jul 8.

CHAPTER 6, INDICATIONS FOR A GENETIC REFERRAL.
2. Taberna, M., Gil Moncayo, F., Jané-Salas, E., Antonio, M., Arribas, L., Vilajosana, E., Peralvez Torres, E., & Mesía, R. (2020). The Multidisciplinary Team (MDT) Approach and Quality of Care. Frontiers in oncology, 10, 85. https://doi.org/10.3389/fonc.2020.00085
3. Shlomo Melmed, Richard J. Auchus, Allison B. Goldfine, Ronald J. Kowning, Clifford Rosen. Williams Text book of Endocrinology 14Th edition. ELSEVIER, 2020.

IV. Epidemiología de las enfermedades endocrinas según las etapas de la vida

Las enfermedades de tipo endocrino metabólicas, se encuentran actualmente entre los problemas de salud humana, más comunes en distintas poblaciones, responsables de causar morbilidad y mortalidad importante en distintos grupos étnicos.

Definir la epidemiología de las patologías, más comunes es fundamental para la estimación de riesgo y probabilidad de incidencia de patologías endocrinas en la población. De igual manera, la identificación de factores de riesgo y abordaje para su corrección, puede retrasar o impedir el desarrollo de las patologías endocrinas de riesgo.

	Trastornos de la hipófisis	
	Grupo de edad	Factores de riesgo
Deficiencia de GH	*Neonato y niñez:* Prevalencia 1 por cada 40000 a 1 por cada 10.000. Reversible en alrededor del 25 al 65% de los pacientes.	No modificables: Antecedentes familiares de hipopituitarismo. Antecedente de tumor cerebral. Exposición de 30 Gy de radiación a nivel craneal.
	Adolescencia: Entre el 15 al 20% ocurre en la transición de niño a adulto.	Antecedente de alteración hipofisaria orgánica.
	Adulto 1 de cada 100.000 personas al año. Al menos 6000 diagnósticos ocurren cada año.	No modificables: Antecedente de cáncer. Antecedente familiar de deficiencia de GH. Radioterapia craneal.
	Niños y adolescentes	Neoplasia endocrina múltiple tipo

Tumores hipofisarios	3,5 a 8,5% son diagnosticados antes de los 20 años. Incidencia anual en niños es de 0,1 a 4,1 por cada 100.000 niños.	1 (MEN1). Complejo de Carney. Acromegalia familiar.
	Adultos Prevalencia aproximada de 1 caso por cada 1000 personas.	
	Embarazo Representan el 10 al 20% de los tumores intracraneales.	
	Adulto mayor Su prevalencia en personas mayores de 65 años es de 0,16%.	
Trastornos tiroideos		
Hipotiroidismo	*Neonatos* El hipotiroidismo congénito ocurre en 1 de cada 3000 recién nacidos vivos. La relación es mujeres a hombres 2:1. Más común en poblaciones hispanas.	Embarazo múltiple. Género femenino. Enfermedad tiroidea materna autoinmune. Retraso del crecimiento intrauterino. Edad materna avanzada
	Niños y adolescentes La prevalencia global de hipotiroidismo en menores de 21 años es de 0,135%. En el grupo de 11 a 18 años es del 0,113%.	Exposición a la radiación. Sobrevivientes de enfermedad de Hodgkin. Antecedentes de LUPUS, enfermedad de Addison, enfermedad celíaca, vitíligo, otros.
	Adultos Aunque puede ocurrir a cualquier edad, el hipotiroidismo primario principalmente ocurre entre los 40 a 60 años. La incidencia de hipotiroidismo autoinmune es 80 por cada 100.000 hombres y al menos 350 casos por cada 100.000 mujeres.	
	Embarazadas Al menos un 30 a 60% de las embarazadas hipotiroideas tienen TPOAb o TgAb. En poblaciones con buen aporte	

	de yodo, la principal causa es Tiroiditis de Hashimoto.	
	Adultos mayores La prevalencia se incrementa con la edad. El 15% de las mujeres ancianas y en el 17% de los hombres ancianos no habían sido diagnosticados de hipotiroidismo previamente. Entre el 7 al 12% de los adultos mayores hospedados en hogares de anciano tienen hipotiroidismo.	
Nódulo tiroideo	*Niños y adolescentes* Prevalencia del 5%	No modificables Susceptibilidad genética.
	Adultos Predomina en mujeres con una incidencia del 6,4% que en hombres con un 1,5%. Prevalencia de nódulos palpable del 2,33%. Incidencia del 21,1 por 100 sujetos.	Factores modificables. Factores ambientales. Factores demográficos.
Hipertiroidismo	*Neonatal* Más del 95% de los recién nacidos de madres con enfermedad de Graves, tienen síntomas hipertiroideos en el primer mes de vida.	Antecedente de enfermedad autoinmune. Antecedente familiar de enfermedad tiroidea. Antecedente materno de enfermedad de Graves.
	Niños La enfermedad de Graves ocurre poco en niños, aunque representa más del 95% de hipertiroidismo en niños.	
	Adolescentes Baja tasa de remisión a pesar de tratamiento. 15% de remisión ocurre en prepúberes y 30% de remisión en púberes. En mayores de 12 años la prevalencia es del 1,3%.	
	Adultos Prevalencia global es del 4,6 por	Hipertiroidismo severo. Antecedente de enfermedad

	cada 1000 mujeres. Hispanos tienen tasas más bajas de incidencia (1,3%).	de Graves. Tratamiento previo con radioyodo.
	Embarazadas Ocurre entre el 0,5 al 1% de las mujeres en edad fértil. 0,1 al 0,2% de las mujeres gestantes tienen enfermedad de Graves.	
	Adulto mayor Ocurre en el 10% de los mayores de 80 años. 1,3% de los mayores de 65 años tienen hipertiroidismo clínico. Otro grupo de 2,1% presenta hipertiroidismo subclínico.	No modificable: Antecedente de enfermedad autoinmune. Antecedente de enfermedad de Graves, Antecedente de bocio nodular no toxico. Modificable: Uso de amiodarona.
Tiroiditis linfocítica (posparto)	*Mujeres posparto* Incidencia de 11,3% durante 1,4 meses.	
Tiroiditis aguda	*Niños y adolescentes* 15% de incidencia en niños sometidos a cirugía de fístula sinusal piriforme.	Enfermedad autoinmunitaria. Estado de inmunosupresión. Tratamientos con quimioterapia.
	Adultos 1% de los pacientes post radiación.	
Tiroiditis subaguda	*Niños y adolescentes* Raro.	Positivo HLA-Bw35. Antecedente de enfermedad respiratoria alta.
	Adultos Más frecuente en mujeres que en hombres con proporción 4 a 1.	
Tiroiditis de Hashimoto	*Niños y adolescentes* Causa de bocio no endémico.	Diabetes tipo 1. Antecedente familiar de enfermedad autoinmune. LUPUS.
	Adultos Prevalencia mayor a los 45 a 64 años. 0,3 a 0,5 casos al año por cada 1000 personas. Causa común de hipotiroidismo en regiones deficientes de yodo.	

	Trastorno óseo metabólicos y del calcio	
Hipercalcemia	*Niños y adolescentes* Prevalencia del 0,4 al 1,3%. *Población general* Prevalencia de 1 a 2%	Cáncer. Susceptibilidad genética.
Hiperparatiroidismo primario	*Niños y adolescentes* Rara vez ocurre antes de los 15 años.	Antecedente de radiación al cuello o cabeza. Antecedente familiar de hiperparatiroidismo primario.
	Adultos Más frecuente en mujeres que en hombres. Incidencia de 66 casos por 100.000 mujeres y 36 casos por 100.000 hombres.	
	Adulto mayor Incidencia máxima en la sexta década de vida entre los 65 y 74 años.	
Osteoporosis y osteopenia	*Adultos* La incidencia se incrementa con la edad.	Modificables: Aumento de peso. Tabaquismo. Sedentarismo. Alcoholismo. No modificables: Raza blanca. Menopausia precoz. Antecedente familiar de osteoporosis
	Adulto mayor Más del 70% de los adultos mayores de 80 años tienen osteoporosis. Es más común en mujeres que en hombres.	
	Páncreas endocrino	
Diabetes mellitus (DM)	*Niños y adolescentes* Es infrecuente que ocurra antes del primer año de vida. La incidencia de DM tipo 1, aumenta hasta los 12 a 14 años de edad. En Europa y Estados Unidos menos del 10% de los niños no hispanos tienen diabetes tipo 1 A. La diabetes monogénica representa entre el 1 al 5% de todas las diabetes en jóvenes. La diabetes monogénica ocurre en 1 de cada 100.000 a 500.000	Susceptibilidad genética

	recién nacidos vivos.	
	Adultos La DM tipo 2, representa l 90% de los casos de diabetes. La prevalencia es diferente para cada origen étnico: 8,5% en caucásicos no hispanos. 10,2% no hispanos asiáticos. 13,6% hispanos. 13,9% afrodescendientes.	Modificables: Sobre peso y obesidad. Sedentarismo. Hipercolesterolemia. Hipertrigliceridemia. Resistencia a la insulina o prediabetes. No modificables: Antecedente de síndrome de ovario poliquísticos. Raza o etnia hispana, indoamericana, afrodescendiente o asiática.
	Embarazadas La diabetes gestacional ocurre entre el 3 al 10% de los embarazos. La prevalencia de diabetes gestacional es del 7,5%.	Modificables: Obesidad o sobrepeso materno. No modificables: Antecedente de macrosomía fetal. Antecedente obstétrico deficiente. Mujeres de grupos étnicos de alto riesgo. Mujeres de mayor edad.
	Adulto mayor En personas mayores de 70 años, la prevalencia de la diabetes fue del 24,2%. La prevalencia de la diabetes aumenta con la edad. Se estima que ¼ de los mayores de 65 años tienen diabetes.	Susceptibilidad genética. Factores modificables (tabaquismo, sobrepeso y obesidad, alcoholismo, otros).
	Trastornos suprarrenales	
Feocromocitoma	*Niños y adolescentes* Son inusuales en este grupo de edad, aunque su presencia podría indicar trastorno hereditario subyacente. *Población general* La incidencia global es de 0,8 por 100.000 personas durante 30 años. Ocurre principalmente entre la 3era y 5ta década de vida.	Antecedente familiar de feocromocitoma.

Otros trastornos endocrinos		
Enfermedad de ovarios poliquísticos	Ocurre entre el 5 al 10% de las mujeres en edad reproductiva. Puede heredarse hasta en un 70% de los casos. Alrededor del 40% de mujeres con síndrome de ovarios poliquísticos, sufren infertilidad. La prevalencia general es del 6,6% y es mayor en mujeres afrodescendientes en un 8%, mientras que en mujeres caucásicas e s del 5%.	Modificables: Obesidad. Síndrome metabólico. No modificables: Edad reproductiva. Antecedente familiar de síndrome de ovarios poliquísticos.

Referencias bibliográficas

1. Shlomo Melmed, Richard J. Auchus, Allison B. Goldfine, Ronald J. Kowning, Clifford Rosen. Williams Text book of Endocrinology 14Th edition. ELSEVIER, 2020.
2. Golden, S. H., Robinson, K. A., Saldanha, I., Anton, B., & Ladenson, P. W. (2009). Clinical review: Prevalence and incidence of endocrine and metabolic disorders in the United States: a comprehensive review. The Journal of clinical endocrinology and metabolism, 94(6), 1853–1878. https://doi.org/10.1210/jc.2008-2291
3. L. Audí, M. Bueno. R. Calzada, et al. Pombo. Tratado de endocrinología pediátrica. Mc Graw Hill, 4ta edición. 2009.

V. Endocrino: Especialista en nutrición, metabolismo, hormonas y reproducción

La endocrinología se trata de una disciplina científica y médica que tiene un enfoque único en las hormonas y que presenta un enfoque multidisciplinario para la comprensión sobre la producción y acción normal y patológica de las hormonas, así como las enfermedades asociadas a la señalización hormonal anormal.

Puntos clave de la endocrinología

- ✓ Los sistemas endocrino y paracrino difieren de importantes aspectos que ilustran aquellas presiones evolutivas obre estas distintas estrategias de señalización entre las células.
- ✓ Las hormonas en la circulación, con frecuencia se encuentran asociadas a proteínas de unión para mejorar su solubilidad.
- ✓ El control de la secreción de las hormonas, implica entradas integradas de múltiples objetos distantes, así como entrada de factores paracrinos y autocrinos locales y del sistema nervioso, los cuales conducen a patrones complejos de secreción circadiana, secreción pulsátil, secreción impulsada por estímulos homeostáticos estímulos que conducen a cambios seculares en la esperanza de vida.
- ✓ Los trastornos o enfermedades endocrinas, son clasificadas de acuerdo al comportamiento hormonal

en sobreproducción o subproducción de hormonas, la respuesta tisular alterada a las hormonas o tumores que surgen del tejido endocrino.
✓ Tanto las hormonas como las moléculas sintéticas, diseñadas para interactuar con los receptores hormonales, pueden administrarse para el diagnóstico y tratamiento de trastornos endocrinos

¿A qué se dedica el médico endocrinólogo?

Un médico endocrinólogo o endocrino, se trata de un médico especializado en el diagnóstico y tratamiento de los trastornos hormonales, metabólicos y endocrinos. El endocrino, aplica el conocimiento en bioquímica, biología celular y genética directamente en la atención al paciente.

Entre las áreas de competencia que un médico endocrino interviene, se encuentra la evaluación, el diagnóstico y el tratamiento de las personas con diabetes, enfermedades tiroideas, osteoporosis, trastornos de las glándulas pituitarias, y suprarrenales, infertilidad y, también se encarga de los trastornos que afectan el crecimiento, el desarrollo y el metabolismo de un individuo.

Los elementos de abordaje que un médico endocrino emplea para la práctica clínica consisten en la evaluación clínica del paciente, el uso de pruebas de laboratorio, muestreo de tejidos, análisis genéticos, así como imágenes médicas de alta resolución. También es frecuente la realización de pruebas endocrinas dinámicas para examinar el funcionamiento de las glándulas endocrinas in vivo, para ello estimulan o inhiben vías hormonales a fin de interpretar los resultados y diagnosticar diversas patologías funcionales endocrinas.

Asimismo, el médico endocrino, puede llevar a cabo e interpretar apropiadamente, las pruebas de densidad mineral ósea en la evaluación de las personas con enfermedades óseas y metabólicas.

De igual manera, entre sus competencias destacan la realización de estudios imagenológicos especializados para la evaluación ecográfica de la glándula tiroides, así como la toma de muestras mediante aspiración con aguja dina guiadas por ultrasonido para biopsia, en pacientes que requieren evaluaciones tiroideas sospechosas de malignidad.

Ambiente de trabajo del endocrino

El médico endocrino, frecuentemente se encuentra en medios ambulatorios o entorno propiamente urbanos mediante el servicio de consultas. Sin embargo, también algunos pueden realizar consultas en pacientes hospitalizados, aunque en general, en la práctica clínica, existen pocas emergencias hospitalarias que requieran la presencia de un médico endocrino, aunque estos se encuentran bien preparados para solucionar tales circunstancias en caso de presentarse.

Esto le permite al médico endocrino tener más opciones para trabajar en diversos entornos de atención médica, entre los que se incluye los hospitales, centros médicos académicos, clínicas y consultorios privados de manera simultánea.

Debido a que las patologías endocrinas, a menudo, son trastornos crónicos, el seguimiento a los pacientes se realiza a largo plazo, de modo que, pueden mantener relaciones cercanas y prolongadas con sus pacientes, a diferencia de otras especialidades médicas.

Consultas más frecuentes:

Motivos de consulta	Observaciones
Diabetes	Enfermedad crónica asociada a la insuficiencia pancreática de producción de insulina o a la resistencia de tejidos periféricos a la insulina. El número de pacientes diabéticos aumento de 108 millones en 1980 hasta 422 millones para el año 2014. La prevalencia mundial de diabetes en adultos se incrementó de 4,7% (1980) a 8,55% (2014). La diabetes es una de las principales causas de ceguera, insuficiencia renal, infarto al miocardio, amputación de miembros inferiores y accidente cerebrovascular. La diabetes puede tratarse, evitarse o retrasar sus consecuencias mediante consultas endocrinológicas con exámenes periódicos, seguimiento de dieta, actividad física y medicación apropiada.
Enfermedades tiroideas	La tiroides es un componente del eje hipotalámico-pituitario-tiroideo, el cual, permite mantener niveles normales de hormonas. Se estima que los problemas tiroideos son la segunda causa más frecuente de consulta en Estados Unidos. Por cada 1000 personas 8 tienen hipotiroidismo y otros 130 tienen hipotiroidismo subclínico. Por cada 1000 personas al menos 5 tienen hipertiroidismo y otros 4 tienen hipertiroidismo subclínico. Para el año 2006, en los Estados Unidos, se realizaron 92,931 tiroidectomías, 39% más de las registradas para el año 1996.
Obesidad	La obesidad es frecuentemente asociada a diversas alteraciones endocrinas, que sufren del eje hipotalámico-hipofisario. Además del papel de almacenamiento de

	energía, el tejido adiposo tiene importantes funciones mediadas a través de hormonas y/o sustancias liberadas por los adipocitos. La obesidad se ha triplicado a nivel mundial desde el año 1975. Para el año 2016, alrededor de 1900 millones de adultos tenían sobrepeso, de los cuales al menos 650 millones eran obesos. 38 millones de niños menores de 5 años tenían obesidad de sobrepeso en el 2019. La obesidad se puede prevenir.
Dislipidemias	Ocurre debido a la presencia de cantidades anormales de lípidos en la sangre. Esto representa un importante factor de riesgo para enfermedad cardiovascular. La dislipidemia puede originarse por factores genéticos, ambientales o una combinación de estos. La dislipidemia está asociada a más de 4 millones de muertes al año a nivel mundial.
Síndrome de ovarios poliquísticos.	Se trata de un de los problemas hormonales más comunes entre las mujeres en edad fértil. Consiste, además, en una de las principales causas de infertilidad y además, incrementa el riesgo de diabetes mellitus tipo 2 y diabetes gestacional. Hasta el 80% de las mujeres con síndrome de ovarios poliquísticos tienen resistencia a la insulina. Afecta entre el 6 al 12% de las mujeres estadounidenses en edad reproductiva. Esto representa alrededor de 5 millones de mujeres y esta cifra puede incrementarse a nivel mundial.

Distintos orígenes de las endocrinopatías

El sistema endocrino está conformado por un complejo y extenso conjunto de elementos que interactúan entre sí para el correcto funcionamiento de la secreción y regulación de hormonas. Una gran cantidad de estas hormonas secretadas por el sistema endocrino, intervienen en muchas funciones del cuerpo, entre las que se incluye el crecimiento, desarrollo, metabolismo, equilibrio de electrolitos, reproducción, entre otros.

Es por esta razón, que el desarrollo de las endocrinopatías puede tener su origen en diversos niveles, entre los que destacan, los orígenes genéticos, nutricionales, trastornos del metabolismo, patologías de comportamiento autoinmune, resistencia periférica en los receptores a sus hormonas correspondientes, desarrollo de neoplasias, trastornos degenerativos, hipersecreción de hormonas, entre otros.

Ejemplos de las más comunes y conductas generales del manejo

Origen	Ejemplos	Conductas generales del manejo
Genética	Enfermedad de Wilson. Síndrome de Turner. Síndrome de Klinefelter.	Prevención de baja estatura. Abordaje temprano para la prevención del déficit intelectual. Prevención y corrección de aspectos asociados a la alteración en el desarrollo puberal.
Nutricionales	Niño con delgadez. Deficiencias. Hipertrigliceridemia. Hipercolesterolemia. Hipercalcemia.	Orientación y correcciones dietéticas específicas. Control y tratamiento específico para la afectación metabólica. Inicio de terapia específica en caso de afectación hormonal detectada. Imagen corporal a través de modificación del estilo de vida.
Metabólicas	Obesidad. Dislipidemias. Síndrome metabólico. Hiperinsulinemia. Diabetes mellitus tipo 2. Hígado graso no	Prevención del riesgo cardiovascular y otras complicaciones. Medidas asociadas al estilo de vida (dieta, actividad física). Tratamiento médico específico.

	alcohólico.	
Autoinmunes	Diabetes mellitus tipo 1. Tiroiditis de Hashimoto. Enfermedad celíaca. Síndrome poliendocrino autoinmune tipo 1 o 2. Enfermedad de Addison.	Estabilización del paciente a través de reanimación y terapia de reemplazo hormonal específica, cuando se requiera. Inicio de terapia preventiva a largo plazo. Indicación de interconsultas específicas a especialidades médicas. Establecer controles de seguimiento a largo plazo. Tratamiento de las consecuencias o complicaciones presentes en el paciente al momento del diagnóstico.
Resistencias	Resistencia a la insulina. Síndrome de resistencia a la hormona tiroidea.	Modificación del estilo de vida iniciando terapia de ejercicio y dieta para el tratamiento específico requerido (bajar de peso u otro). Indicar tratamiento específico de acuerdo a la condición del paciente.
Tumorales	Carcinoma tiroideo. Neoplasias hipofisarias.	Radioterapia. Quimioterapia. Escisión quirúrgica.
Excesos hormonales Déficits hormonales	Hipertiroidismo. Hiperandrogenismo. Síndrome de Cushing. Hipotiroidismo. Hipogonadismo. Hipoparatiroidismo	Indicar terapias generales como cambios de estilo de vida para la corrección específica del trastorno. Establecer medidas preventivas del desarrollo de complicaciones. Indicar terapia de reemplazo hormonal específica al trastorno. Terapias de radioyodo o escisión quirúrgica según se necesite.
Degenerativas	Sarcopenia.	Evaluar estados subyacentes metabólicos que aceleren el proceso degenerativo. Relación con la edad, sus molestias, potencial invalidez
Sexuales o reproductivas	Infertilidad femenina. Síndrome de ovarios poliquísticos.	Referencia a la especialidad médica específica (cirugía, psicólogo, ginecología u otra), para establecer

Amenorrea. Disfunciones sexuales. Disforias de género.	equipo multidisciplinario a fin de indicar el tratamiento más oportuno para las peculiaridades del paciente y deseos de fertilidad o no.

Referencias bibliográficas

1. Shlomo Melmed, Richard J. Auchus, Allison B. Goldfine, Ronald J. Kowning, Clifford Rosen. Williams Text book of Endocrinology 14Th edition. ELSEVIER, 2020.
2. Lavin N, editor. Manual of endocrinology and metabolism. 4th ed. Philadelphia: Wolters Kluwer/Lippincott Williams & Wilkins Health; 2009. 837 p.
3. Sidhu S, Parikh T, Burman KD. Endocrine Changes in Obesity. [Updated 2017 Oct 12]. In: Feingold KR, Anawalt B, Boyce A, et al., editors. Endotext [Internet]. South Dartmouth (MA): MDText.com, Inc.; 2000-. Available from: https://www.ncbi.nlm.nih.gov/books/NBK279053/

Consideraciones finales

Dietética, Nutrición, Metabolismo y Diabetes mellitus, es el primer volumen de esta trilogía. Consta de tres secciones que exponen consejos sobre dietas, tipos de nutrientes, consejos de alimentación, con indicaciones específicas para el tratamiento complementario de enfermedades endocrinas y otras condiciones sistémicas. También se abordan temas como los trastornos de la alimentación y los errores innatos del metabolismo; con todo su contenido sustentado en los más recientes avances y consensos internacionales al respecto.

Dietética resume los consejos de alimentación apropiados para cada condición de salud específica, desde las más prevalentes como obesidad, diabetes e hipertensión, hasta las menos comunes como los errores innatos del metabolismo.

Nutrición y Metabolismo, explica la fisiología de los procesos que conllevan al aprovechamiento de nutrientes en el organismo, y cómo estos mecanismos se alteran cuando se presenta alguna enfermedad. Esa sección permite conocer los principios fisiopatológicos desencadenantes y que a su vez, son consecuencia de la hiperinsulinemia, la obesidad, las hipoglicemias, las dislipidemias, la sarcopenia, entre otras enfermedades.

Diabetes mellitus, presenta textos resumidos y prácticos, basados en las mejores evidencias disponibles para la comprensión de esta condición, que tiene alta prevalencia a nivel mundial. Los capítulos abordan la fisiopatología, las nuevas clasificaciones para el estudio de los pacientes con diabetes, las terapias tradicionales como insulinas y antidiabéticos orales, y las opciones modernas como la cirugía y la terapia génica.

Endocrinología 360. Volumen I, es el inicio del viaje a través de una trilogía de educación médica en esta subespecialidad, dirigida a médicos generales, especialistas y residentes de cualquier área médica, así como a otros profesionales de salud, con el objetivo de ser una poderosa herramienta para el manejo de estás en enfermedades en los distintos niveles de actuación médica.

Dr. Mario Vega Carbó

Endocrinólogo

ENDOCRINOLOGÍA 360

Índice General

Volumen I. Dietética, Nutrición, Metabolismo y Diabetes mellitus

Parte I. Dietética

1. Macronutrientes
2. Alimentos ricos en vitaminas
3. Alimentos ricos en minerales
4. Lectura de etiquetas
5. Dieta del plato saludable
6. Dieta mediterránea
7. Dieta vegetariana y variantes
8. Dieta vegana y variantes
9. Dietas hipocalóricas de la obesidad
10. Dieta en la obesidad mórbida
11. Dieta en la cirugía bariátrica
12. Dieta cetogénica
13. Dieta DASH
14. Conteo de carbohidratos
15. Dieta de índice glucémico bajo
16. Dieta en la diabetes tipo 1
17. Dieta en la diabetes tipo 2
18. Dieta en la diabetes gestacional
19. Dieta en las dislipidemias
20. Dieta para la homocisteína elevada
21. Dieta en las nefrolitiasis
22. Dieta en enfermedad renal diabética
23. Dieta de protección gástrica

24. Dieta de protección biliar
25. Dieta para el control del colon irritable
26. Dieta en esteatosis y cirrosis hepática
27. Dieta en las enfermedades tiroideas
28. Dieta baja en calcio y fosforo
29. Dieta en la osteopenia y la osteoporosis
30. Dietas y Síndrome de ovarios poliquísticos
31. Dieta apropiada para la pareja infértil
32. Dieta prevenir y enlentecer la sarcopenia
33. Dietas hipercalóricas en la delgadez
34. Dieta en la enfermedad celiaca
35. Dieta e intolerancia a la lactosa
36. Dieta antiinflamatoria
37. Dieta y fenilcetonuria

Parte II. Nutrición y metabolismo

38. Disruptores endocrinos
39. Hormonas, ejercicios y atletas
40. Nutrición preconcepcional
41. Nino con delgadez
42. Delgadez extrema
43. Anorexia nerviosa
44. Bulimia
45. Enfermedad celiaca
46. Sarcopenia
47. Lipodistrofia y endocrinopatías por HIV
48. Riesgo cardiovascular
49. Obesidad del adulto
50. Dislipidemias primarias
51. Dislipidemias secundarias
52. Dislipidemia aterogénica
53. Hipercolesterolemia
54. Hipertrigliceridemia

55. Colesterol HDL bajo
56. Transaminasas elevadas
57. Hígado graso no alcohólico
58. Adipomastia, colgajos y anillos adiposos
59. Niño con obesidad
60. Obesidad y embarazo
61. Obesidad en adultos mayores
62. Obesidad mórbida
63. Obesidad endocrina
64. Cirugía bariátrica
65. Cirugía metabólica
66. Medicación anti obesidad
67. Síndrome metabólico
68. Resistencia a la insulina en pediatría
69. Acantosis nigricans
70. Acrocordones
71. Hipoglucemias de ayuno
72. Hipoglucemias reactivas
73. Hiperinsulinemia
74. Hiperinsulinismo congénito
75. Péptido C
76. Gota e hiperuricemia
77. Enfermedad de Wilson
78. Hemocromatosis
79. Fenilcetonuria

Parte III. Diabetes mellitus

80. Páncreas endocrino
81. Control de la glucosa en sangre
82. Concepto y clasificación de la diabetes
83. Fisiopatología de la diabetes
84. Pesquisa en personas sin sintomas
85. Prediabetes

86. Diabetes mellitus tipo 1
87. Diabetes mellitus tipo 2
88. Diabetes gestacional
89. Diabetes monogénica
90. Diabetes LADA
91. Diabetes secundaria
92. Diabetes y alcohol
93. Diabetes y glucocorticoides
94. Prediabetes gestacional
95. Diabetes neonatal
96. Hijo de madre diabética
97. Hiperinsulinemia y resistencia a la insulina
98. Obesidad y diabetes
99. Diabetes en adultos mayores
100. Diabetes tipo 2 en pediatría
101. Hipoglucemia diabética
102. Estado hiperglicémico hiperosmolar
103. Cetoacidosis diabética
104. Acidosis láctica
105. Diabetes y salud cardiovascular
106. Pie diabético
107. Neuropatía periférica diabética
108. Neuropatía autonómica diabética
109. Enfermedad renal diabética
110. Retinopatía diabética
111. Edulcorantes y diabetes
112. Control del paciente diabético
113. Automonitoreo de la glucosa
114. Hemoglobina A1c
115. Monitoreo continuo de la glucosa
116. Anti hiperglucemiantes
117. Tratamiento con Insulinas
118. Análogos de la insulina
119. Insulinas inhaladas
120. Bombas de insulina
121. Páncreas de reemplazo
122. Células madres y diabetes

123. Cirugías en la persona con diabetes
124. Remisión de la diabetes

Volumen II. Tiroides, Paratiroides- Calcio y Suprarrenales

Parte IV. Enfermedades tiroideas

125. Glándula tiroidea
126. Tiroides crecimiento y pubertad
127. Tiroides ectópica
128. Deficiencia de yodo y bocio endémico
129. Bocio nodular no toxico
130. Bocio quístico o degenerativo
131. Bocio endotoráxico
132. Tiroiditis aguda
133. Tiroiditis subaguda de Quervain
134. Tiroiditis crónica de Hashimoto
135. Tiroiditis postparto
136. Tiroiditis de Riedel
137. Tiroiditis postyodo radioactivo
138. Tiroiditis em la niñez y adolescencia
139. Disfunción tiroidea subclínica
140. Hipotiroidismo primario
141. Hipotiroidismo congénito
142. Síndrome de Pendred
143. Hipotiroidismo durante el embarazo
144. Hipotiroidismo en personas mayores
145. Levotiroxina y liotironina
146. Tirotoxicosis e hipertiroidismo
147. Enfermedad de Graves Basedow
148. Adenoma toxico
149. Bocio multinodular tóxico
150. Hipertiroidismo por amiodarona
151. Hipertiroidismo primario del niño

152.	Hipertiroidismo durante el embarazo
153.	Hipertiroidismo en personas mayores
154.	Tratamiento del hipertiroidismo
155.	Orbitopatía tiroidea
156.	Tormenta tiroidea
157.	Parálisis periódica tirotóxica
158.	Ultrasonido y biopsia por aguja fina
159.	Carcinoma papilar del tiroides
160.	Carcinoma folicular del tiroides
161.	Carcinoma anaplásico del tiroides
162.	Carcinoma medular del tiroides
163.	Cáncer tiroideo en la niñez
164.	Cáncer tiroideo y embarazo
165.	Cáncer tiroideo en el adulto mayor
166.	Ablación tiroidea con radioyodo
167.	Teratogenicidad del radioyod
168.	Tiroidectomía
169.	Tiroglobulina
170.	Síndrome de enfermedad eutiroidea

Parte V. Paratiroides, osteología y minerales

171.	Glándulas paratiroides
172.	Hipercalcemia
173.	Hipercalcemia severa
174.	Tumores paratiroideos
175.	Hiperparatiroidismo primario
176.	Ecografía del cuello
177.	Gammagrafía sestamibi 99 mTc
178.	Paratiroidectomía
179.	Hipocalcemia
180.	Hipocalcemia neonatal
181.	Crisis hipocalcemica
182.	Hipoparatiroidismo primario

183. Hipoparatiroidismo postquirúrgico
184. Hipoparatiroidismo postablación tiroidea
185. Seudohipoparatiroidismo
186. Síndrome de Di George
187. Deficiencia de vitamina D
188. Raquitismo infantil
189. Intoxicación por vitamina D
190. Osteomalacia
191. Enfermedad de Paget ósea
192. Hiperfosfatemia
193. Hipofosfatemia
194. Hipermagnesemia
195. Hipomagnesemia
196. Nefrolitiasis y nefrocalcinosis
197. Nefrolitiasis por hipercalciuria
198. Nefrolitiasis por hiperoxaluria
199. Nefrolitiasis por hiperuricosuria
200. Nefrolitiasis cistenurica
201. Nefrolitiasis de estruvita
202. Remodelado óseo
203. Densitometría ósea
204. Osteopenia y osteoporosis
205. Osteoporosis postmenopausica
206. Osteoporosis secundaria
207. Tratamiento de la osteoporosis
208. Osteoporosis en la niñez y adolescencia
209. Osteoporosis y embarazo
210. Osteoporosis en el adulto mayor

Parte VI. Adrenales, neuroendocrinos y electrolitos

211. Glándulas suprarrenales
212. Esteroidogénesis
213. Hiperplasia adrenal congénita clásica
214. Hiperplasia adrenal congénita no clásica
215. Hipertensión endocrina

216. Lipotimias
217. Insuficiencia suprarrenal
218. Reemplazo con glucocorticoides
219. Uso de los mineralocorticoides
220. Enfermedad de Addison
221. Enfermedad de Addison y embarazo
222. Crisis adrenal aguda
223. Incidentaloma adrenal
224. Síndrome de Cushing
225. Hipercortisolismo cíclico
226. Síndrome de Cushing y emabarazo
227. Feocromocitoma
228. Feocromocitoma y embarazo
229. Hiperaldosteronismo primario
230. Hiperaldosteronismo y embarazo
231. Metástasis en glándulas suprarrenales
232. Síndrome poliglandular autoinmune
233. Neoplasia endocrina múltiple tipo 1
234. Neoplasia endocrina múltiple tipo 2
235. Pruebas dinámicas
236. Imagenología adrenal
237. Adrenalectomía
238. APUD
239. Tumores neuroendocrinos
240. Síndrome carcinoide
241. Insulinoma
242. Gastrinoma
243. Vipoma
244. Glucagonoma
245. Somatostinoma
246. Cirugía de tumores neuroendocrinos
247. Deshidratación
248. Hiponatremia
249. Hipernatremia
250. Hiperpotasemia
251. Hipopotasemia
252. Hipernatremia

Volumen III. Hipotálamo, Hipófisis, Ovarios y Testículos

Parte VII. Hipotálamo e hipófisis

253. Glándula pineal, hipotálamo e hipófisis
254. Neuroendocrinología
255. Oxitocina
256. Melatonina, serotonina, dopamina
257. Tumores pineales
258. Síndromes endocrinos - hipotalámicos
259. Imágenes de la región selar
260. Incidentaloma hipofisario
261. Disfunción hipotálamo hipofisaria
262. Síndrome poliúrico polidipsico
263. Diabetes insípida central
264. Diabetes insípida nefrogénica
265. Polidipsia primaria
266. Síndrome de secreción inadecuada ADH
267. Baja estatura
268. Deficiencia de GH en el niño
269. Deficiencia de GH en el adulto
270. Insuficiencia suprarrenal secundaria
271. Hipotiroidismo secundario
272. Hipogonadismo secundario
273. Panhipopituitarismo
274. Síndrome de Sheehan
275. Craneofaringioma
276. Tumor de hipófisis no funcionante
277. Galactorrea
278. Hiperprolactinemia
279. Hiperprolactinemia y embarazo
280. Prolactinoma
281. Prolactinoma y embarazo
282. Tirotropinoma

283. Adenomas gonadotropos
284. Enfermedad de Cushing
285. Síndrome de Nelson
286. Acromegalia
287. Alta estatura
288. Metástasis hipofisaria
289. Tumor de hipófisis en pediatría
290. Tumor de hipófisis y embarazo
291. Quistes de la bolsa de Rathke
292. Granulomas hipofisarios
293. Aracnoidocele selar
294. Apoplejía hipofisaria
295. Hipofisitis
296. Cirugía de hipófisis
297. Radio y quimioterapia hipofisaria

Parte VIII. Afecciones gonadales

298. Ginecología Endocrinológica
299. Los ovarios
300. Trastorno del desarrollo sexual
301. Pubertad normal
302. Telarquia precoz
303. Adrenarquia precoz
304. Ginecomastia puberal
305. Pubertad precoz
306. Pubertad demorada
307. Síndrome de Turner
308. Amenorrea primaria
309. Oligomenorrea y amenorrea
310. Síndrome premenstrual
311. Sangramiento uterino disfuncional
312. Síndrome de ovarios poliquísticos
313. Adolescente con ovarios poliquísticos

314. Hidroxiprogesterona
315. Hiperandrogenismo
316. Hiperhidrosis
317. Hirsutismo
318. Acné
319. Alopecia Androgénica
320. Clitoromegalia
321. SHBG
322. Antiandrógenos
323. Anticoncepción hormonal
324. Infertilidad femenina
325. Reserva ovárica y antimulleriana
326. Anovulación
327. Inductores de la ovulación
328. Endometriosis
329. Abortos recurrentes
330. Inseminación artificial
331. Fertilización in vitro
332. Ajustes hormonales y embarazo
333. Disfunción femenina
334. Condición fibroquística de mama
335. Tumores funcionales de ovario
336. Síndrome climatérico
337. Falla ovárica prematura
338. Remplazo hormonal femenino
339. Adolescente transgénero
340. Mujer transgénero
341. Hombre transgénero
342. Andrologia
343. Los testículos
344. Esteroides anabólicos
345. Genitales ambiguos
346. Hipogonadismo masculino prepuberal
347. Micropene
348. Criptorquidia
349. Síndrome de Kallman
350. Síndrome de Klinefelter

351. Síndrome de Noonan
352. Tumor funcional de testículo
353. Infertilidad femenina
354. Espermatograma
355. Oligospermia
356. Disfunción eréctil
357. Orquiectomía
358. Castración química
359. Ginecomastia del adulto
360. Hipogonadismo masculino prepuberal
361. Orquiectomía
362. Castración química
363. Ginecomastia del adulto
364. Andropausia
365. Remplazo hormonal masculino

Sección Especial: Tópicos claves en la endocrinología. Resúmenes

I. Síntomas y signos clínicos sospechosos de enfermedad endocrina

II. Rol de las pruebas dinámicas en el diagnóstico de endocrinopatías

III. Interacción y derivación del endocrinólogo con otros especialistas

IV. Epidemiología de las enfermedades endocrinas según las etapas de la vida

V. Endocrinólogo: especialista en nutrición, metabolismo, hormonas y reproducción

Epílogo

Endocrinología 360

Una trilogía para el estudio de esta subespecialidad médica

Endocrinología 360 es el resultado de toda una vida de estudio, preparación, trabajo y experiencia en el campo de esta subespecialidad médica, sintetizada en tres volúmenes que abarcan las ocho grandes ramas de la endocrinología; se presentan 360 capítulos de los tópicos que son necesarios dominar para el ejercicio clínico.

Se trata de una colección de textos única que presenta de manera esquemática y resumida, las evidencias más recientes y de mayor impacto acerca de los últimos estudios realizados sobre fisiopatología y terapéutica de todas las áreas de estudio de las enfermedades endocrinas.

La jornada comienza revisando los conocimientos sobre fisiología y *metabolismo*, a los fines de entender las bases de la fisiopatología y comprender mejor la terapéutica. Con el primer volumen, además de explorar el metabolismos, aprendemos sobre *dietética y nutrición,* exponiendo alternativas terapéuticas que demuestran, con suficiente evidencia científica, cómo el acompañamiento nutricional y los planes dietéticos específicos pueden mejorar el curso de las enfermedades endocrino-metabólicas, así como de otros aparatos y sistemas del organismo, ofreciendo una motivación mayor para el cambio saludable de los hábitos de alimentación y el estilo de vida en general.

Se plantean las recomendaciones dietéticas más utilizadas como tratamiento complementar nutricional indicado para enfermedades específicas, trastornos de la alimentación, los errores innatos del metabolismo, entre otras condiciones.

Seguidamente, se revisan los conceptos fisiológicos y patológicos que llevan al desarrollo de la *diabetes mellitus,* analizando las medidas terapéuticas tradicionales y los grandes avances y consensos internacionales para su manejo, con la introducción de la terapia génica, la cirugía pancreática y las nuevas presentaciones de insulina en bombas de infusión e inhaladas.

La segunda estación del viaje en el estudio de la endocrinología abarca el conocimiento del sistema hormonal que activa el metabolismo de todas las células del cuerpo y mantiene el equilibrio iónico e hídrico del medio interno. Se trata de la función de las glándulas *tiroides, paratiroides y suprarrenales,* órganos cuya función mantiene la homeostasis del organismo, regulando los niveles de iones como sodio, potasio, calcio, cuya concentración es imprescindible para mantener el potencial de membrana de las células. Además, estas hormonas regulan el metabolismo celular, controlando los procesos de respiración y producción de ATP (tiroides), así como el mantenimiento del sistema óseo (paratiroides), y el control de carbohidratos, líquidos y electrolitos y procesos inmunológicos por medio de la secreción de hormonas suprarrenales.

Esta revisión de temas sobre enfermedades tiroideas, sus causas y tratamientos, el metabolismo del calcio, las enfermedades de las glándulas adrenales, trastornos hidroelectrolíticos y ácido básicos, sintetiza las guías de tratamiento y abordaje más recientes para la práctica.

Culminamos el estudio de la endocrinología estudiando los procesos de diferenciación sexual y la salud reproductiva, al explorar la función del eje *hipotálamo-hipófisis-gonadal (ovarios y testículos)*; se abordan los nuevos enfoques de la neuroendocrinología para revisar el desarrollo sexual fisiológico o "normal" en ambos sexos, y detectar en cuales puntos de este eje se presentan diferentes tipos de alteraciones que conducen a trastornos del desarrollo sexual, problemas de la fertilidad y la hormonización, planteando las influencias de otras condiciones de salud y metabolismo sobre la función sexual; e inclusive, tratando temas relacionados a la identidad personal y las "disforias" de género.

Endocrinología 360 representa una síntesis de conocimiento y experiencia académica, clínica y práctica dirigida a todo profesional de la salud para complementar su formación en un área tan extensa e influyente como lo es esta subespecialidad.

Dr. Mario Vega Carbó

Endocrinólogo

Copyright © 2021 Mario Vega Carbó

Todos los derechos reservados

Sobre el autor

Dr. Mario Vega Carbó

Médico- Endocrinólogo

- ✓ Médico cubano graduado en 1994.
- ✓ Especialista en Endocrinología y Medicina Familiar.
- ✓ Máster en Longevidad y Ultrasonografista.
- ✓ Profesor de Fisiopatología Médica.
- ✓ Amante de hacer el bien, la familia y la naturaleza.

Otros libros

1. Una apuesta a la endocrinología natural.
2. Respondo 1.500 preguntas sobre: Hormonas, metabolismo y nutrición.
3. Donde reina hormona...ficción basada en casos clínicos.
4. S.O.S Tóxicos hormonales.
5. Develando mitos: Metabolismo, Endocrinología y Reproducción.
6. Hormonas, glándulas y enfermedades endocrinas. Su historia.
7. Café, tabaco y alcohol: Sus trastornos metabólicos y hormonales.
8. Alertas endocrinas.
9. Manual del nuevo coronavirus.
10. Endocrinología 360

Presencia online:

🌐 drvegaendocrino.com

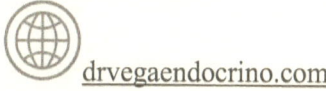 Dr. Mario Veja – Tu Endocrino Online

📷 @drvegaendocrino

📘 @drmariovegaendocrinologo

Endocrinología 360

Una trilogía para estudiar esta subespecialidad médica

Una nueva colección de textos actualizados que inicia con 5 resúmenes introductorios, agrupados 8 partes, un total 360 capítulos, a su vez divididos en tres volúmenes que abarcan todas las áreas de estudio de las enfermedades endocrinas.

Dietética, Nutrición, Metabolismo y Diabetes mellitus, abordando los tipos de dietas más utilizadas como tratamiento médico nutricional indicado para enfermedades específicas, trastornos de la alimentación, los errores innatos del metabolismo, y todo sobre la diabetes, incluyendo los más recientes avances y consensos internacionales al respecto.

Tiroides, Paratiroides y Calcio, y Suprarrenales, presenta temas como las enfermedades tiroideas, sus causas y tratamientos, el metabolismo del calcio, las enfermedades de las glándulas adrenales, así como el equilibrio hidroelectrolítico y ácido básico del organismo.

Hipotálamo-Hipófisis, Ovarios y Testículos presenta los tópicos relacionados con la neuroendocrinología, el desarrollo sexual en ambos sexos, los trastornos de la fertilidad y la hormonización en las conocidas "disforias" de género.

Disponible en 10 idiomas, es una herramienta imprescindible que pretende para mejorar el aprendizaje, el resultado clínico y satisfacción de paciente que acude al médico endocrino. Esta vez, dirigidos a estudiantes de medicina, médicos generales, residentes de clínica médica, endocrinólogos y otros especialistas a fines, cuya máxima es sintetizar las mejores guías diagnósticas y las evidencias más robustas. Aquí su autor, el **Dr. Mario Vega Carbó**, graduado hace más de 25 años, nos invita hacer un viaje con la máxima profundidad, a manejar con seguridad todo el campo de la *"Endocrinología 360"*.

www.ingramcontent.com/pod-product-compliance
Lightning Source LLC
Chambersburg PA
CBHW031602210526
45464CB00004B/1387